Dieses Buch gibt persönliche Erfahrungen, Sichtweisen und Erkenntnisse der Autorin wieder. Es stellt keinen medizinischen Ratgeber dar und ist nicht dazu bestimmt, eine ärztliche oder therapeutische Beratung zu ersetzen. Die im Buch beschriebenen Inhalte, Rezepte und Erfahrungswerte sind nicht als medizinische oder psychologische Behandlungen oder Therapien zu verstehen. Entsprechend werden weder von der Autorin noch vom Verlag Heilversprechen abgegeben. Eine Haftung für Schäden materieller oder immaterieller Art, die unmittelbar oder mittelbar aus der Anwendung oder Nutzung der enthaltenen Informationen entstehen, wird nicht übernommen. Im Zweifel wird empfohlen, vorab fachärztlichen Rat einzuholen.

Impressum

Originalausgabe
Veröffentlicht im Malia Verlag, Berlin, Januar 2026

Sophienstraße 25, 10178 Berlin
hello@malia-verlag.com, **www.malia-verlag.com**

1. Auflage, 2026
978-3-949822-66-7 (Print) · 978-3-949822-67-4 (pdf)
978-3-949822-68-1 (epub)

Text: Susanne Korasani
Lektorat: Janina Jetten
Konzeptionelle Unterstützung: Susann Sitte
Layout und Satz: Susan Wesarg und Tatiana João
Korrektorrat: Hannah Schaffrath

Druck & Bindung: Umweltdruck Berlin, Germany
Dieses Buch wurde in Deutschland von Umweltdruck Berlin nach hohen Umwelt- und Sozialstandards gefertigt – mit mineralölfreien Druckfarben auf Pflanzenölbasis und lösungsmittelfreien Klebstoffen.

Kein Plastik! Aus Liebe zur Umwelt ist dieses Buch nicht in Plastik eingeschweißt.
Leider haben wir keinen Einfluss auf mögliches Einschweißen der Bücher im Handel.

FSC www.fsc.org
MIX
Papier | Fördert gute Waldnutzung
FSC® C106855

Susanne Korasani

Forever Beautiful

Heilnahrung für Körper & Seele

Saisonale Rezepte

MALIA

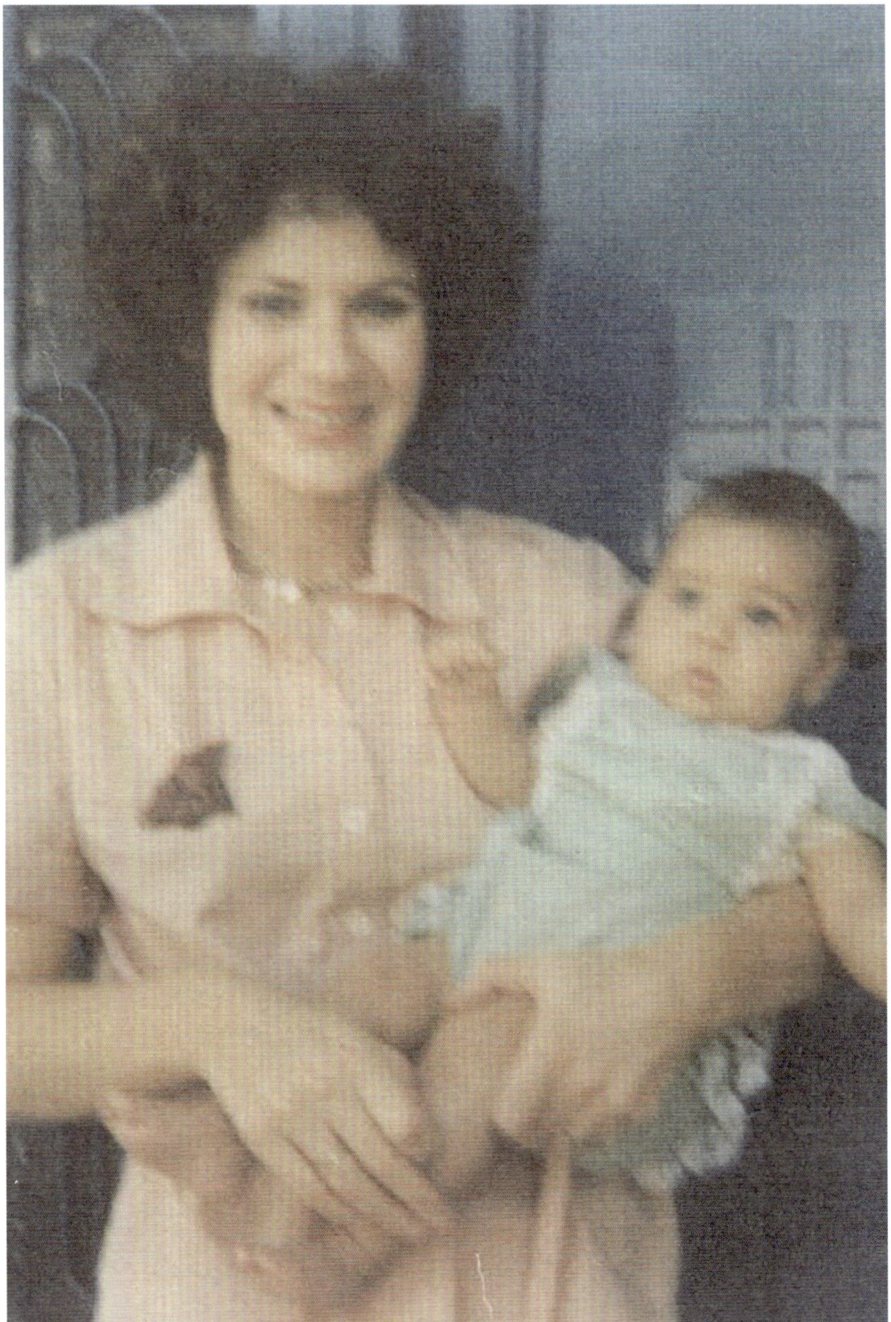

Widmung

Dieses Buch widme ich meiner Mama, die ich im vergangenen Jahr gehen lassen musste. Sie war der erste Mensch, der mich geprägt hat, die Erste, die mir zeigte, was Nahrung bedeutet, was Nähe ist und wie es sich anfühlt, getragen zu werden. Die rote Farbe auf dem Cover, das Rot des Granatapfels, knüpft an diese Bedeutung an. Es ist das Rot der Rosen auf dem Grab meiner Mama, ein stilles Zeichen ihrer Liebe und ihrer Wärme. Zugleich symbolisiert es jene archetypischen Kräfte der Granatäpfel und roten Rosen, die seit Jahrhunderten in der persischen Kultur als Heil- und Liebespflanzen verehrt werden: Lebenskraft, Regeneration und Schönheit. Dieses Rot ist Wärme, Nähe und Heilung für mich und die Farbe jener Liebe, die wir in diesen Zeiten so sehr brauchen.

Danke Mama!

Forever Beautiful ist eine Hommage an meine Herkunft. Für alle, die den Mut haben, Heilung als Weg zu verstehen.

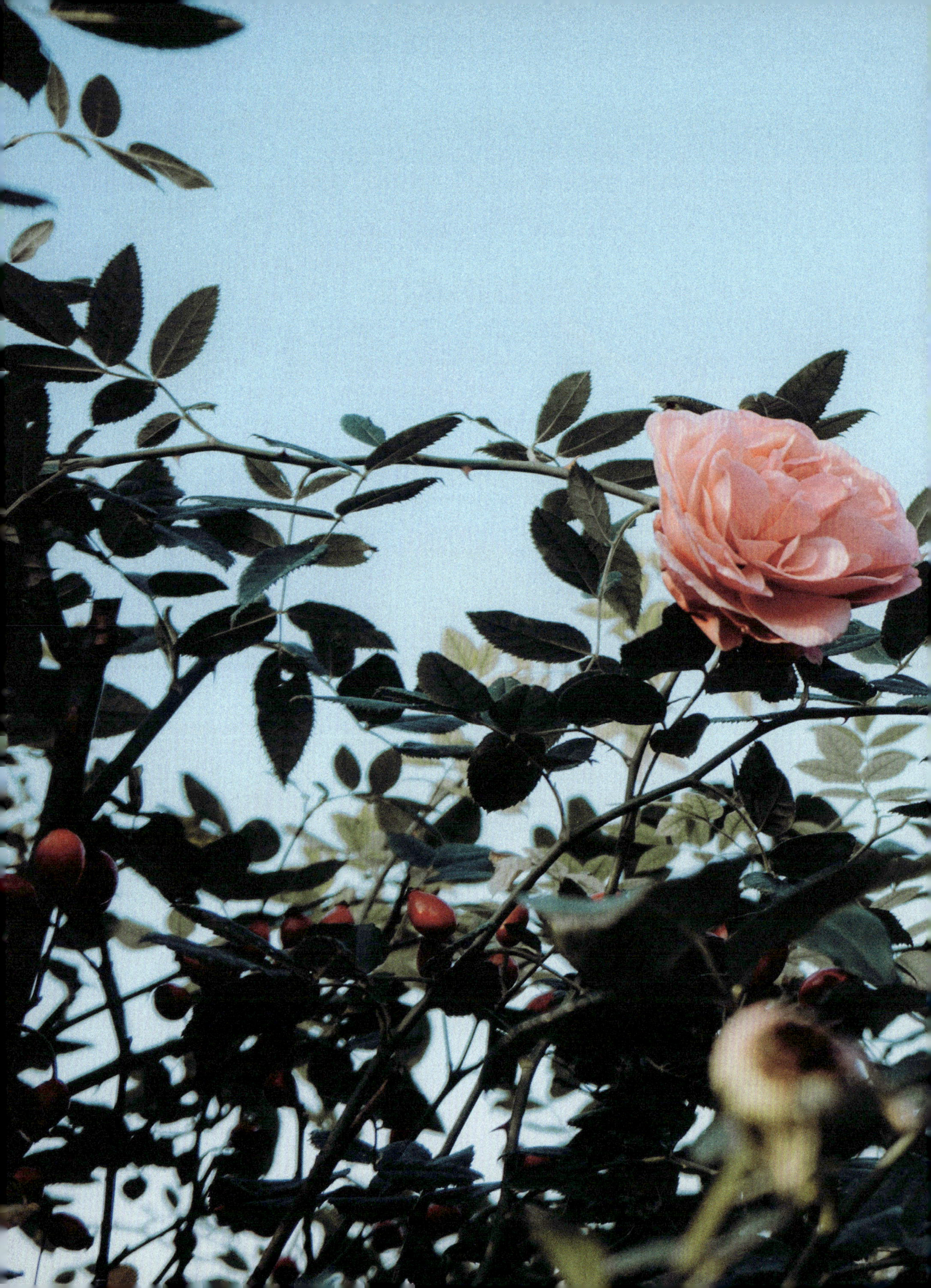

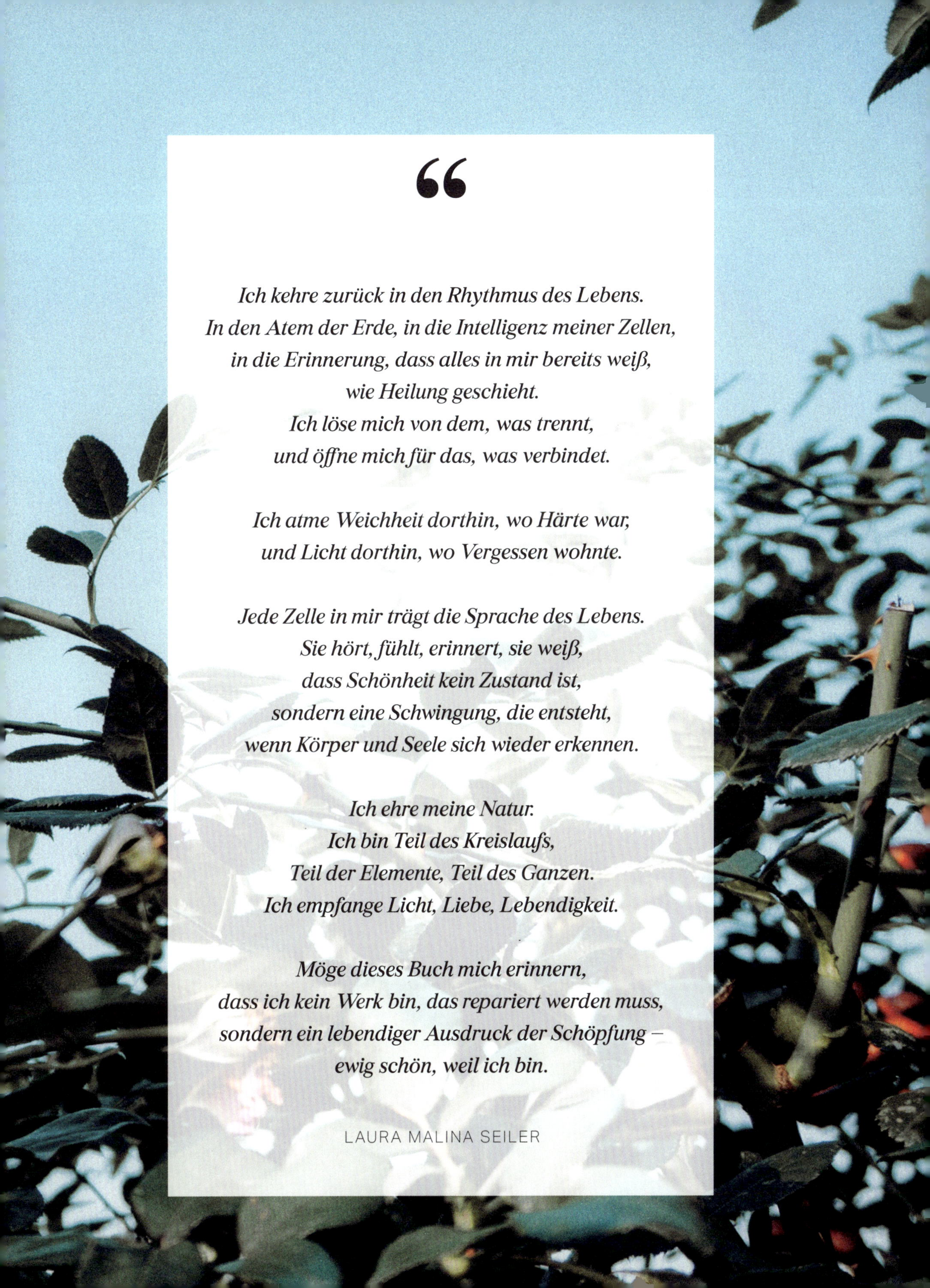

“

Ich kehre zurück in den Rhythmus des Lebens.
In den Atem der Erde, in die Intelligenz meiner Zellen,
in die Erinnerung, dass alles in mir bereits weiß,
wie Heilung geschieht.
Ich löse mich von dem, was trennt,
und öffne mich für das, was verbindet.

Ich atme Weichheit dorthin, wo Härte war,
und Licht dorthin, wo Vergessen wohnte.

Jede Zelle in mir trägt die Sprache des Lebens.
Sie hört, fühlt, erinnert, sie weiß,
dass Schönheit kein Zustand ist,
sondern eine Schwingung, die entsteht,
wenn Körper und Seele sich wieder erkennen.

Ich ehre meine Natur.
Ich bin Teil des Kreislaufs,
Teil der Elemente, Teil des Ganzen.
Ich empfange Licht, Liebe, Lebendigkeit.

Möge dieses Buch mich erinnern,
dass ich kein Werk bin, das repariert werden muss,
sondern ein lebendiger Ausdruck der Schöpfung –
ewig schön, weil ich bin.

LAURA MALINA SEILER

Inhalt

Frühling

Sommer

Herbst

Winter

Vorwort

Von Laura Malina Seiler

Es gibt Menschen, die einem nicht einfach begegnen, sondern in einem etwas aufwecken – eine Erinnerung, ein tiefes Wissen, eine stille Sehnsucht nach dem, was wirklich ist. Susanne Korasani ist für mich ein solcher Mensch. Sie tritt nicht laut auf, sie will nichts beweisen, und doch bleibt sie – in ihrem Wesen, in ihrer Präsenz, in der Art, wie sie das Heilige im Alltäglichen sichtbar macht.

Seit vielen Jahren begleitet sie mich auf meiner eigenen Heilungsreise mit einem Wissen, das uralt ist und doch von einer fast futuristischen Klarheit. Sie vereint, was in unserer Welt so oft getrennt wird: Wissenschaft und Intuition, Körper und Seele, Erde und Licht. In ihrer Gegenwart beginnt man zu verstehen, dass Heilung nicht etwas ist, das man tut, sondern etwas, das geschieht, wenn man sich erinnert, wer man in Wahrheit ist.

Susanne trägt ein Wissen in sich, das älter ist als jede Lehre und zugleich so modern, dass es den Geist einer neuen Zeit atmet.

Sie kennt die Sprache der Pflanzen, der Elemente, der Erde, und sie übersetzt sie in Worte und Formen, die begreifbar werden. Ihre Arbeit erinnert uns daran, dass Nahrung Medizin ist, dass Schönheit aus Verbindung entsteht und dass unser Körper ein Tempel ist, der alles in sich trägt, was er braucht, um zu heilen.

„Forever Beautiful" ist kein gewöhnliches Buch. Es ist ein Raum, der dich empfängt, wenn du bereit bist, dich wieder zu spüren. Es ist eine Rückkehr zu deiner Natur, zu deiner Lebendigkeit, zu der unberührten Schönheit, die du bist. In jeder Zeile liegt ein Hauch von Erde, Licht und Liebe, in jedem Rezept eine Einladung, dich selbst zu nähren, nicht nur körperlich, sondern seelisch.

Dieses Buch ist ein Gebet an das Leben.

Es ist eine Erinnerung daran, dass Heilung kein Zufall ist, sondern ein natürlicher Prozess – wenn wir beginnen, wieder auf die Stimme der Erde zu hören.

Wenn wir die Sprache der Pflanzen verstehen, die Weisheit unseres Körpers ehren und uns erlauben, Teil des großen Ganzen zu sein.

Ich bin unendlich dankbar, dass Susanne ihr Wissen teilt, dieses Wissen, das uns wieder nach Hause bringt, zu unserer Natur, zu unserem Ursprung, zu der unendlichen Intelligenz, die in allem pulsiert. Sie ist für mich eine der seltenen Frauen, die Heilung nicht lehren, sondern verkörpern. Ihre Arbeit ist ein Gebet an das Leben selbst. Und dieses Buch ein Schlüssel, um dich daran zu erinnern, dass du bereits ganz bist.

Von Herzen, Laura

Forever Beautiful

Einleitung von Susanne Korasani

Für immer jung, für immer schön. Es sind zwei der tiefsten Wünsche, Träume und Sehnsüchte der Menschen.

Doch hinter diesem Wunsch verbirgt sich etwas Größeres. Die Sehnsucht nach einem Leben in Klarheit, Vitalität und innerer Balance. Denn was nützt ein schönes Äußeres, wenn man sich innerlich nicht schön fühlt, wenn die Vitalität fehlt oder die Gesundheit einen nicht trägt?

Du kannst schön sein, ein Leben lang, und du kannst gesund sein. Schönheit und Gesundheit sind keine Gegensätze. Sie entstehen aus derselben inneren Ordnung.

Viele Menschen trennen heute das Äußere vom Inneren. Sie betrachten die Haut getrennt vom Stoffwechsel, die Ausstrahlung unabhängig von der Ernährung und die Energie losgelöst von der seelischen Balance. Doch genau dieser Riss zwischen Innen und Außen führt dazu, dass Schönheit als etwas Oberflächliches gesehen wird und Gesundheit als etwas rein Funktionales. Schönheit und Gesundheit gehören unmittelbar zusammen und bedingen sich. Schönheit ist ein biologischer Ausdruck innerer Gesundheit. Sie ist das sichtbare Resultat geordneter Prozesse, klarer Signale und regenerativer Energie. Wie innen, so außen. Dieser alte Gedanke beschreibt ein daoistisches Prinzip, das heute moderner ist als je zuvor. Es macht sichtbar, dass das Innere stets seine Entsprechung im Außen findet und sich jeder innere Zustand in einer Form ausdrückt, die wahrnehmbar wird. Alles, was im Inneren geschieht, zeigt sich in einer Sprache, die der Körper nach außen trägt. Die Zellen spiegeln die Lebensweise wider, die Haut verrät den Zustand des Stoffwechsels, die Augen zeigen die Vitalität und die Ausstrahlung macht die innere Bewegung sichtbar.

Wenn Körper, Geist und Seele in ihrer natürlichen Ordnung leben, entsteht dieser sogenannte Glow, dieses wunderschöne Strahlen nach außen. Denn wenn Energie frei fließt, wird der Mensch zeitlos schön und beginnt zu leuchten.

Heutige Beauty-Trends, besonders sichtbar auf Social Media, reduzieren Schönheit oft auf eine perfekte äußere Hülle – häufig verstärkt durch künstliche Mittel, digitale Filter oder ästhetische Eingriffe. Doch wahre Schönheit entsteht nicht durch eine makellose Oberfläche, sondern durch Ordnung und Frieden im Inneren – durch Energie, Vitalität und innere Klarheit. Es ist vollkommen in Ordnung, das Äußere so zu pflegen und zu optimieren, wie es einem gefällt. Schönheit darf Freude machen. Doch wir verfügen über weit mehr Möglichkeiten, als diese Trends vermuten lassen. Wir müssen nicht ausschließlich auf äußere Maßnahmen zurückgreifen. Der Körper besitzt eine bemerkenswerte Fähigkeit, sich von innen heraus zu regenerieren, zu klären und zu strahlen.

Wenn wir diese Ebene nähren, wachsen nicht nur Gesundheit und Stabilität, sondern auch Ausstrahlung, Präsenz und jene Form der Schönheit, die mit den Jahren intensiver wird. Eine achtzigjährige Person, deren Augen leuchten und deren Haut Geschichten erzählt, verkörpert eine Schönheit, die kein Trend erzeugen kann. Sie zeigt, dass Schönheit nicht im Perfekten liegt, sondern in gelebter Harmonie, in der Verbindung zu sich selbst und in einem gesunden, klaren Inneren. Das ist Schönheit, die bleibt. Für immer.

Wahre Schönheit beginnt im Inneren.

Um den Zustand zu erreichen, von innen nach außen zu strahlen, braucht der Körper Ordnung, Rhythmus und die richtigen Impulse. Ausstrahlung entsteht dort, wo Zellgesundheit, Klarheit und gelebte Wahrhaftigkeit zusammenfinden.

Und hier kommt uns die Natur zur Hilfe.

Die Longevity-Forschung, also die Wissenschaft vom langen, gesunden Leben, bestätigt, dass eine vollwertige und naturbelassene Ernährung zu den stärksten epigenetisch wirksamen Faktoren für Langlebigkeit gehört. Sie reguliert Entzündungen und Hormone, unterstützt die Regeneration und hält unsere Zellkraftwerke, die Mitochondrien, aktiv. Wir können die für uns vorbestimmte Konstitution wiederherstellen, wenn wir uns artgerechter und unserer individuellen Anlage entsprechend ernähren.

Ebenso gilt es mittlerweile als wissenschaftlich gut belegt, dass bestimmte Pflanzenstoffe ein zentraler Schlüssel für Langlebigkeit und regenerative Schönheit sind.

Polyphenole, Bitterstoffe und adaptogene Heilpflanzen fördern die körpereigene Reinigung und die Selbstreparatur der Zellen – Prozesse, die Wissenschaftler heute Autophagie nennen.

Sie stärken Gefäße und Bindegewebe und unterstützen jene Genprogramme, die Jugendlichkeit und Ausstrahlung erhalten.

Die neuere Forschung zeigt deutlich, dass Nahrung weit mehr ist als Energie. Sie ist Information. Curcumin aus Kurkuma, Polyphenole aus Olivenöl, Anthocyane aus Blaubeeren, Ellagsäure aus Granatapfel, Lignane aus Leinsamen, Theobromin aus Kakaobohnen, Sulforaphan aus Brokkolisprossen, Quercetin aus Äpfeln und Zwiebeln oder EGCG aus grünem Tee – all diese Stoffe wirken wie molekulare Schlüssel: Sie aktivieren Reparaturprogramme und regulieren Entzündungen auf Zellebene. Damit bestätigt die Longevity-Forschung genau das, was traditionelle Heilkunde seit Jahrhunderten lehrt.

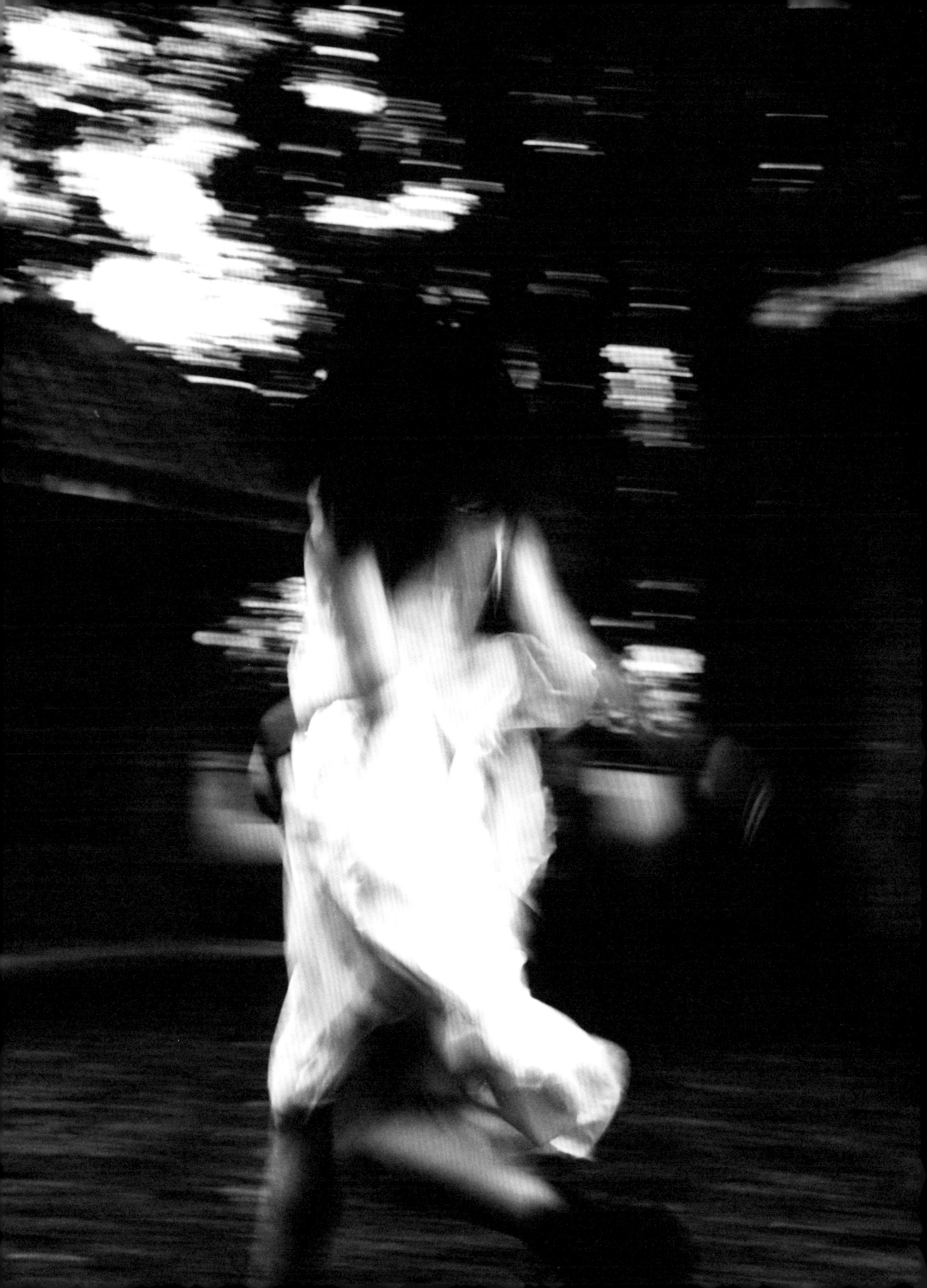

Wie du dieses Buch nutzen kannst

Mit *„Forever Beautiful"* möchte ich dir bewusst machen, wie sehr Gesundheit, Wohlbefinden und Schönheit davon abhängen, wie du Lebensmittel auswählst, kombinierst und einsetzt. Ernährung ist eine tägliche Entscheidung, die tief in deinen Körper hinein wirkt. Nahrung kann beruhigen oder aktivieren, wärmen oder kühlen, glücklich oder unglücklich machen. Sie kann ordnen, klären oder überlasten, sie kann stärken oder schwächen und damit gesund oder krank machen.

„Forever Beautiful" bringt dich zurück in deine innere Balance – mit Essen, das stabilisiert, Pflanzen, die deine Heilung begleiten, einer Küche, die nährt, und Ritualen, die deinen Rhythmus harmonisieren.

Wenn die inneren Ordnungsprozesse im Gleichgewicht arbeiten, zeigt sich das in deiner Ausstrahlung. Deine Augen beginnen zu leuchten, die Haare glänzen und die Haut wirkt klarer und feiner. Schönheit entsteht, wenn du deine Zellen mit Nahrung versorgst, deren Informationen sie verstehen und verwerten können.

Meine Rezepte habe ich für dich nach energetischen Prinzipien ausgewählt, inspiriert von der Makrobiotik, der östlichen Medizin, der Longevity-Forschung und meiner eigenen Erfahrung mit Heilernährung aus der persischen Kultur. Makrobiotik ist die Kunst des langen Lebens, eine östliche Ernährungs- und Lebensphilosophie, die auf der Beobachtung natürlicher Rhythmen beruht und die Dynamik von Yin und Yang als orientierendes Prinzip nutzt.

Das Buch ist nach Jahreszeiten aufgebaut und zusätzlich in eine klare Tagesstruktur gegliedert: in Morgen, Mittag und Abend. Die Natur folgt einem Rhythmus, dessen Grundprinzipien seit Jahrtausenden bestehen. Wenn du dich daran orientierst und zu jeder Jahreszeit das isst, was in der unmittelbaren Umgebung wächst oder energetisch dieser Zeit entspricht, bist du immer in einer regulierenden und nährenden Ordnung.

Dabei geht es nicht allein um geografische Regionalität: Die Grundlage ist die energetische Saisonalität – also die innere Thermik, die Dynamik und die Yin- und

Yang-Qualität eines Lebensmittels. Dieses Konzept vereint Erkenntnisse der modernen Ernährungsphysiologie mit traditionellen Prinzipien aus der Makrobiotik. Die Rezepte sind so gestaltet, dass sie dich in jeder Jahreszeit genau dort unterstützen, wo dein Körper die meiste Regulation und Nahrung benötigt. Jede Jahreszeit bringt eine eigene Energie mit sich und nährt den Körper auf unterschiedliche Weise.

Der Frühling steht für Reinigung, Entlastung und Neuanfang. Er öffnet den Stoffwechsel, klärt die Leber und bringt Licht zurück in die Zellen, damit du wieder leuchten kannst.

Der Sommer schenkt Frische, Hydration, Leichtigkeit und eine klare, kühlende Energie. Er öffnet die Sinne, stärkt das Herz und verbindet dich mit dem Außen. Die Nahrung ist leichter, lebendiger und befeuchtet dein System, ohne es zu belasten.

Der Herbst fördert Erdung, Ruhe und inneres Gleichgewicht. Er stärkt die Mitte und gibt Stabilität. Die Nahrung wird wärmer und dichter, sie nährt die Essenz und füllt die Reserven.

Der Winter geht in die Tiefe. Er wärmt und erdet, baut Substanz auf und bringt dich in eine stille, regenerative Phase. Die Nahrung wirkt wärmend, beruhigend und konzentrierend. Sie stärkt die Nierenenergie und schafft Grundlage für neue Kraft.

In diesem Buch findest du eine präventive Form der Heilnahrung, die in ihrem Yin- und Yang-Verhältnis ausgeglichen ist, etwa fünfzig zu fünfzig. Sie ist alltagstauglich, leicht integrierbar und dient dazu, Gesundheit langfristig zu erhalten. Bei bereits bestehenden Erkrankungen arbeite ich hingegen mit einer deutlich yang-betonteren Heilernährung, die mehr Wärme, mehr Regulation und dadurch mehr innere Ordnung erzeugt. Für die Prävention jedoch ist ein harmonisches Gleichgewicht von Yin und Yang der nachhaltigste Weg. Die Rezepte sind pflanzenbasiert, ergänzt durch wenige vegetarische Optionen wie Butter, Eier oder Joghurt, die sich aber leicht durch vegane Alternativen ersetzen lassen.

Vor diesem Hintergrund habe ich bei meinen Rezepten darauf geachtet, dass jedes Gericht zur Hälfte aus gut verwertbarem Eiweiß und zur anderen Hälfte aus aktiven Pflanzenstoffen sowie hochwertigen Fetten besteht. Eiweiß ist so bedeutsam, weil es den grundlegenden Baustein des Lebens darstellt und an jeder Form von Regeneration beteiligt ist. Aktive Pflanzenstoffe finden sich in Gemüse, Salaten und Wurzeln, in Wildkräutern und Gewürzen sowie in saisonal wachsenden Heilpflanzen. Ergänzt wird diese Komposition durch hochwertige Fette, die die Zellmembranen stärken, Entzündungen regulieren und die Aufnahme fettlöslicher Vitamine fördern.

Hochwertige pflanzliche Eiweiße, wie die Pseudogetreide Buchweizen und Quinoa, überzeugen mit einem nahezu vollständigen Aminosäurenprofil und einer sehr guten biologischen Verfügbarkeit, sodass der Körper das Eiweiß leicht aufnehmen und verwerten kann. Auch Hülsenfrüchte wie Linsen und Bohnen, ergänzt durch Eier und Naturjoghurt, liefern die Basis für eine gute Eiweißversorgung. Begleitet werden diese Eiweißquellen von nährenden Fetten wie Ghee, Weidebutter und polyphenolreichem Olivenöl sowie natürlichen Omega-3-Quellen, etwa aus Leinsamen. In dieser Kombination entsteht ein harmonisches Zusammenspiel, das den Körper tief nährt und seine inneren Aufbauprozesse stabilisiert.

Diese Dreierkombination aus nährendem Eiweiß, aktiven Pflanzenstoffen und hochwertigen Fetten, ergänzt durch eine niedrige glykämische Last und idealerweise glutenfrei, gehört zu den kraftvollsten Ernährungsprinzipien unserer Zeit. Sie entspricht unserer Natur und unterstützt den Körper in dem, was er braucht. Gleichzeitig vereint sie Aufbau, Regulation und Zellschutz und gilt auch in der Longevity-Forschung als besonders wirksam, weil sie den Körper nährt, schützt und in seiner natürlichen Regeneration unterstützt.

Zu jeder Jahreszeit erwarten dich zudem wundervolle Blessings von Laura Malina Seiler. Diese Blessings öffnen einen Raum, in dem sich Körper, Geist und Seele miteinander verbinden. Denn nicht nur der Körper braucht Nahrung, auch Geist und Seele benötigen Impulse, die klar und liebevoll sind. Wenn du dir diese Worte zu Beginn jeder Jahreszeit bewusst durchliest, entsteht eine innere Ausrichtung, die dich zu deiner Natur zurückführt und gleichzeitig deine Verbindung zur äußeren Natur stärkt. Diese Blessings begleiten dich wie ein Resonanzfeld und helfen dir, das, was du isst, nicht nur körperlich, sondern auch seelisch aufzunehmen.

In diesem Zusammenhang ist es wichtig zu verstehen, dass Nahrung Information ist. Jede Zelle liest diese Information und formt daraus Gesundheit, Energie und Ausstrahlung. Auch Gedanken und Worte tragen Information in sich. Sie wirken auf das Nervensystem, auf die inneren Räume und auf die seelische Ordnung.

Wer Nahrung, Gedanken und Worte auf diese Weise versteht – und nicht nur als Kalorienquelle oder Nebensächlichkeit – verändert die Qualität seines gesamten Lebens. Du entscheidest bewusst, was in dein System gelangt. Körperlich wie geistig. Und hast damit weit mehr Einfluss auf deine Gesundheit, als du denkst.

Bereitest du dir eine Mahlzeit mit Liebe zu, mit Achtsamkeit und im Einklang mit der Natur, entsteht genau diese Verbindung in dir. Denn du bist Natur, nicht getrennt von ihr. Eine große Erkenntnis liegt in der Rückkehr zu diesem Wissen. Wenn du dich wieder bewusst mit der Natur verbindest, beginnen all ihre Kräfte in dir aufzublühen.

Nutzt du dieses Buch in diesem Sinne, verbindest du dich mit dem uralten Rhythmus der Natur. Du lernst, Nahrung und Worte als lebendige Information zu verstehen. Du lernst, die Signale der Jahreszeiten als Anleitung zu sehen, die deinen Körper ordnen und deine Schönheit von innen nähren. *„Forever Beautiful"* begleitet dich durch diesen Zyklus und zeigt dir, wie du dich in jedem Abschnitt des Jahres so ernährst, dass du im Einklang mit deiner inneren und äußeren Schönheit lebst.

Die Inhalte dieses Buches basieren auf einem integrativen Verständnis von Ernährung und Lebensweise und dienen der Orientierung und Inspiration. Sie ersetzen keine ärztliche Diagnose oder Behandlung und enthalten keine Heilversprechen, bei gesundheitlichen Fragen oder Unsicherheiten ist fachlicher Rat einzuholen.

Yin & Yang: Ernährung im Gleichgewicht

Es gibt eine innere Ordnung, aus der alles Leben hervorgeht. Sie bildet die Grundlage allen Seins und entsteht aus einem Gleichgewicht von Kräften, die sich gegenseitig formen, regulieren und erhalten. In der ostasiatischen Medizin und Philosophie werden diese Kräfte seit Jahrtausenden als Yin und Yang beschrieben. Dieses Modell erklärt auf bemerkenswerte Weise, wie sich Gegensätze ergänzen und zu einem dynamischen Gleichgewicht werden, das Leben, Gesundheit und Regeneration überhaupt erst ermöglicht. Ich habe dieses Prinzip erstmals in der Makrobiotik kennengelernt und mich über viele Jahre intensiv damit beschäftigt. In der Praxis konnte ich dabei zahlreiche positive Entwicklungen bei meinen Patient:innen beobachten.

Diese Ernährungsweise bildet eine natürliche antientzündliche Basis, die ich mit hochaktiven Pflanzenstoffen aus der Phytotherapie und mit tiefgreifenden Reinigungsprozessen kombiniert habe. In Verbindung mit mentaler Ausrichtung, bewusster Atmung, Bewegung und Commitment ist daraus die *„Korasani® Heilmethode“* entstanden, ein ganzheitlicher Ansatz, der die biologischen Ordnungsprozesse stärkt und dem Körper hilft, sein inneres Gleichgewicht wiederzufinden. Im Großen wie im Kleinen, in der Natur wie in unseren Zellen arbeitet der Körper ununterbrochen daran, Harmonie herzustellen. Orientieren wir uns an den Rhythmen, Mustern und Zyklen der Natur, finden wir zurück in diesen inneren Einklang, der die Grundlage von Gesundheit, Schönheit und Klarheit bildet.

Das Yin und das Yang der Schönheit liegt in diesem Zusammenspiel. Yin ist die Ruhe, die Tiefe, die Regeneration. Yang ist die Klarheit, die Dynamik, die Ausstrahlung. Wenn beide Kräfte zusammenwirken, entfaltet sich ihr Potenzial und der Mensch beginnt zu strahlen. Schönheit ist die Signatur innerer Ordnung. Sie ist kein Produkt, kein Zufall und keine Momentaufnahme. Sie ist ein Prozess, der im Inneren beginnt und sich nach außen fortsetzt.

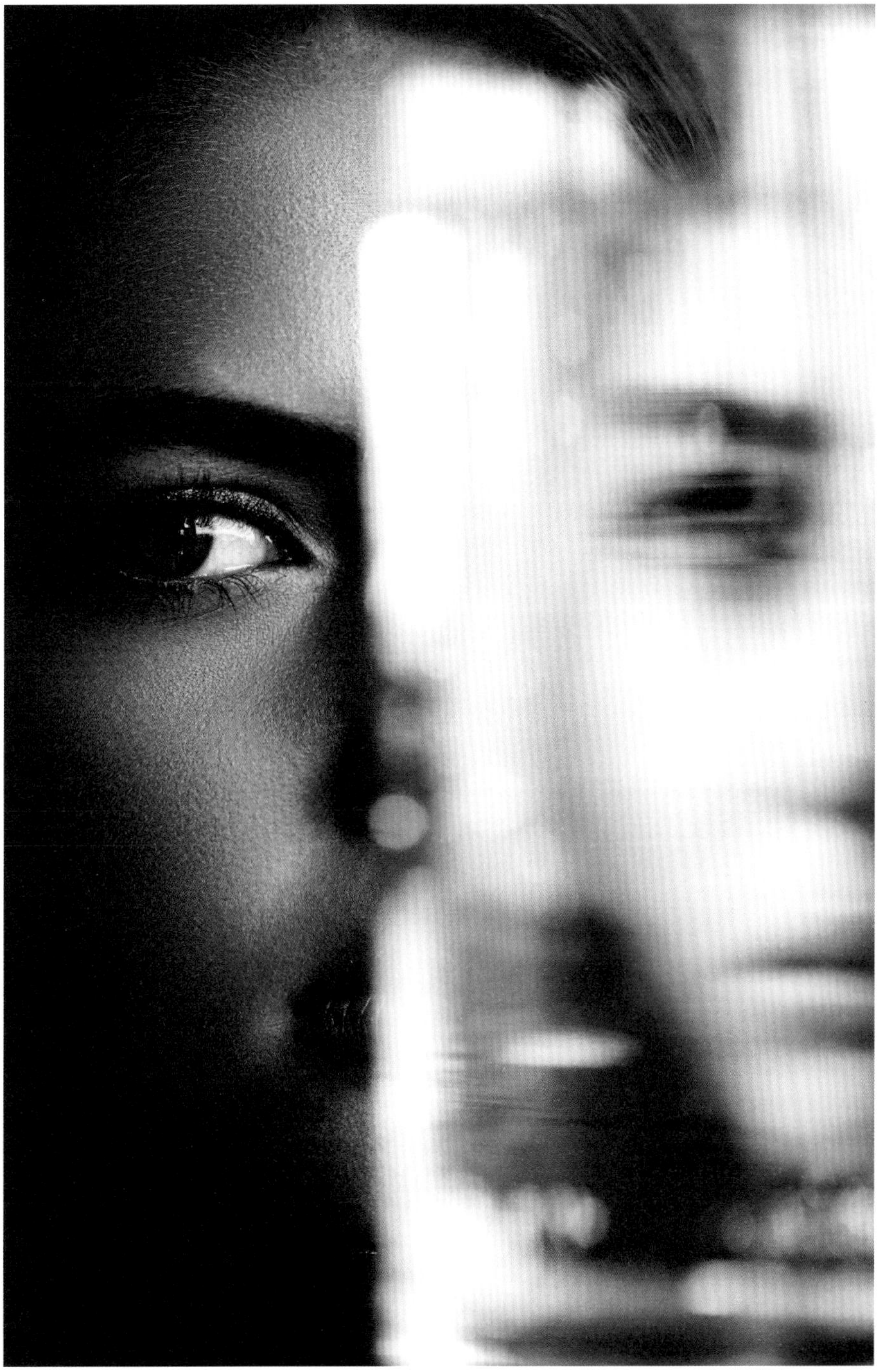

Alles, was lebt, ist heilig

Jede Pflanze, jedes Tier, jedes Korn trägt das Geschenk des Lebens in sich. Die Art, wie wir einkaufen, ist deshalb nicht nur eine praktische Entscheidung, sondern ein Ausdruck von Bewusstsein, Verantwortung und Achtung vor dem Leben selbst. Eine Vorratskammer, die mit hochwertigen, achtsam gewählten Lebensmitteln gefüllt ist, ist eine Form der Liebe und Würde und zugleich die Grundlage echter Zellnahrung.

Für alle Lebensmittel, die ich in diesem Buch aufführe, gilt ein grundlegender Anspruch: Sie sollten möglichst in Bio-Qualität gekauft werden. Bei tierischen Produkten bedeutet das Freilandhaltung, Weidehaltung oder Demeter-Standards. Ich erwähne es nicht bei jeder einzelnen Zutat, weil es für mich die natürliche Voraussetzung einer Heilnahrung ist.

Qualität ist die Basis.
Qualität bestimmt die Quantität.

Wenn die Qualität stimmt, braucht der Körper weniger, weil die Informationen klarer aufgenommen werden. Lebensmittel aus biologischem Anbau, aus gesunden Böden und aus artgerechter Haltung tragen Reinheit und Ordnung in sich, die sich unmittelbar in ihrer Wirkung zeigt. Bio sollte kein Luxus sein, sondern ein natürlicher Standard, denn saubere, unbelastete Nahrung ist ein Grundrecht – kein Privileg.

Konventionelle Produkte wirken zunächst günstig, doch langfristig zahlen wir mit unserer Gesundheit einen höheren Preis. Böden, Pflanzen und Tiere, die unter Bedingungen leben müssen, die ihrer Natur widersprechen, tragen eine Unordnung in sich, die sich später im Körper zeigen kann. Was wir beim Einkauf vermeintlich sparen, verlieren wir später oft an Gesundheit, Energie und innerer Klarheit. Wir essen zwar mehr, aber nähren uns weniger.

Besonders Tiere leiden unter einem System, das sie nicht mehr als fühlende Lebewesen betrachtet. Ihnen werden ihre natürliche Umgebung, ihre Bewegungsfreiheit und ihre Würde genommen, und dies spiegelt sich in der Qualität der tierischen Produkte wider. Deshalb ist es sinnvoll, tierische Produkte nur aus oben genannter Herkunft zu kaufen. Bewusster Konsum bedeutet, die Menge zu reduzieren und auf höchste Qualität zu achten.

Artgerechte Haltung und respektvolle Landwirtschaft sind nicht nur ethische Entscheidungen, sie bestimmen die Reinheit und Wirkkraft der Lebensmittel selbst. Was in Ruhe, Würde und natürlicher Entwicklung wächst, nährt den Menschen anders als etwas, das aus Enge oder Angst entsteht. Die Ordnung, die wir im Außen schaffen, wirkt in uns weiter. Wie wir mit der Natur umgehen, zeigt sich im Inneren.

Die Liste zur Vorratskammer findest du weiter hinten im Buch auf Seite 226. Sie dient als Orientierung und Empfehlung, nicht alles muss vorhanden sein, sondern das, was dich im Alltag sinnvoll und stimmig unterstützt.

Ich wünsche dir viel Freude beim Ausprobieren der Rezepte.

Alles Liebe, deine Susanne

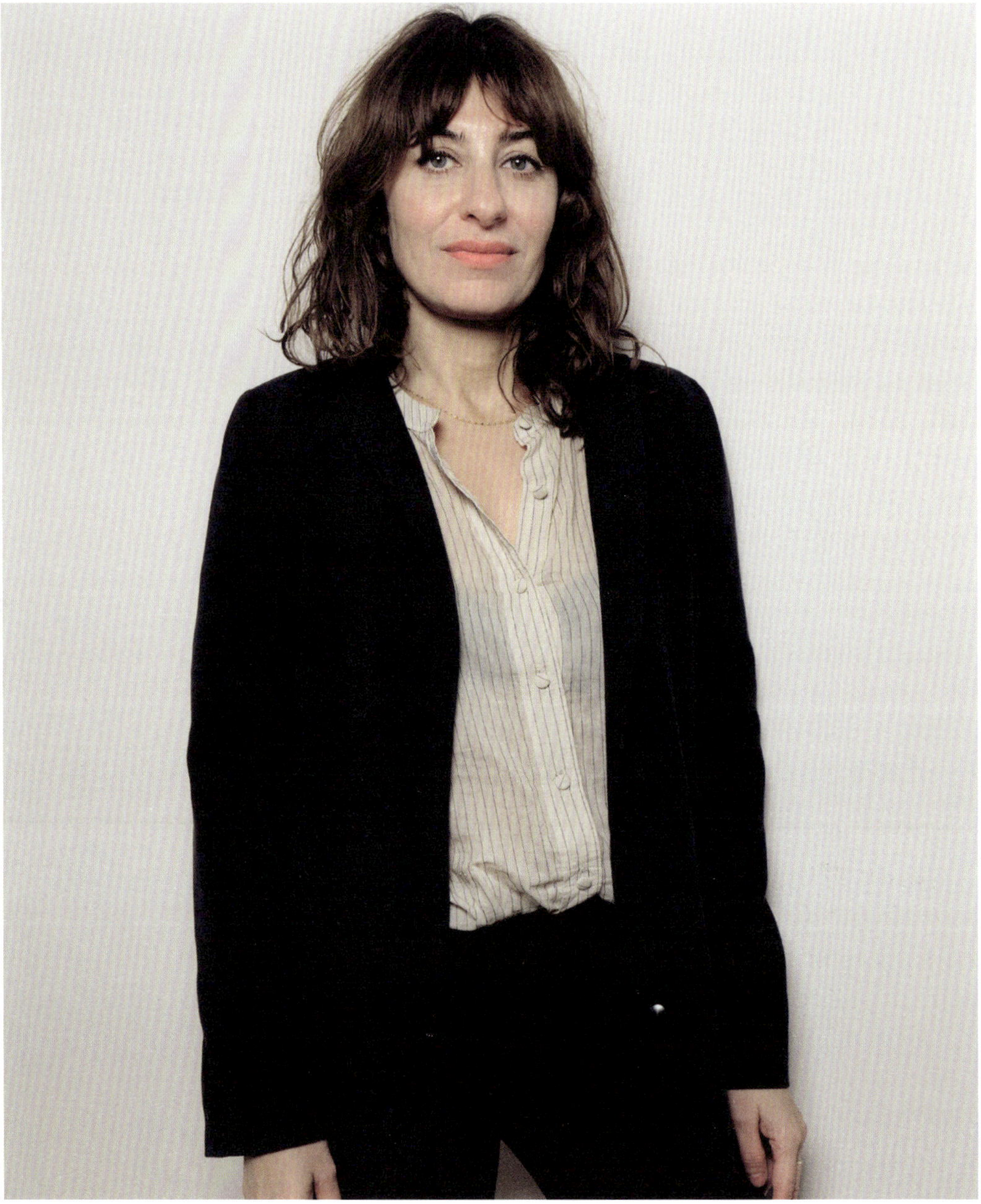

Über Susanne Korasani

Susanne Korasani ist Heilpraktikerin, SPIEGEL-Bestseller Autorin und Expertin für Phytotherapie und Heilernährung.

Susanne Korasani wurde 1978 in Teheran geboren und wuchs in Berlin auf. Sie ist Heilpraktikerin, Phytotherapeutin und Expertin für ganzheitliche Medizin. Sie verbindet Heilernährung mit integrativer Pflanzenmedizin und schafft damit synergetische Ansätze, welche ihre Arbeit prägen. Die Tiefe ihrer naturheilkundlich geprägten persischen Herkunft und die Klarheit westlicher Wissenschaft formen ihr Verständnis von Gesundheit, Heilung und natürlicher Schönheit. Sie versteht den Menschen als ein intelligentes, sich selbst erneuerndes System, dessen Regenerationsfähigkeit unterstützt und kultiviert werden kann. Ihr Bestreben ist es, dieses Wissen zugänglich zu machen und Menschen darin zu bestärken, ihre eigene Gesundheit bewusst und verantwortungsvoll zu gestalten.

Auf dieser Grundlage entwickelte sie die *„Korasani® Heilmethode“*, ein ganzheitliches Konzept, das sie 2023 in ihrem Spiegel-Bestseller *„Be Your Own Healer“* vorgestellt hat. Seit 2020 arbeitet sie nicht mehr in ihrer eigenen Praxis, sondern vermittelt ihr Wissen über digitale Programme, Kurse und Bücher, um einer breiteren Öffentlichkeit den Zugang zu natürlicher Heilung zu ermöglichen.

Ihre Online-Kurse, insbesondere die *„Reset Kur®“* und die *„Healing Masterclass“*, begleiten seit Jahren viele Menschen dabei, ihre Gesundheit neu auszurichten, ihre Ernährung zu klären und die natürliche Intelligenz ihres Körpers zu stärken.

Ihr Leitgedanke lautet:

Schönheit ist die Signatur innerer Ordnung.

Damit verbindet sie Heilwissen und Wissenschaft in einem Ansatz, der Menschen zurück in ihre Balance führt.

Susanne Korasani lebt und arbeitet in Berlin.

Mehr Informationen zu ihrer Arbeit findest du auf www.korasani.com oder hier:

Schönheit ist kein Zufall

Life is a ritual. Wie du atmest, wie du isst, wie du schläfst – alles formt deine innere Landschaft und sendet Botschaften an jede Zelle. Wenn du beginnst, diese Rituale bewusst zu gestalten, setzen Entlastung und Heilung wie von selbst ein.

Wahre Schönheit kommt von innen.

Das ist kein Spruch, sondern Physik, Biochemie und Bewusstsein zugleich.
Schönheit entsteht aus Harmonie, wenn Körper, Geist und Seele im Einklang schwingen und das Innere dem Äußeren entspricht. Dann beginnen Haut, Haare und Augen zu leuchten, weil sie Ausdruck einer geordneten, klaren Innenwelt sind. Schönheit ist die sichtbare Signatur innerer Ordnung.

Essen ist mehr als Nahrung – es ist Information, Energie und Bewusstsein. Es ist das Leben in seiner unmittelbaren Form.

Essen ist Liebe und Selbstfürsorge. Essen ist Selbstliebe.

Wenn du lernst, dich zu nähren statt nur zu füllen, zu verlangsamen statt zu kompensieren, beginnt der Körper sich zu erinnern und sich wieder mit dem zu verbinden, was er ist: ***Pure Natur.***

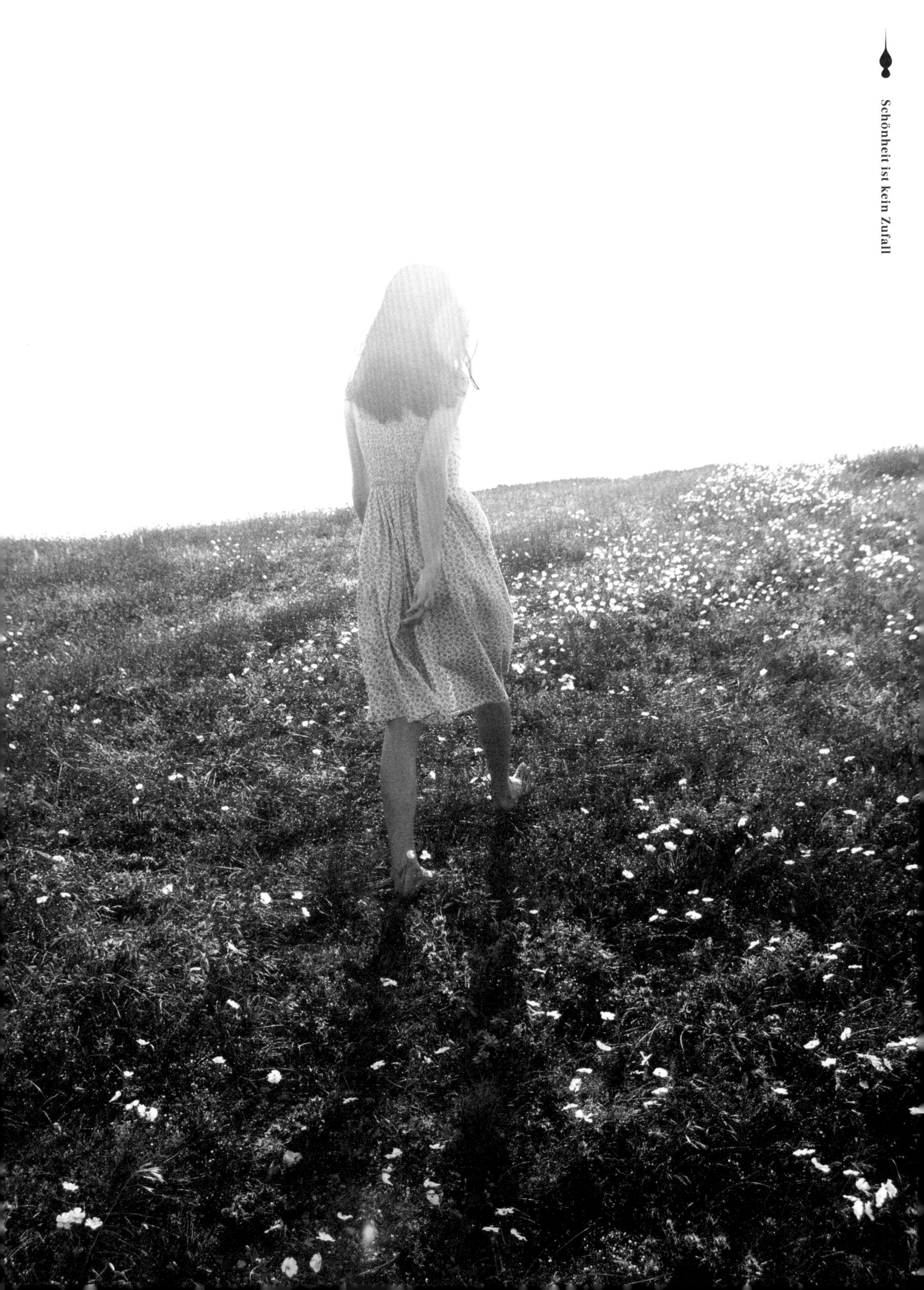

Frühling

Reinigung
Neuanfang
Entfaltung
Licht

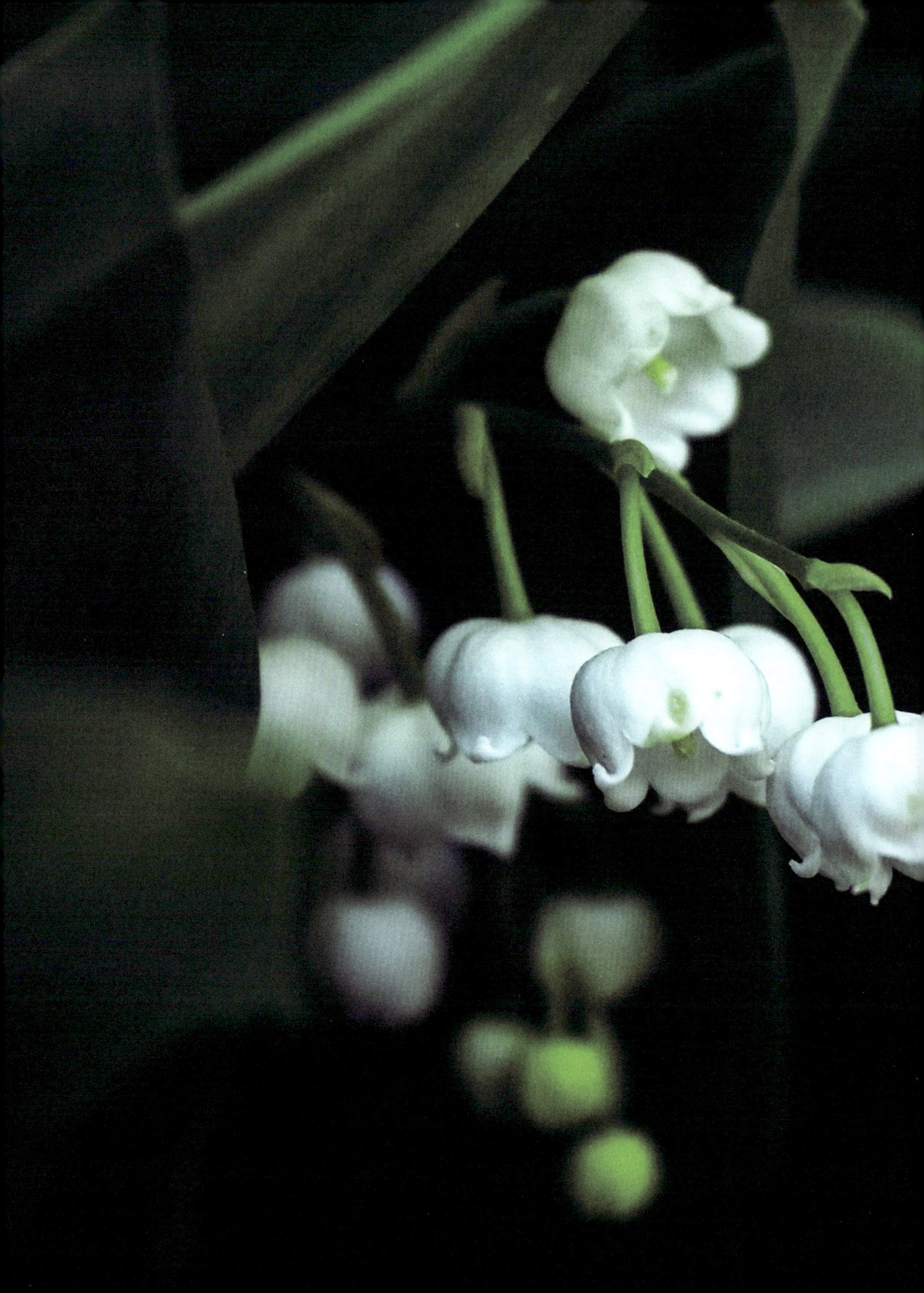

“

Atme ein.
Spüre, wie frische Kraft durch deinen Körper fließt.
Vor dir liegt neues Land. Unberührt.
Weich. Bereit, bestellt zu werden.

Dieser Frühling ist deine Einladung:
Altes darf abfließen, Neues darf wachsen.
Du musst nichts beschleunigen.
Nur bereit sein, dich dem Leben zu öffnen.

In jeder Pflanze steckt ein Versprechen.
In jeder Mahlzeit ein Segen.
Lass Nahrung zu Licht werden und Licht zu Kraft.

Möge dieser Abschnitt dich daran erinnern:
Du bist lebendig. Du bist wachsend.
Du bist verbunden.

LAURA MALINA SEILER

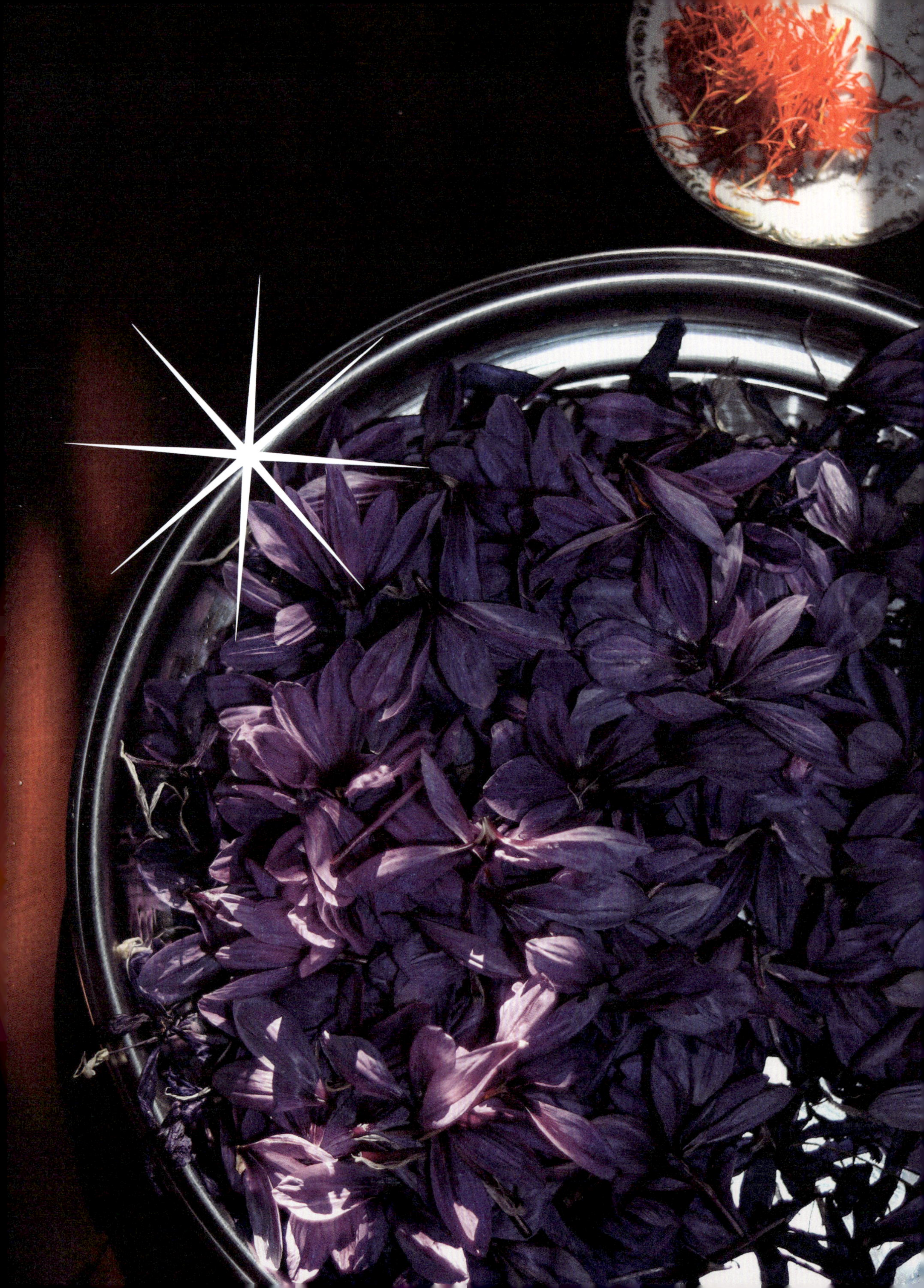

MORGEN

Goldener *Hirse*brei mit *Safran*

Ein warmes, goldenes Frühstück, das wie ein Neubeginn wirkt und den Tag mit Fokus und ruhiger Energie eröffnet.

Zutaten für 2 Portionen

100 g Hirse
300 ml Wasser
3 bis **5 Safranfäden,** im Mörser fein zerrieben, in 2 EL warmem Wasser aufgelöst
1 TL Vanillemark oder **das Innere einer halben Vanilleschote**
1 Prise Salz
1 TL Butter, Ghee oder **Kokosöl,** nach Wahl
4 weiche Datteln, Apfel oder **Birne** in feine Streifen geschnitten

Die Hirse gründlich abspülen und mit Wasser in einem Topf aufkochen. Safranfäden in einem kleinen Mörser zerreiben und mit 1 EL heißem Wasser übergießen, 10 Minuten ziehen lassen. Das Safranwasser, Vanille und Salz hinzufügen und bei kleiner Hitze etwa 10 bis 12 Minuten köcheln lassen, bis die Hirse weich und cremig ist.
In einer Pfanne Butter oder Ghee erhitzen, die Dattelstreifen darin karamellisieren.
Den warmen Hirsebrei direkt in die Pfanne geben, alles sanft verrühren und 1-2 Minuten gemeinsam ziehen lassen.
Warm servieren, optional mit Früchten oder etwas Vanille verfeinern.

Heilwirkung

Hirse wirkt basisch, stärkt Nerven, Haut und Haare und bringt Leichtigkeit in den Stoffwechsel.
Safran öffnet das Herz, hebt die Stimmung und harmonisiert die Verdauung.
Datteln spenden Energie und liefern natürliche Süße, Vanille beruhigt das Nervensystem.

Essenz

Dein Reset am Morgen: wärmend, herzöffnend und harmonisierend. Es bringt Ruhe, Energie und Weichheit in den Tag.

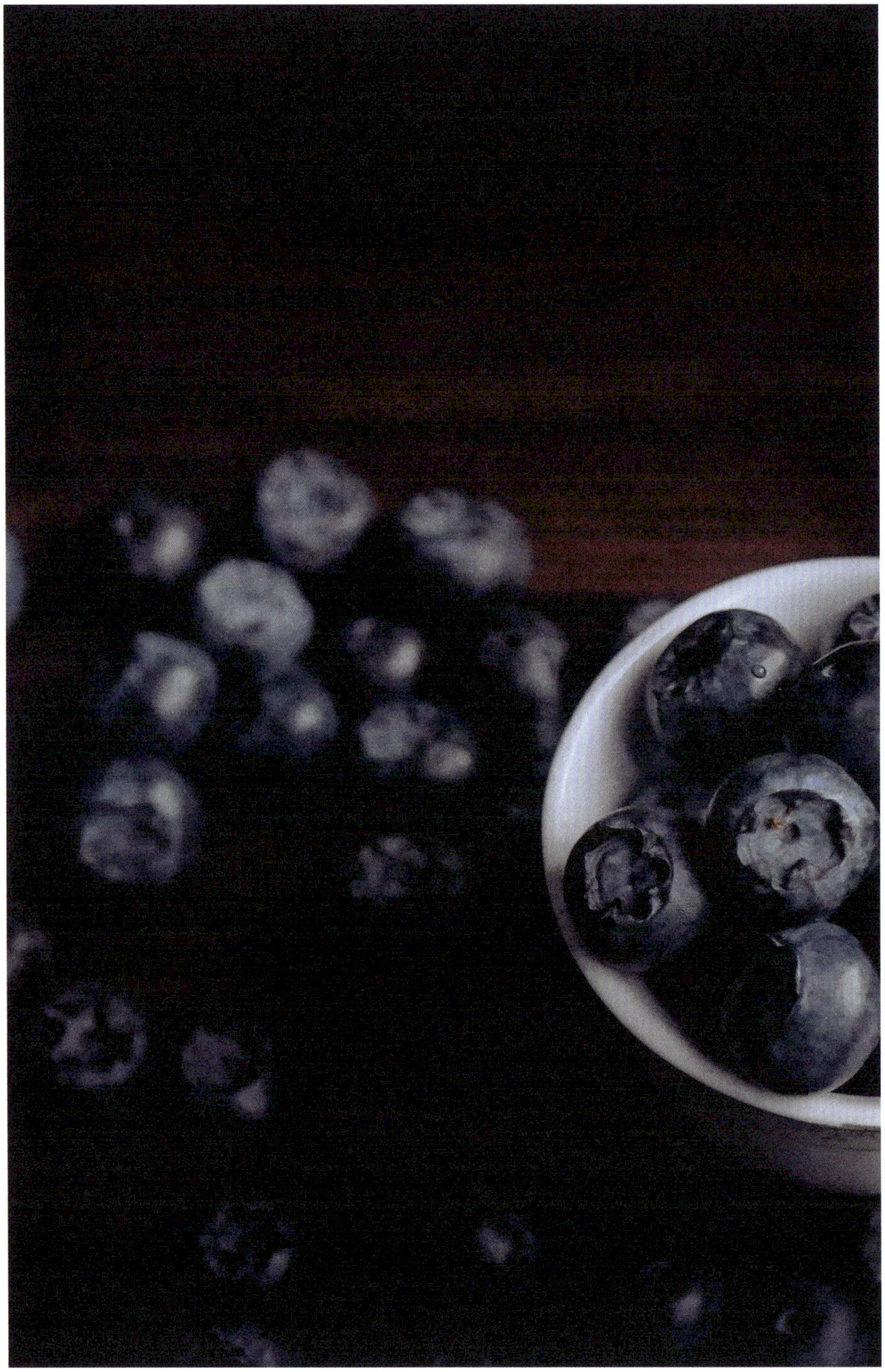

MORGEN

Buchweizen-Pancakes mit *Blaubeeren*

Süße Pfannkuchen, die Leichtigkeit bringen und Körper und Seele mit Lebenskraft füllen.

Zutaten für 2 Portionen

100 g Buchweizenmehl
1 TL Backpulver
1 TL Vanillemark oder **das Innere einer halben Vanilleschote**
1 Prise Salz
2 Eier
100 ml Pflanzenmilch, zum Beispiel Reis oder Mandel
1 TL Butter, Ghee oder **Kokosöl** zum Ausbacken
100 g frische Blaubeeren

Buchweizenmehl, Backpulver, Vanille und Salz mischen.
Eier und Pflanzenmilch dazugeben und zu einem glatten, cremigen Teig verrühren.
Butter oder Ghee in einer Pfanne erhitzen, kleine Pancakes goldbraun ausbacken.
Mit frischen Blaubeeren servieren. Wer mag, kann sie mit etwas Honig oder Manukahonig verfeinern.

Heilwirkung

Buchweizen ist reich an Rutin, einem gefäßschützenden Flavonoid. Zudem fördert er die Blutbildung und wirkt ausgleichend auf den Säure-Basen-Haushalt.
Blaubeeren liefern Anthocyane mit antioxidativer Wirkung, die Zellschutz und Regeneration unterstützen.
Honig nährt, unterstützt die Abwehrkräfte und schenkt Energie

Essenz

Leicht, zellschützend und klärend, schenkt es Herzstärke und strahlende innere Schönheit.

Dieses Frühstück
wärmt von innen,
schenkt stabile Energie,
sättigt nachhaltig
und begleitet ruhig
und kraftvoll
durch den Tag.

MORGEN

Rühr*ei* mit *Karotte*

Eine perfekte Kombination aus sanftem Protein und süßlichem Wurzelgemüse, ein harmonisierendes Frühstück, das Erdung und Leichtigkeit verbindet.

Zutaten für 2 Portionen

4 Eier

1 Prise Salz

etwas frisch gemahlener **Pfeffer**

1 kleine Karotte, fein gerieben

1 TL Butter, Ghee oder **Kokosöl** zum Anbraten

Die Eier verquirlen und mit Salz und Pfeffer würzen.
In einer Pfanne Butter, Ghee oder Kokosöl zerlassen und die Eimasse bei sanfter Hitze langsam stocken lassen, bis sie cremig und goldgelb ist.
Erst direkt vor dem Servieren die Karotte frisch und fein über das warme Rührei reiben. Die natürliche Süße der rohen Karotte verbindet sich mit der sanften, warmen Butternote des Eis und verleiht dem Gericht Tiefe und eine weiche, runde Note.

Heilwirkung

Eier liefern hochwertiges Eiweiß und Cholin für Leber, Gehirn und hormonelle Balance. In Kombination mit der rohen Karotte entsteht ein nährendes Zusammenspiel aus Protein, Beta-Carotin und Ballaststoffen, das lange sättigt, zellschützend wirkt und dem Körper gleichmäßige Energie schenkt. Butter wie Ghee unterstützen die Aufnahme fettlöslicher Vitamine und bringen innere Ruhe.

Essenz

Ein wohlig warmer, nährender Start in den Tag, der lange Energie schenkt und die innere Balance stärkt.

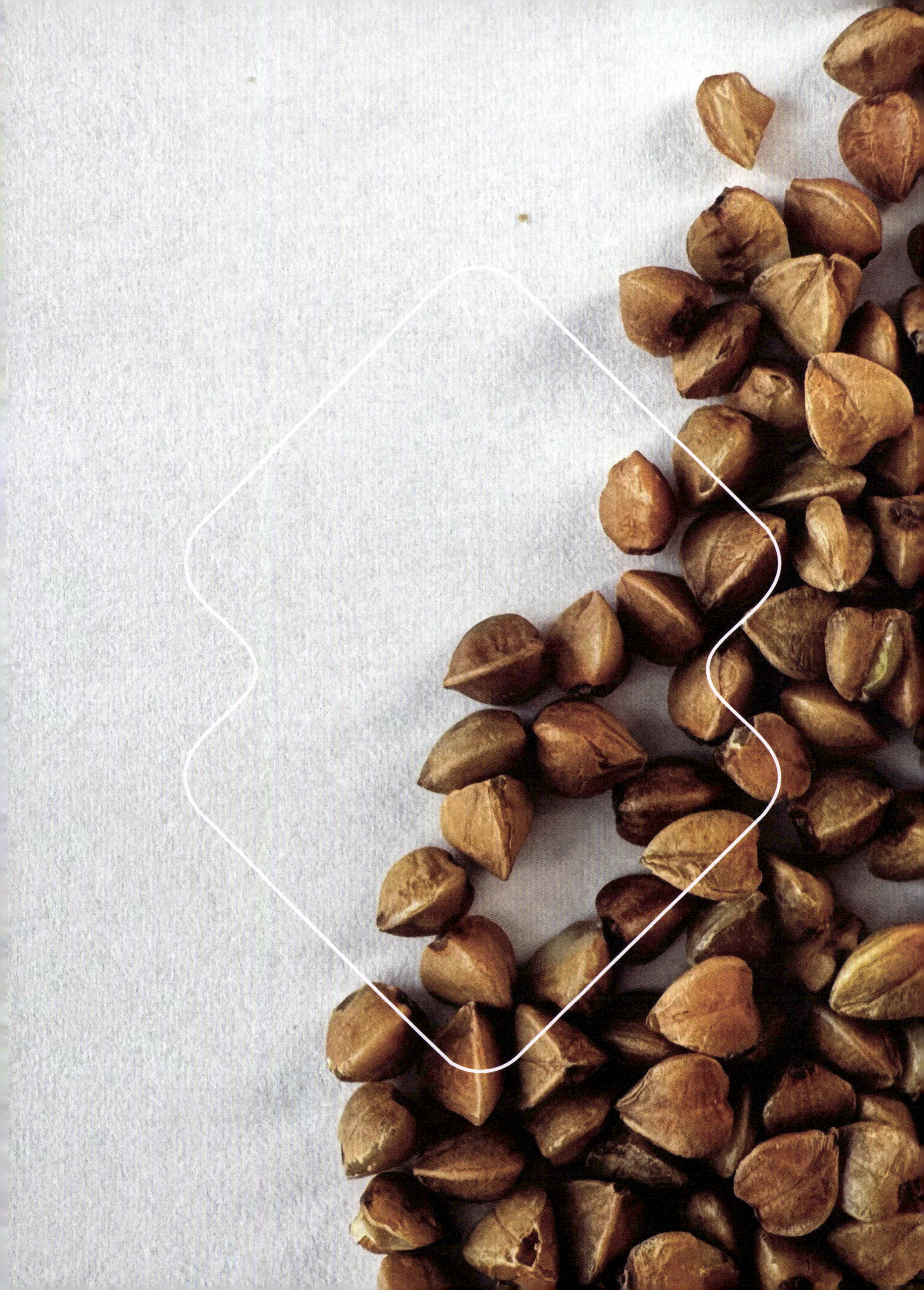

MORGEN

*Buchweizen*brot

Ein warmes, nährendes Brot, das Erdung und innere Stabilität schenkt

Zutaten für 2 Portionen

500 g Buchweizen

200 ml Quellwasser

1/2 TL Salz

optional: **2 TL Mohn** und **Sesam**

Buchweizen gründlich abspülen, mit einem Tuch abdecken und über Nacht in kaltem Wasser einweichen lassen. Danach nochmal kurz abspülen und abtropfen lassen. Dann den Buchweizen mit 200 ml Wasser und Salz in einen Mixer geben. Erst bei niedriger Geschwindigkeit mischen und dann die Geschwindigkeit langsam steigern, Jetzt nochmals 24 h bedeckt bei Raumtemperatur stehen lassen.

Den Ofen auf 180 Grad vorheizen, Backpapier in eine Laibform geben und den Teig einfülle. Nun kannst du die Samen drüber streuen. Das Brot wird bei 180 Grad für ca. 90 min gebackt.
Danach abkühlen lassen und genießen!

Tipp
Du kannst die Brotscheiben auch einfrieren und dann im Toaster warm machen.

Heilwirkung
Buchweizen stärkt die Mitte, stabilisiert den Blutzucker und liefert pflanzliches Eiweiß sowie Rutin für die Gefäße. Kokosfett schenkt klare, leicht verfügbare Energie und wirkt durch seine Fettsäuren stabilisierend auf das Immunsystem.

Essenz
Ein nährendes und ausgleichendes Grundrezept für innere Stabilität.

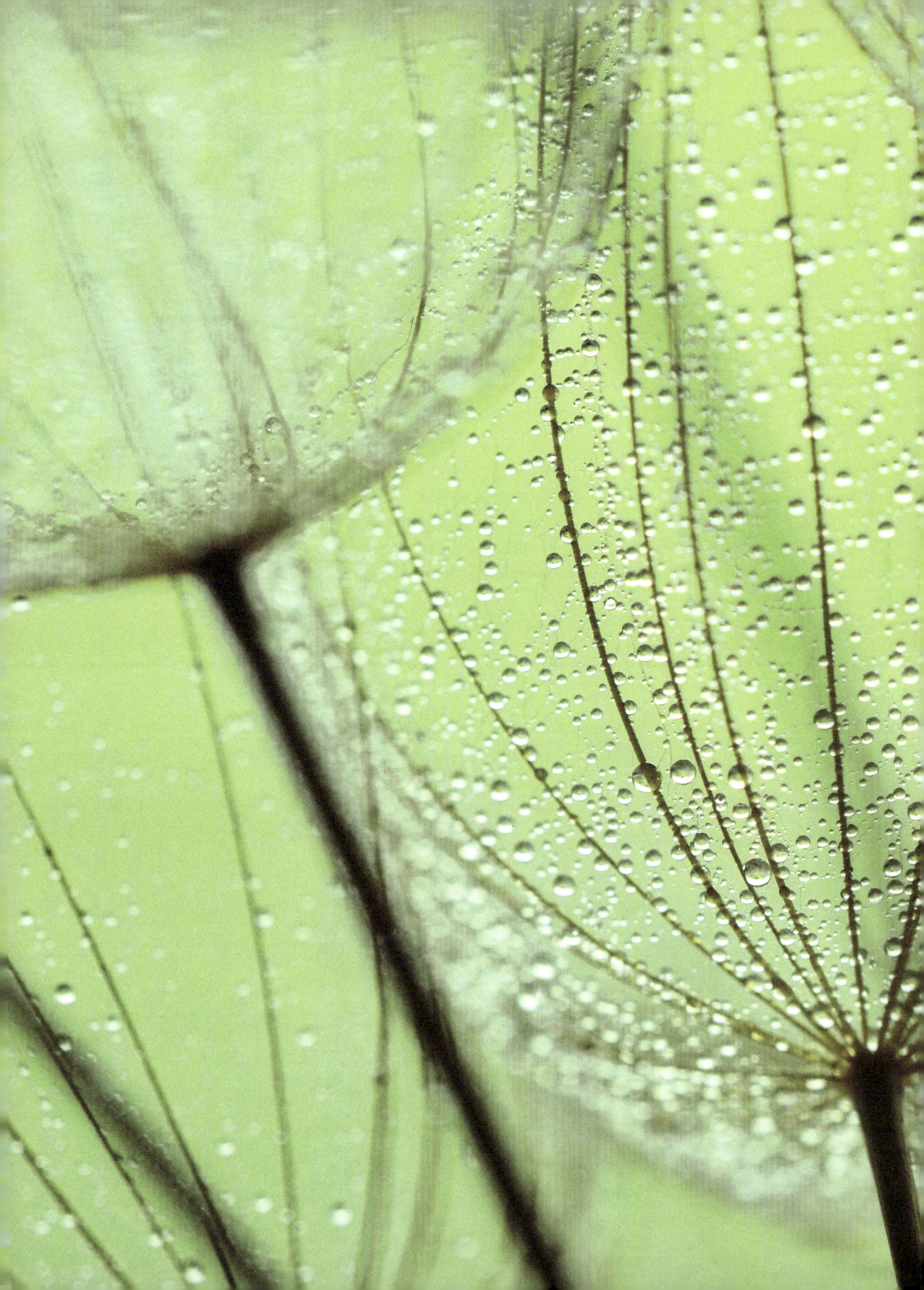

Löwenzahn

Die Pflanze des Neubeginns

„Müdigkeit ist der Schmerz der Leber"
Ist die Leber überfordert, wird der Mensch schwer und reizbar, nicht nur körperlich, sondern auch seelisch. Dann fehlen uns Schwung und Energie. Diese Müdigkeit ist kein Feind, sondern ein Ruf loszulassen.

Genau dann sind Bitterstoffe die richtigen Begleiter für uns. Denn wo Bitteres fehlt, staut sich das Leben. Bitterstoffe kommen in Löwenzahn, Artischocke oder Chicorée vor und erwecken den Stoffwechsel aus dem Winterschlaf. Sie erinnern den Körper an seine Fähigkeit, sich selbst zu reinigen, sich zu erneuern, klar zu werden.

Löwenzahn ist eine Pflanze, die nichts aufhält. Sie wächst durch Asphalt, trotzt Wind und Abgasen und trägt in jeder Zelle die Erinnerung an Aufbruch. In unseren Körpern werden ihre Inhaltsstoffe – Sesquiterpenlactone, Flavonoide, Inulin und Kalium – wie Werkzeuge der Entgiftung. Sie fördern die Gallenbildung, aktivieren Verdauungsenzyme und entlasten die Leber. Sie wirken mild entwässernd, basisch und unterstützen den Ausgleich über Nieren und Haut.

Auch emotional hilft uns Löwenzahn dabei, das loszulassen, was uns zu viel geworden ist: Wut, Frustration und Überforderung. Fließt die Leber wieder frei, fließt auch das Leben.

Anwendung: Für einen Tee einen Teelöffel getrocknete Löwenzahnwurzel und/ oder -blätter mit heißem Wasser übergießen, 10 Minuten ziehen lassen und langsam trinken. Zwei Tassen täglich über zwei Wochen wirken entlastend und stärkend.

Tipp: Frische Löwenzahnblätter passen in Salate, Smoothies oder Suppen und bringen mit ihrer feinen Bitterkeit Frische und Leichtigkeit auf den Teller.

Löwenzahn zeigt, dass Heilung mit Klarheit beginnt.

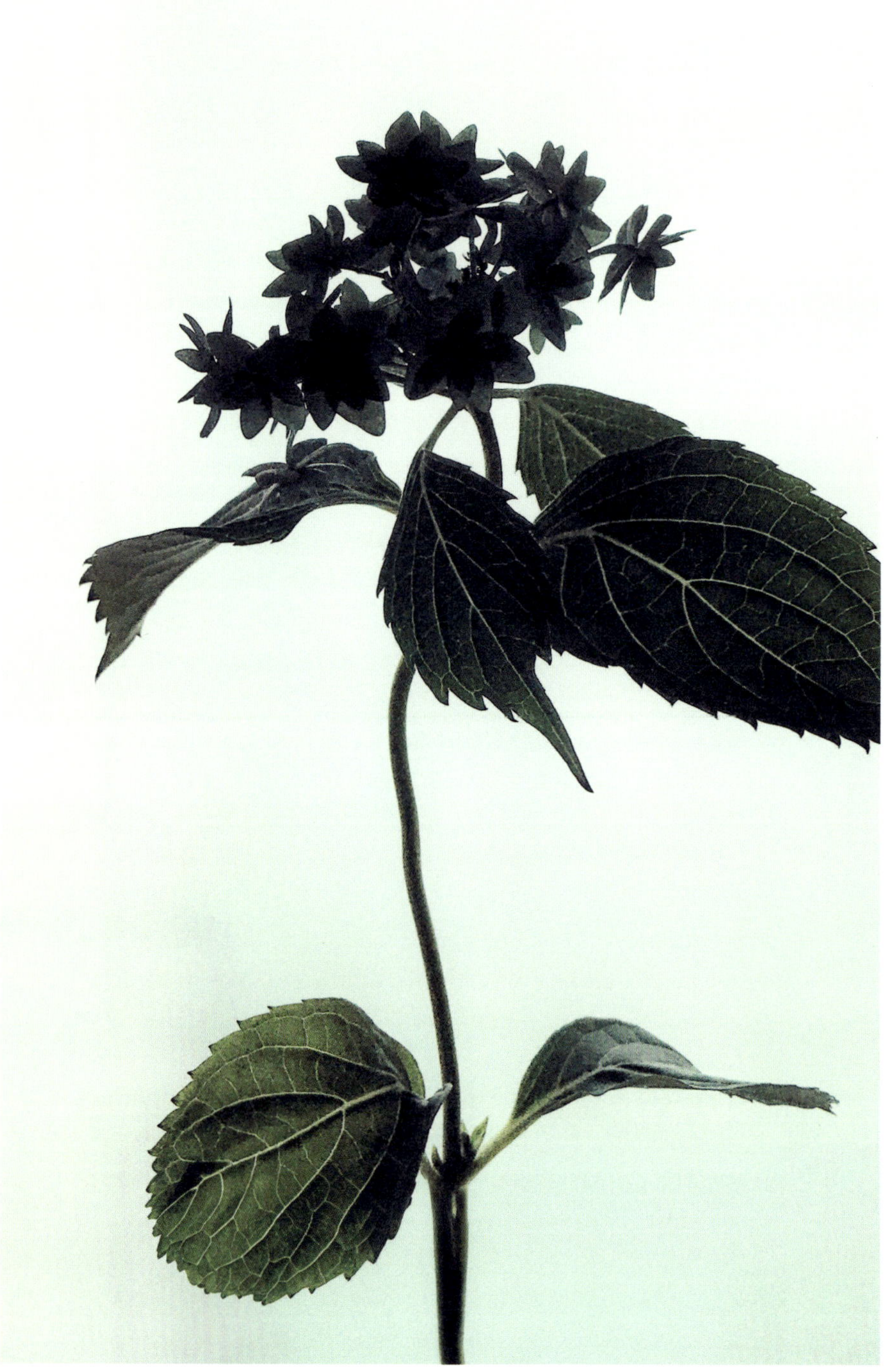

MITTAG

Brennnesselsuppe

Eine leichte Frühlingssuppe, die Kraft und Reinigung schenkt.

Zutaten für 2 Portionen

1 kleine Zwiebel, fein gewürfelt
1 Knoblauchzehe, fein geschnitten
1 kleine Kartoffel oder **Pastinake,** gewürfelt
2 Hände frische **Brennnesselblätter**
500 ml Gemüsebrühe
Salz, Pfeffer und **Muskat,** nach Geschmack
1 Spritzer Zitronensaft
1 EL Butter oder **Ghee** zum Andünsten

Butter oder Ghee in einem Topf erhitzen und Zwiebel sowie Knoblauch darin vorsichtig andünsten, bis sie glasig werden. Die Kartoffel oder Pastinake in kleine Würfel schneiden und kurz mitdünsten. Brennnesselblätter hinzufügen, mit Gemüsebrühe aufgießen und alles etwa 10 bis 12 Minuten leicht köcheln lassen, bis das Gemüse weich ist.
Die Suppe fein pürieren, mit Salz, Pfeffer und Muskat abschmecken und zum Schluss mit einem Spritzer Zitronensaft verfeinern.

Heilwirkung

Brennnessel liefert Mineralstoffe wie Eisen, Kalium und Silicium, unterstützt die Ausleitung und fördert eine leichte metabolische Aktivierung. Kartoffel oder Pastinake bringen Weichheit und geben der Suppe eine ausgleichende, beruhigende Basis. Zitrone hellt geschmacklich auf und unterstützt die Aufnahme der Mineralstoffe.

Essenz

Reinigung und Frische mit jedem Löffel – ein Reset für Körper und Geist.

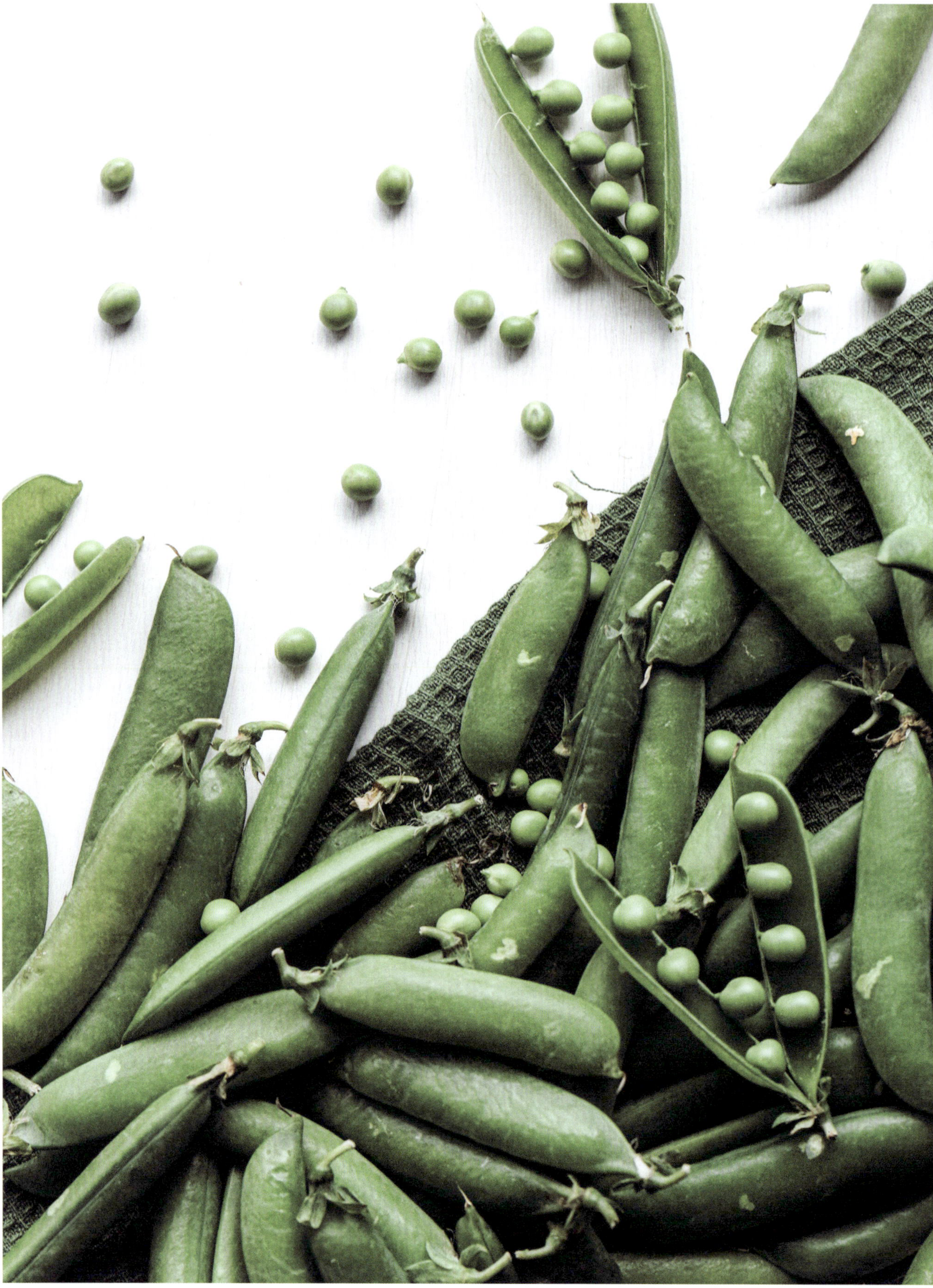

Erbsenpüree mit *Zitronenschale* und *Minze*

Frisch, grün und klärend. Ein leichtes Frühlingsgericht, das Verdauung und Stoffwechsel sanft aktiviert.

Zutaten für 2 Portionen

400 g grüne Erbsen,
frisch aus der Schote
1 mittelgroße Zwiebel
2 EL Olivenöl zum Andünsten
20 g Butter
Zitronenschale
frische Minze
Salz
schwarzer Pfeffer

Optional zur Ergänzung als Hauptmahlzeit: Lupinenfilets
aus dem Bioladen oder Reformhaus oder **zwei pochierte Eier**

Frische Erbsen aus der Schote pulen. Zwiebel fein würfeln und in Olivenöl bei niedriger Hitze glasig dünsten. Erbsen hinzufügen und zwei bis drei Minuten sanft garen, bis sie weich sind und ihre grüne Farbe behalten.
Einen kleinen Schluck heißes Wasser oder Gemüsebrühe zugeben und alles fein pürieren. Butter unterrühren, bis das Püree cremig wird.
Zitronenschale und fein gehackte Minze unterheben und mit Salz und Pfeffer abschmecken.

Alternativ können hochwertige tiefgefrorene Erbsen verwendet werden, diese direkt kurz garen und wie beschrieben weiterverarbeiten.

Lupinenfilets in wenig Kokosöl sanft anbraten oder Eier in heißem, nicht kochendem Wasser zwei bis drei Minuten pochieren.

Heilwirkung

Erbsen liefern pflanzliches Protein, Ballaststoffe und Folsäure zur Unterstützung von Darm, Blutzucker und Zellstoffwechsel. Zitronenschale unterstützt die Verdauung und wirkt stoffwechselanregend.
Minze wirkt krampflösend, erfrischend und klärend.
Lupinenfilets oder Ei ergänzen hochwertiges Protein und sorgen für Sättigung.

Essenz

Ein Frische-Kick der Klarheit schafft und den Körper sanft nährt.

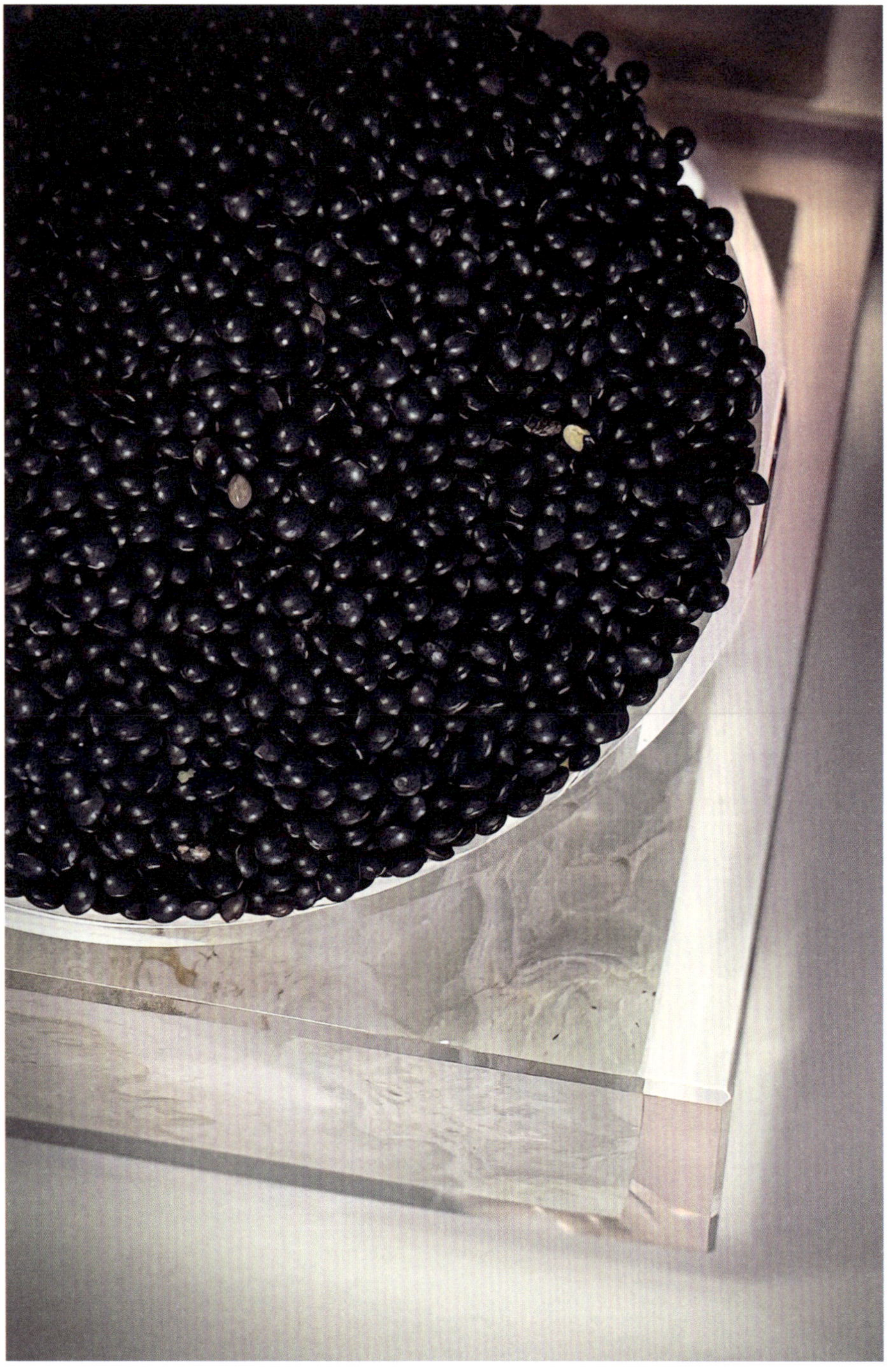

MITTAG

Frühlingssalat mit *Belugalinsen* und *Wildkräutern*

Frisch, leicht und belebend – ein Energieschub für Körper und Seele.

Zutaten für 2 Portionen

120 g Belugalinsen

1 Frühlingszwiebel

1 Handvoll junger Wildkräuter (z. B. Löwenzahn, Vogelmiere, Giersch)

Dressing:

1 TL Olivenöl

1 TL Zitronensaft

1 TL Senf

1 TL Honig oder **Ahornsirup**

Salz und **Pfeffer,** nach Geschmack

Die Linsen nach Packungsanleitung gar kochen und abkühlen lassen.

Olivenöl, Zitronensaft, Senf, Honig, Salz und Pfeffer zu einem Dressing verrühren.

Linsen mit fein geschnittenen Wildkräutern vermengen, das Dressing darübergeben und kurz ziehen lassen.

Wer mag, kann den Salat mit frischen Sprossen oder essbaren Blüten verfeinern.

Heilwirkung

Belugalinsen stärken die Mitte, liefern pflanzliches Eiweiß und wirken blutbildend.

Wildkräuter bringen Bitterstoffe, fördern die Leber und unterstützen die natürliche Entgiftung.

Heilkräuter und Zitronensaft aktivieren den Stoffwechsel, klären den Geist und verheißen Leichtigkeit.

Essenz

Ein Salat für Lebendigkeit und Leichtigkeit. Er erdet und öffnet zugleich – Yin und Yang finden sanft ins Gleichgewicht.

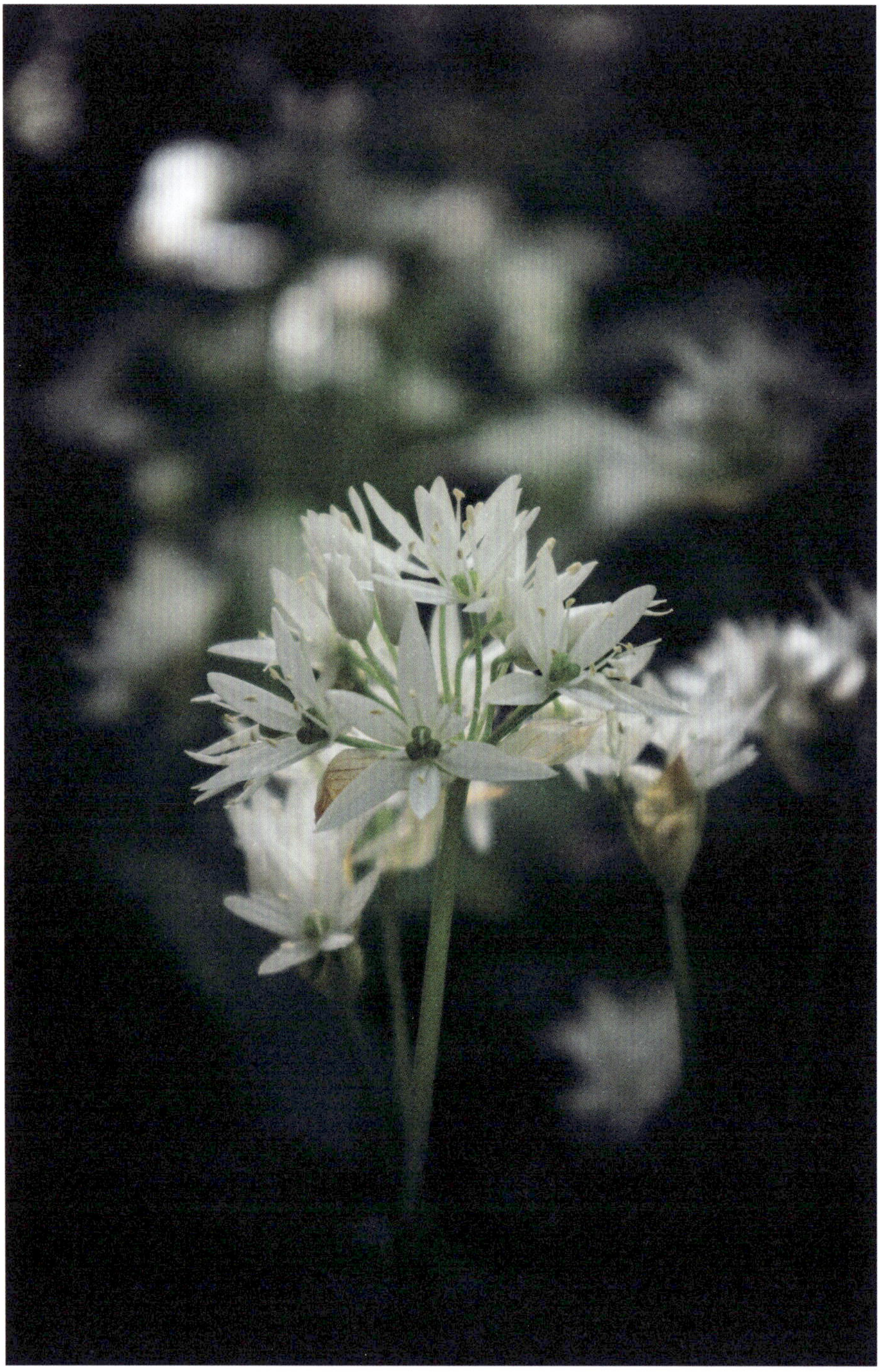

MITTAG

Bärlauchpesto

Frisch, grün und klärend. Dieses Pesto spiegelt die aufsteigende Frühlingsenergie wider und bringt den Stoffwechsel in Schwung.

Zutaten für 2 Portionen

2 große Hände frischer Bärlauch
40 g Pinienkerne
30 bis 40 g frisch geriebener Parmesan
50 ml Olivenöl
2 Esslöffel Zitronensaft
Salz nach Geschmack

Bärlauch gründlich waschen, trocken tupfen und grob schneiden. Pinienkerne in einer Pfanne ohne Fett leicht anrösten und abkühlen lassen. Bärlauch, Pinienkerne, Zitronensaft und Parmesan in einem Mixer oder mit dem Stabmixer fein pürieren. Nach und nach das Olivenöl einarbeiten, bis ein cremiges Pesto entsteht. Mit Salz abschmecken.

Heilwirkung

Bärlauch liefert schwefelhaltige Pflanzenstoffe mit antimikrobieller und stoffwechselunterstützender Wirkung.
Pinienkerne liefern ungesättigte Fettsäuren, Magnesium und Vitamin E und unterstützen Zellschutz und Energiehaushalt.
Parmesan ergänzt hochwertiges Protein, Calcium und Spermidin, ein Polyamin, das an zellulären Erneuerungsprozessen beteiligt ist und in der Longevity Forschung mit Autophagie und Zellschutz in Verbindung gebracht wird.
Olivenöl liefert einfach ungesättigte Fettsäuren und verbessert die Aufnahme fettlöslicher pflanzlicher Inhaltsstoffe.

Essenz

Ein Pesto, das Stagnation löst und den Übergang vom Winter in den Frühling unterstützt.

Tipp

Wenn du Bärlauch selbst sammelst, achte auf den deutlichen Knoblauchduft und sammle nur kleine Mengen für den eigenen Bedarf und nicht in Naturschutzgebieten.
(Mehr Infos siehe Seite 52 / 53)

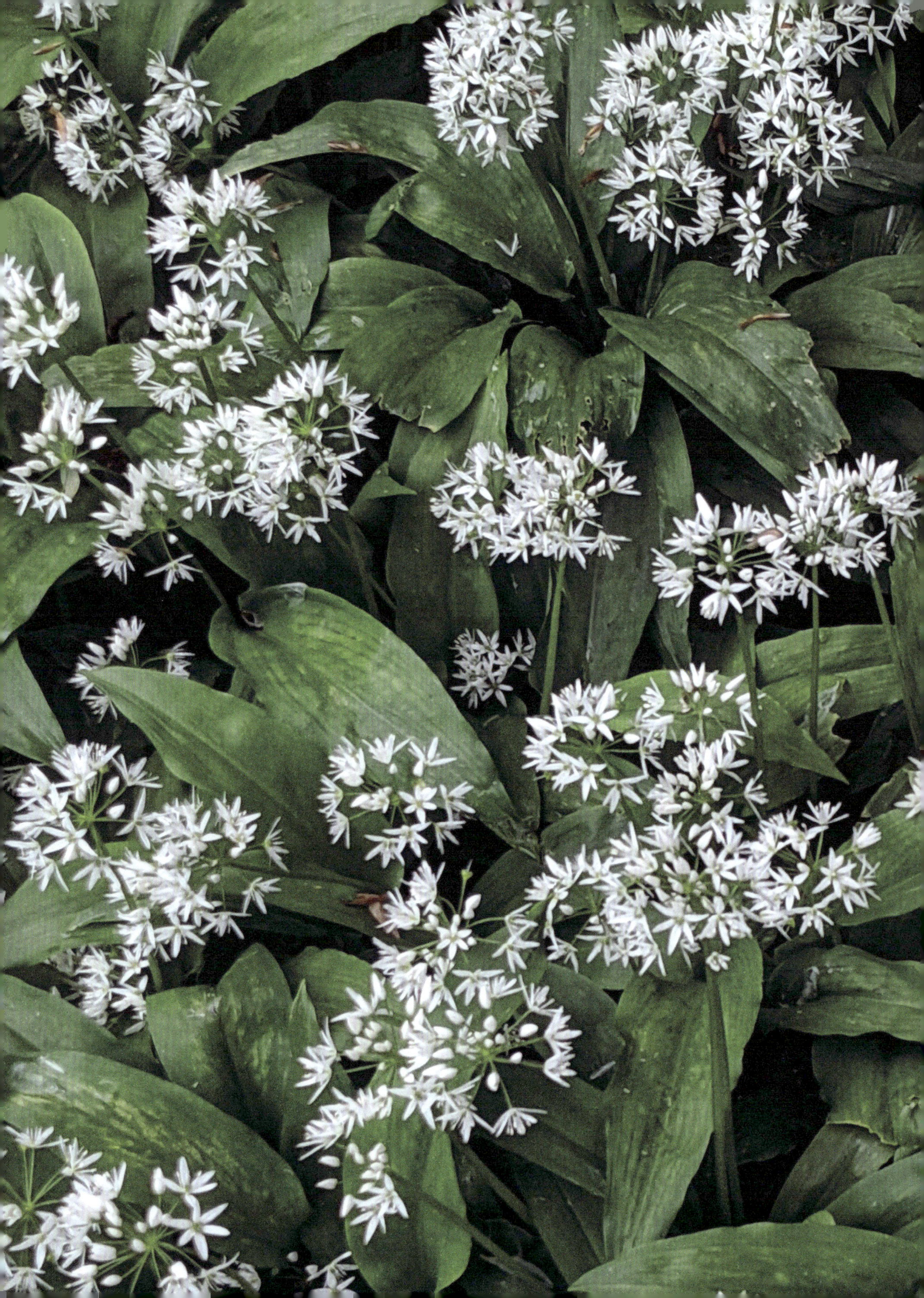

Bärlauch

Die reinigende Kraft des Waldes

Wenn der Winter sich langsam zurückzieht, fühlt sich unser Körper meist erschöpft an. Die Haut wirkt fahl, das Blut ist schwer, der Atem kurz. Man sehnt sich nach etwas, das klärt, belebt, durchlüftet. Nach Grün. Nach Aufbruch.

Da kommt der Bärlauch gerade recht. Er ist wie ein frischer Atemzug des Waldes, als erster grüner Frühlingsbote. Er erhellt das Dunkel, wo noch der Frost im Boden sitzt und weckt die Lebensgeister. Seine schwefelhaltigen Verbindungen binden Schwermetalle, klären das Blut und aktivieren den Stoffwechsel.

Bärlauch enthält Allicin und schwefelhaltige Aminosäuren, welche Entgiftungsenzyme aktivieren und das Immunsystem stärken. Diese Stoffe fördern die Bildung von Glutathion, dem zentralen Antioxidans des Körpers und schützen die Zellen vor oxidativem Stress.
Er erweitert die Gefäße, reguliert den Blutdruck und unterstützt Herz und Kreislauf. Seine Kraft ist klar, reinigend und belebend, ohne zu erschöpfen. Wer Bärlauch regelmäßig genießt, spürt, wie der Körper leichter und der Geist wacher wird.

Auch seelisch wirkt Bärlauch wie ein leichter Frühlingswind. Er vertreibt Schwere und Müdigkeit, öffnet die Atmung, bringt Ordnung und den Mut, das Alte hinter sich zu lassen.

Anwendung: Bärlauch sollte frisch verwendet werden, da seine schwefelhaltigen Verbindungen beim Erhitzen verloren gehen. Fein gehackt in Salaten oder als Pesto (siehe Rezept Seite 51) entfaltet er seine volle Lebenskraft.

Bärlauch bringt Energie in Bewegung und stärkt dich dort, wo Schwäche ist.

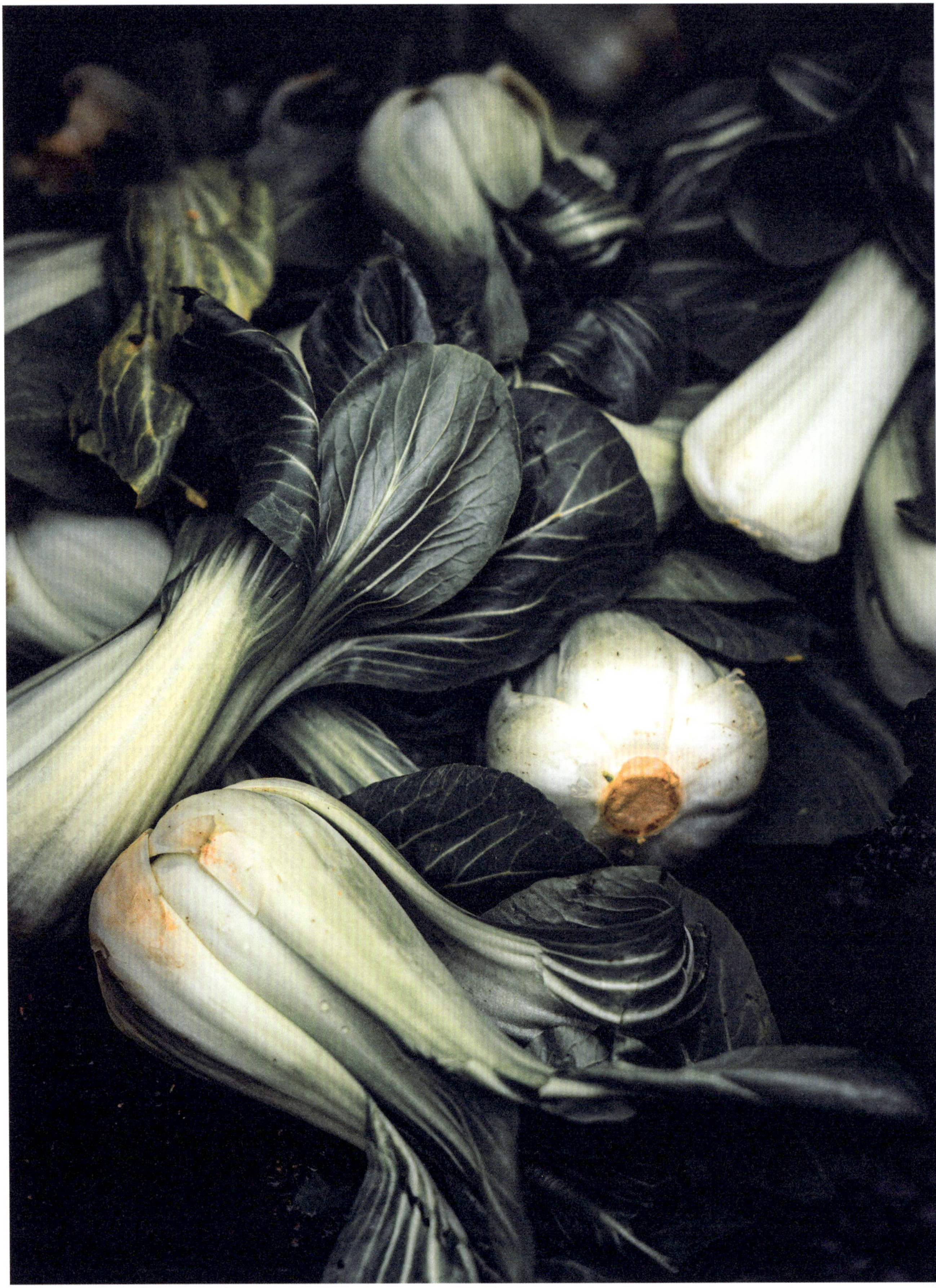

ABEND

Yoshino-Suppe mit *Seidentofu* und *Frühlingsgemüse*

Eine sanfte, balancierende Suppe, inspiriert von japanischer Klarheit.

Zutaten für 2 Portionen

500 ml Wasser oder **Gemüsebrühe**
1 EL Miso
100 g Seidentofu, in Würfel geschnitten

1 kleine Karotte
1 Handvoll Spinat oder **Pak Choi**
1 TL Sesamöl
etwas **frischer Ingwer,** gerieben
1 Frühlingszwiebel

Wasser oder Brühe erhitzen, ohne sie zum Kochen zu bringen, und die Miso-Paste darin auflösen. Seidentofu in Würfel schneiden. Karotte fein schneiden und zusammen mit Spinat oder Pak Choi in die Brühe geben. Alles nur kurz in der Miso-Suppe erwärmen, damit das Gemüse seine Frische behält. Mit Sesamöl und etwas Ingwer abschmecken und sofort servieren.

Heilwirkung

Miso liefert lebendige Mikroorganismen und Enzyme, die die Verdauung harmonisieren und die Mitte stabilisieren. Deshalb wird die Suppe nur sanft erhitzt und nicht gekocht, damit Mikroorganismen und Enzyme erhalten bleiben. Seidentofu schenkt gut verfügbares pflanzliches Eiweiß und wirkt durch seine milde Qualität beruhigend. Spinat und Pak Choi bringen leichte Mineralität und unterstützen den inneren Fluss, während Ingwer Wärme, Klarheit und eine sanfte Anregung der Zirkulation fördert.

Essenz

Klärend, nährend, beruhigend – Die Suppe stärkt Qi*, beruhigt das Nervensystem und bringt Frieden in den Körper.

* Qi bezeichnet die geordnete Lebensenergie, die in der traditionellen chinesischen Medizin den inneren Fluss beschreibt. Im modernen Verständnis entspricht es einem harmonischen Zusammenspiel von Stoffwechsel, Atmung und Nervensystem.

Harmonisch,
herzstärkend,
Yin und Yang
im sanften
Gleichgewicht.

ABEND

Egg Florentine

Ein leichtes, nährendes Abendgericht, das sanft ausgleicht und den Körper in eine ruhige Wärme führt.

Zutaten für 2 Portionen

1 Handvoll Spinat
1 TL Butter oder **Ghee**
2 Eier, pochiert oder **gebraten**
1 TL Zitronensaft
1 EL Olivenöl
Salz, Pfeffer und **Muskat,** nach Geschmack

Den Spinat in etwas Butter oder Ghee kurz dünsten und leicht würzen. Die Eier nach Wunsch pochieren, also ohne Schale in heißem, nicht kochendem Wasser garziehen lassen, oder behutsam braten. Den Spinat auf Teller verteilen, die Eier darauf setzen und mit einem Spritzer Zitronensaft und Olivenöl abrunden.

Heilwirkung

Spinat liefert Chlorophyll, Eisen und Folat und unterstützt eine klare, leichte Blutbildung. Eier schenken hochwertiges Protein sowie Cholin, beruhigen das Nervensystem und stabilisieren den Energiefluss.

Essenz

Sanft nährend und zentrierend, ein Abendgericht, das Yin und Yang in ruhige Balance führt.

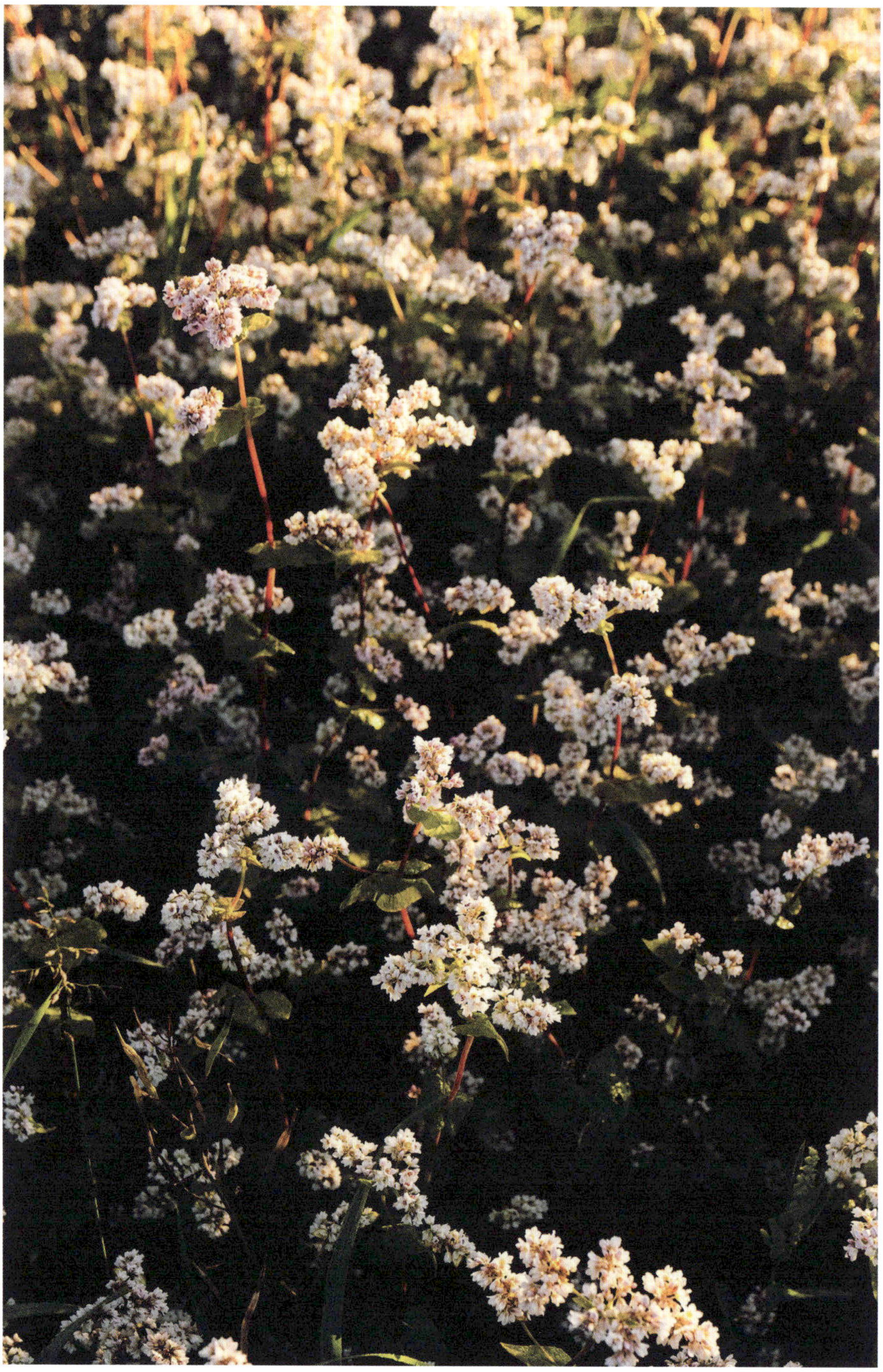

ABEND

*Buchweizen*bratlinge auf Wildkräutersalat

Ein warmes, pflanzliches Gericht, das leicht nährt und mit feiner Frische Ruhe und Ausgleich in den Abend bringt.

Zutaten für 2 Portionen

Buchweizenbratlinge:

150 g Buchweizen

250 ml Wasser

1 Handvoll Austernpilze

1 Handvoll Champignons

1 kleine Zwiebel, fein gewürfelt

1 Knoblauchzehe, gehackt

1 kleine Zucchini, fein gerieben

3 EL Buchweizenmehl

3 Eier

1 TL Tamari

Kokosfett zum Anbraten

Salz und **Pfeffer,** nach Geschmack

Wildkräutersalat:

1-2 Handvoll Wildkräuter (z. B. Löwenzahn, Giersch, Sauerampfer, Spitzwegerich, Rucola)

1 EL Zitronensaft

1-2 EL Olivenöl

Salz nach Geschmack

Den Buchweizen in Wasser zum Kochen bringen, dann bei geringer Hitze 10-15 Minuten sanft garen, bis er bissfest ist. Anschließend abgießen und abkühlen lassen. Pilze mit gehackter Zwiebel und Knoblauch in Kokosfett anbraten. Die Zucchini fein reiben und gründlich ausdrücken. Alles mit dem gekochten Buchweizen, Buchweizenmehl, dem Ei, Tamari sowie Salz und Pfeffer vermengen. Zu Bratlingen formen und in der Pfanne goldbraun braten. Die Wildkräuter mit Zitronensaft, Olivenöl und Salz marinieren und die warmen Bratlinge darauf servieren.

Heilwirkung

Buchweizen liefert Rutin und stärkt die Gefäße. Pilze versorgen den Körper mit Beta-Glucanen und geben nährende Tiefe. Wildkräuter bringen Bitterstoffe und Mineralien ein und unterstützen die Entlastung und innere Klarheit.

Essenz

Ein leichtes, nährendes Gericht, das erdet und klare Frische in den Körper bringt.

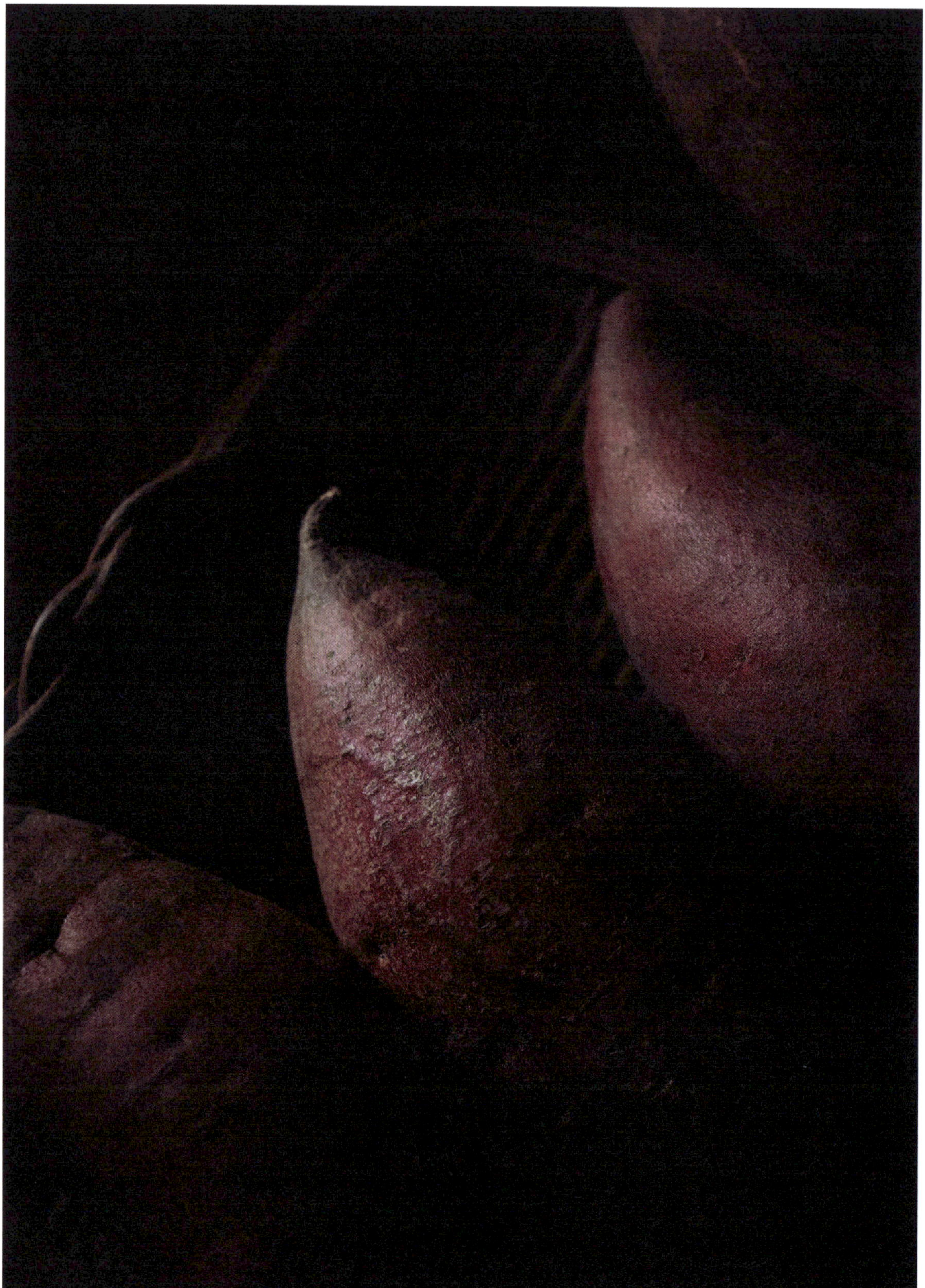

ABEND

Süßkartoffel mit grünem *Quark*

Abendgenuss, der entspannt und gut tut – basisch, einfach und regenerierend.

Zutaten für 2 Portionen

1 große Süßkartoffel, geschält
1 Handvoll Wildkräuter (z. B. Brennnessel, Koriander, Vogelmiere, junge Löwenzahnblätter)
150 g Quark
1 EL Zitronensaft
Salz und **Pfeffer,** nach Geschmack
optional: **Leinöl**

Die Süßkartoffel schälen, in fingerbreite Scheiben schneiden und im vorgeheizten Ofen bei 180 Grad Umluft etwa 25 bis 30 Minuten weich backen, bis sie gar und leicht gebräunt ist. Die Wildkräuter mit Quark, Zitronensaft sowie Salz und Pfeffer mit einem Pürierstab fein mixen. Wer mag, kann einen Teelöffel Leinöl unter den Quark mischen. Die warme Süßkartoffel mit dem grünen Quark servieren.

Heilwirkung

Süßkartoffeln wirken basisch und liefern Beta-Carotin, Kalium und Ballaststoffe, die die Mitte stärken und gleichmäßig Energie geben.
Wildkräuter bringen chlorophyllreiche Frische ein und unterstützen die natürliche Regulation.
Quark ist reich an hochwertigen Eiweiß, vor allem Casein. Dieses wird langsam verdaut, stabilisiert den Blutzucker, wirkt beruhigend auf das Nervensystem und reduziert innere Unruhe.
Leinöl ergänzt Omega-3-Fettsäuren, die die Zellmembranen nähren.

Essenz

Ausgleichend, beruhigend, stärkt die Mitte und bringt innere Ruhe.

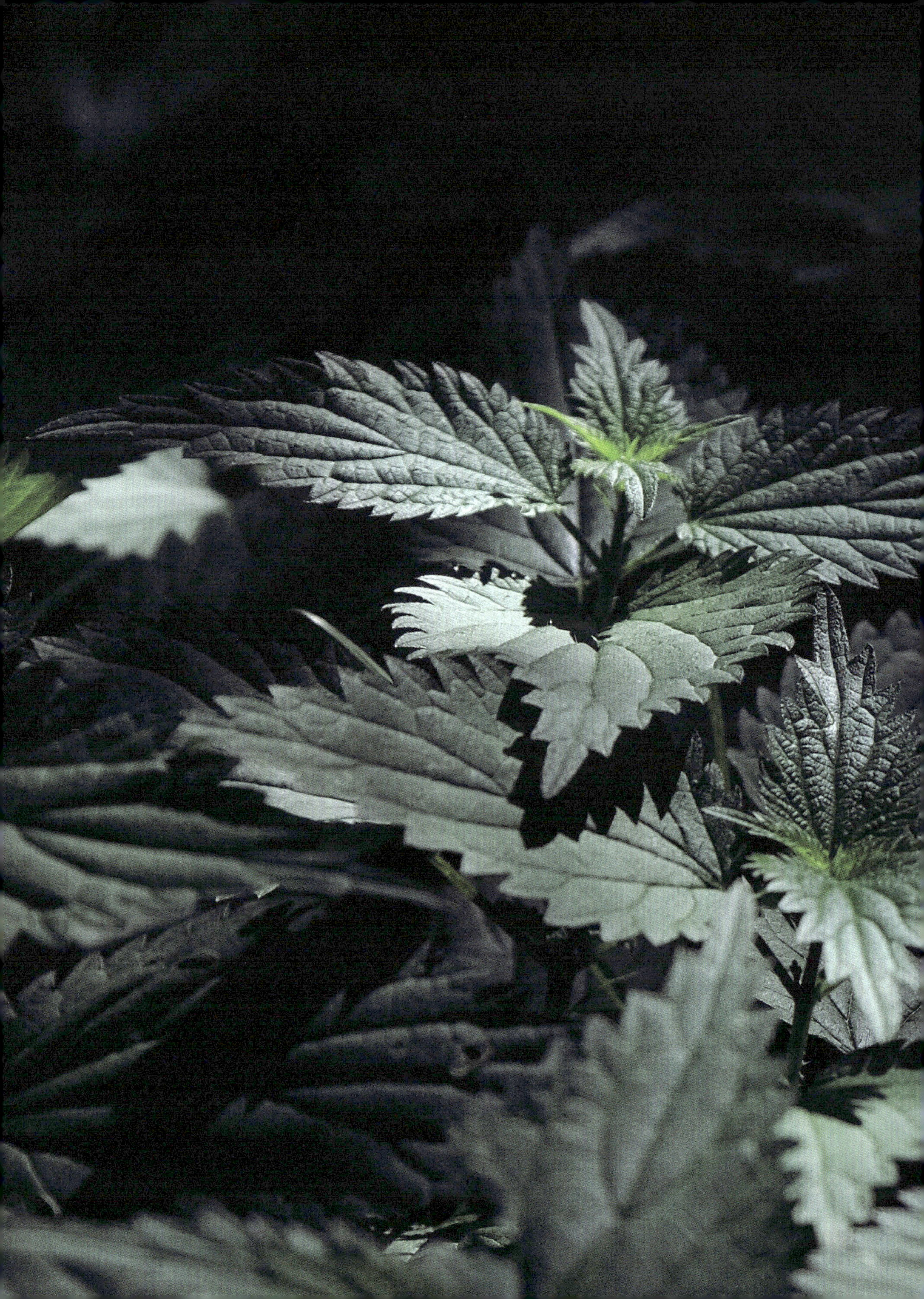

Brennnessel

Die Pflanze der Erdung, Aufrichtung und Klarheit

Nach dem Winter fühlen sich viele leer und schwach. Die Kräfte reichen kaum, die Gedanken verlieren sich, das Blut scheint träge zu fließen. Der Körper braucht neue Spannung, der Geist sucht nach Halt. Es ist, als hätte der Frost auch in uns Spuren hinterlassen.

Dann kommt die Zeit der Brennnessel. Diese Pflanze gehört zu den kraftvollsten und am stärksten entsäuernden Pflanzen unserer Erde. Sie wächst auf stickstoffreichem Boden und verwandelt ihn in fruchtbare Erde. In dieser Kraft liegt ihre Medizin: Sie erdet, richtet auf und schenkt klare, ruhige Energie. Sie lehrt, dass Stärke nicht laut ist, sondern still. Und dass Kraft nicht im Drängen liegt, sondern im Verwurzeltsein.

Physiologisch ist sie ein Nährstoffwunder, reich an Eisen, Magnesium, Silizium, Kalzium, Kalium und Chlorophyll. Sie stärkt Blut und Zellen, verbessert die Sauerstoffversorgung und aktiviert den Stoffwechsel. Die Brennnessel regt die Nierentätigkeit an, bringt den Lymphfluss in Bewegung und den Säure-Basen-Haushalt in Balance.

Wer sich verloren oder erschöpft fühlt, findet in ihr Halt. Ihre Energie richtet auf, schenkt Struktur und Stabilität. Ihre Berührung mag brennen – doch sie verletzt nicht. Sie erinnert nur: Spür dich wieder.

Anwendung: Ein Teelöffel getrocknete Brennnesselblätter mit heißem Wasser übergießen, 10 Minuten ziehen lassen und in kleinen Schlucken trinken. Ein bis zwei Tassen täglich wirken reinigend, basisch und stärkend.

Tipp: Frische Blätter passen in Smoothies oder Suppen. Ein Schuss Apfelsaft mildert ihre grüne Intensität – besonders angenehm für Kinder.

Brennnessel erinnert daran, dass wahre Stärke aus Klarheit und Erdung entsteht.

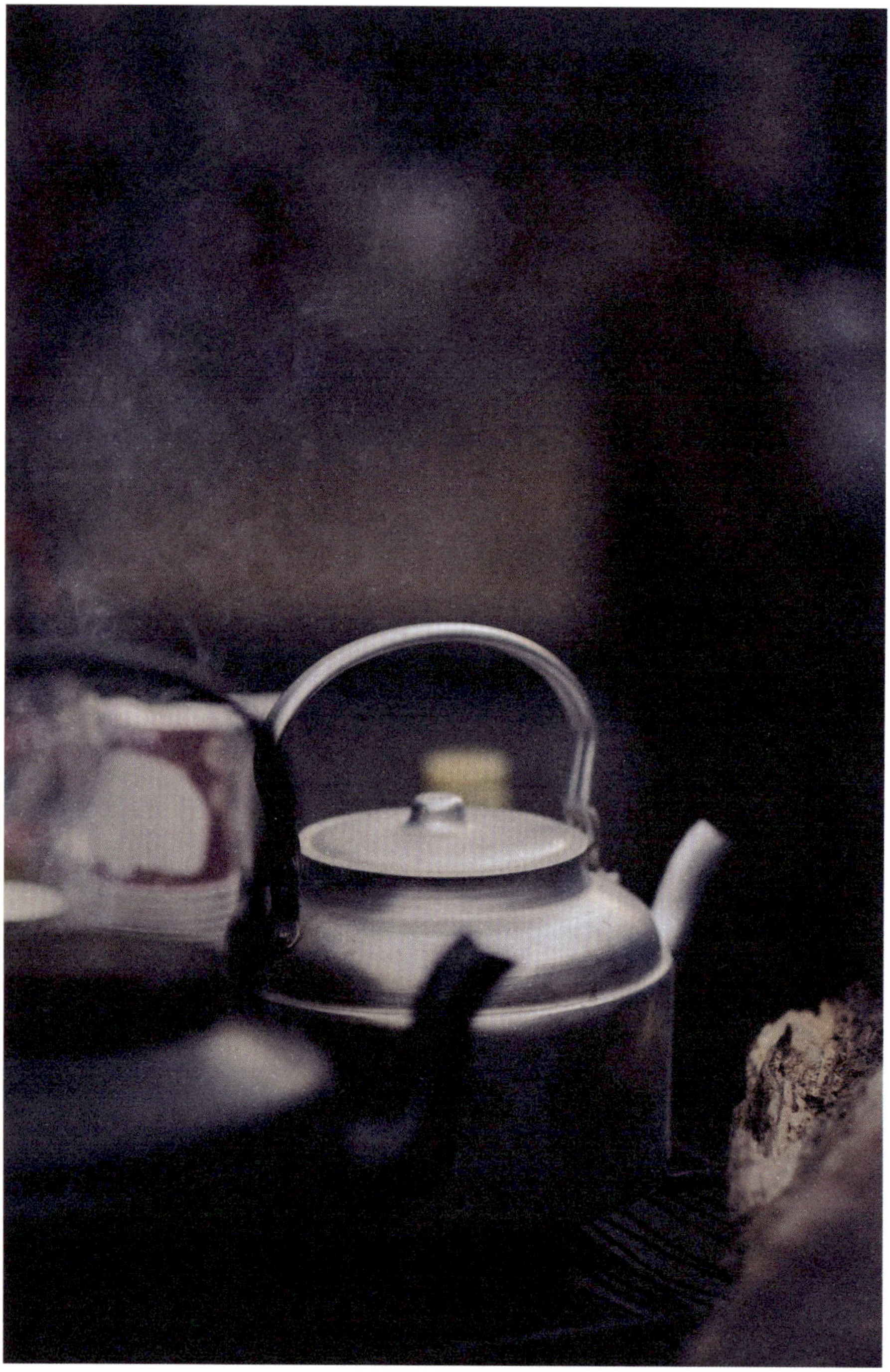

GETRÄNK

Grüntee-Kraftbrühe mit *Tamari*

Feine, leicht mineralische Frühlings-Kraftbrühe, die den Organismus erhellt, die Sinne öffnet und den Energiefluss harmonisiert.

Zutaten

2–3 g Sencha oder **Bancha** (auf 250 ml Wasser)

kleiner Schuss **Soja-Tamari** aus **fermentierten Sojabohnen**

Das Wasser aufkochen lassen und auf 60 bis 70 Grad abkühlen lassen. Die Teeblätter in eine kleine Kanne geben und mit dem warmen Wasser übergießen. Sencha etwa eine Minute ziehen lassen, Bancha (70 bis 80 Grad) rund zwei Minuten. Danach abseihen und einen kleinen Schuss Soja-Tamari einrühren.

Heilwirkung

Die feine Bitterkeit des Grüntees erleichtert den inneren Fluss und unterstützt die leichte Entlastung des Stoffwechsels. Sencha enthält mehr Koffein und wirkt leicht anregend, Bancha enthält weniger Koffein und wirkt deshalb ruhiger und zentrierend. Tamari bringt eine milde Aminosäure ein, die die Mitte stabilisiert und den Geschmack abrundet. Diese Brühe eignet sich besonders bei Erschöpfungszuständen und bei niedriger Energie, sie hebt den Kreislauf sanft an und bringt den Körper leichter in Gang.

Essenz

Ein wohliges, leichtes Kraftelixier, das dich zentriert und die Sinne ausrichtet.

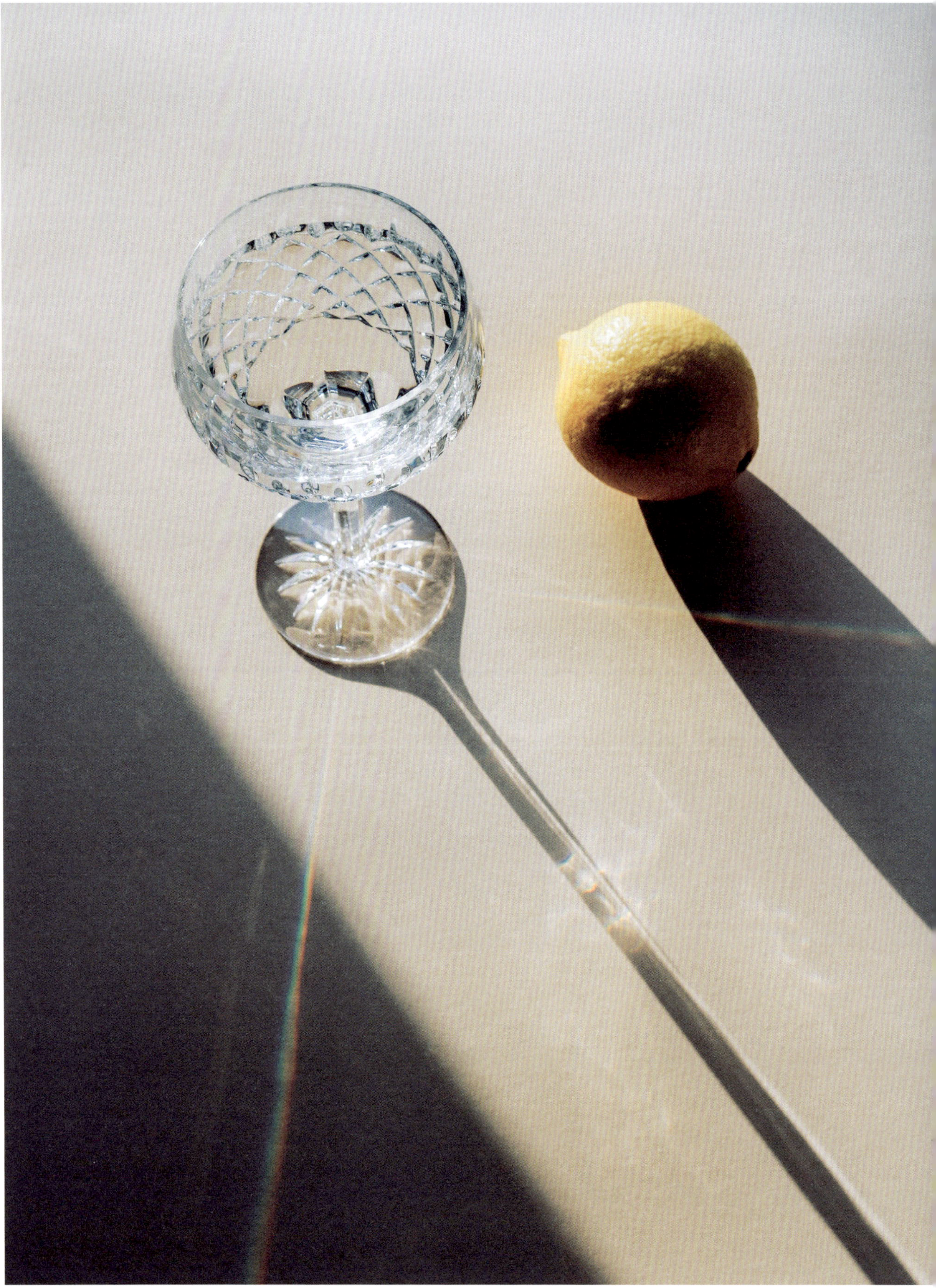

GETRÄNK

Kuzu-Limo

Sanfte, klärende Limonade für Schleimhäute und Nervensystem, wohltuend zu jeder Tageszeit. Kuzu ist eine Wurzelstärke aus der japanischen Pfeilwurz, *lat. Pueraria Lobata*, die traditionell zum Kochen, wie Binden von Saucen oder Heilgetränken verwendet wird.

Zutaten

1 TL Kuzu (in Stücken)
100 ml Wasser
150 ml Mineralwasser
1 TL Zitronen- oder **Limettensaft**
1 TL Akazienhonig
1 Scheibe Ingwer

Kuzu im Mörser fein reiben und mit 100 ml Wasser mischen. Unter Rühren kurz aufkochen, bis die Flüssigkeit klar und leicht dicklich wird. Vom Herd nehmen und kurz ziehen lassen. Mit 150 ml Mineralwasser auffüllen und Zitrone, Honig und Ingwer einrühren.

Heilwirkung

Kuzu wirkt schleimhautschützend, regulierend und leicht kühlend, Zitrone bringt Frische und Klarheit. Als kaltes Getränk unterstützt es Feuchtigkeit und Elastizität der Schleimhäute und passt ideal in den Sommer, besonders bei Hitze oder innerer Unruhe.

Kuzu eignet sich besonders zur Schleimhautstärkung nach belastenden Phasen oder nach einer Antibiotikagabe.
Eine zehntägige Kur mit täglich einem Glas unterstützt die Regeneration. Die Limo kann alternativ auch warm zubereitet und wie ein beruhigender Tee getrunken werden.

Essenz

Sanfte, klärende Limo, die Schleimhäute stärkt und den Körper beruhigt.

Tipp

Kuzu (oder Kudzu-Stärke) findest du in gut sortierten Bioläden oder Reformhäusern, meist in der japanischen Abteilung.

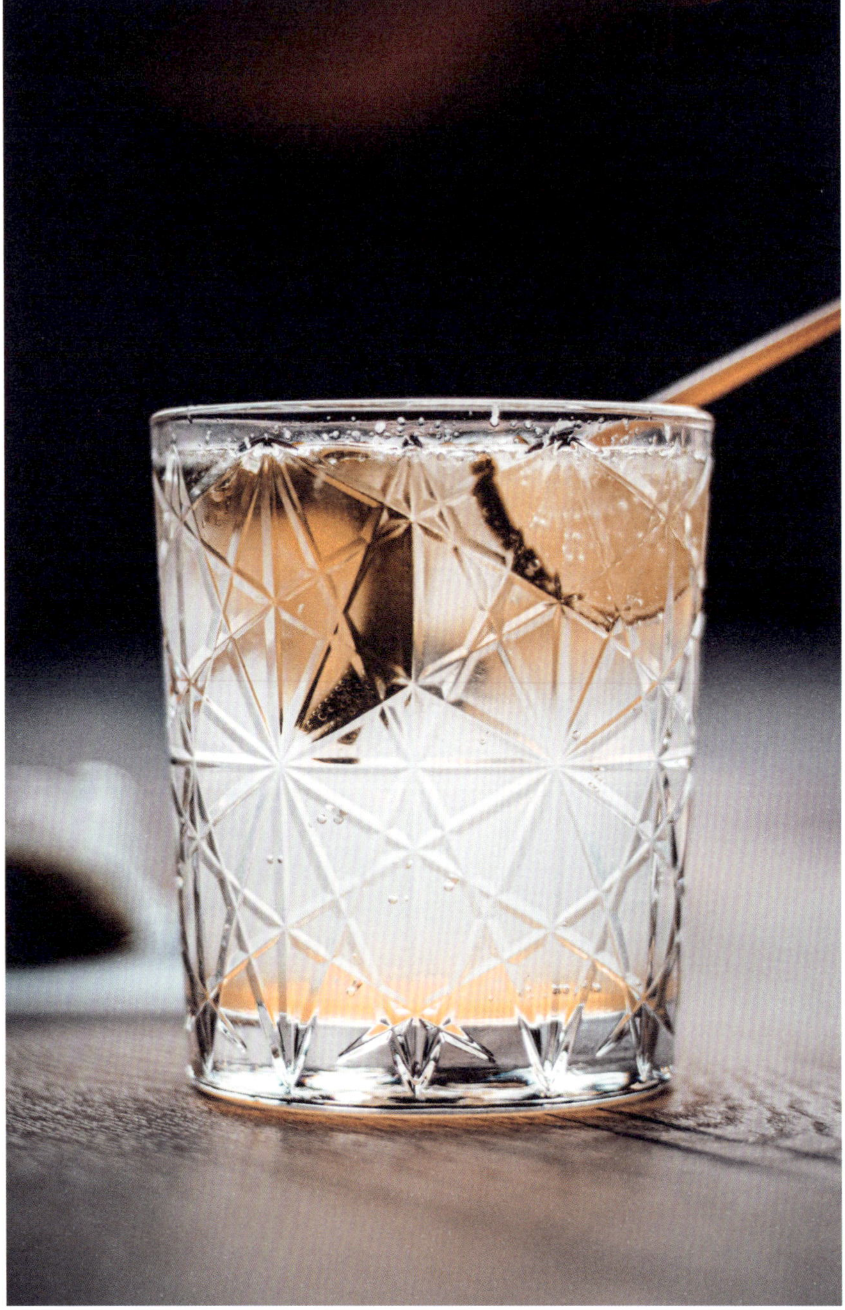

GETRÄNK

Healing-Limo

Eine mineralstoffreiche, kühlende Limonade für den Frühling – basisch und vitalisierend.

Zutaten

500 ml kalter Brennnessel-Schachtelhalm-Tee
Saft einer halben Zitrone
1 TL Honig
Minze, zum Dekorieren

Den Brennnessel-Schachtelhalm-Tee vollständig abkühlen lassen, mit Zitronensaft und einem kleinen Löffel Honig verrühren und kurz kalt stellen. In ein Glas füllen und mit frischer Minze servieren. Die Limo eignet sich besonders gut als sanfter Begleiter über den Tag, wenn man dem Körper mehr Klarheit und Hydration geben möchte.

Heilwirkung

Brennnessel und Schachtelhalm liefern Mineralstoffe wie Silicium, Kalium und Eisen und unterstützen die natürliche Ausleitung des Körpers. Die Kombination wirkt klärend, basenbildend und fördert Stoffwechsel und Bindegewebe, für mehr Elastizität und Stabilität des Körpers.
Schachtelhalm liefert vor allem Silicium, dass für Haut, Haare, Nägel, Knochen, Bindegewebe und Gefäße strukturrelevant ist.
Zitrone hellt energetisch auf und bringt eine leichte Säure ein, die die Aufnahme der Mineralstoffe verbessert.

Essenz

Klärend, erfrischend, belebend – die Natur als Elixier.

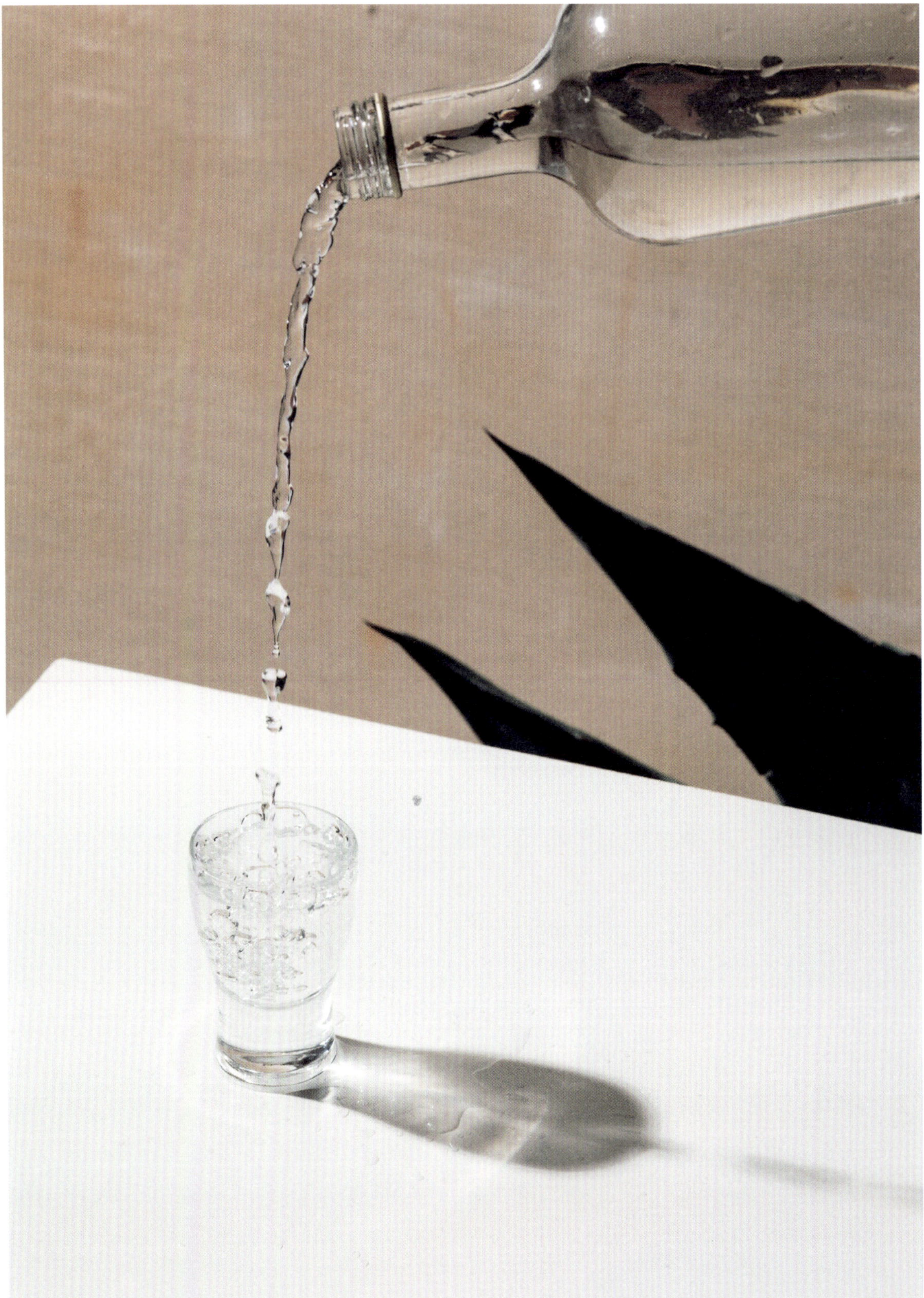

GETRÄNK

Forever-Young-Wasser

Leichtes, regenerierendes Wasser, das Vitalität schenkt, Zellen harmonisiert und verjüngende Effekte unterstützt.

Zutaten

1 EL getrocknete Tragantwurzel
(lat. Radix Astragali)

1 Liter Wasser

Tragantwurzel in einen Topf mit kaltem Wasser geben, aufkochen und 20 Minuten bei niedriger Hitze ziehen lassen. Die Wurzel kann mehrfach aufgegossen werden. Über den Tag verteilt trinken.

Heilwirkung

Radix Astragali wirkt antioxidativ, adaptogen, also ausgleichend auf unser Nervensystem, stärkt das Immunsystem und unterstützt die Zellregeneration. Studien zeigen, dass die Pflanze Astragalus die Telomerase-Aktivität leicht stimulieren kann, wodurch die Zellalterung verlangsamt und verjüngende Effekte gefördert werden.

Essenz

Belebt, klärt, harmonisiert die Zellen und verleiht einen regenerierenden Rhythmus – ideal auch als tägliches Ritual.

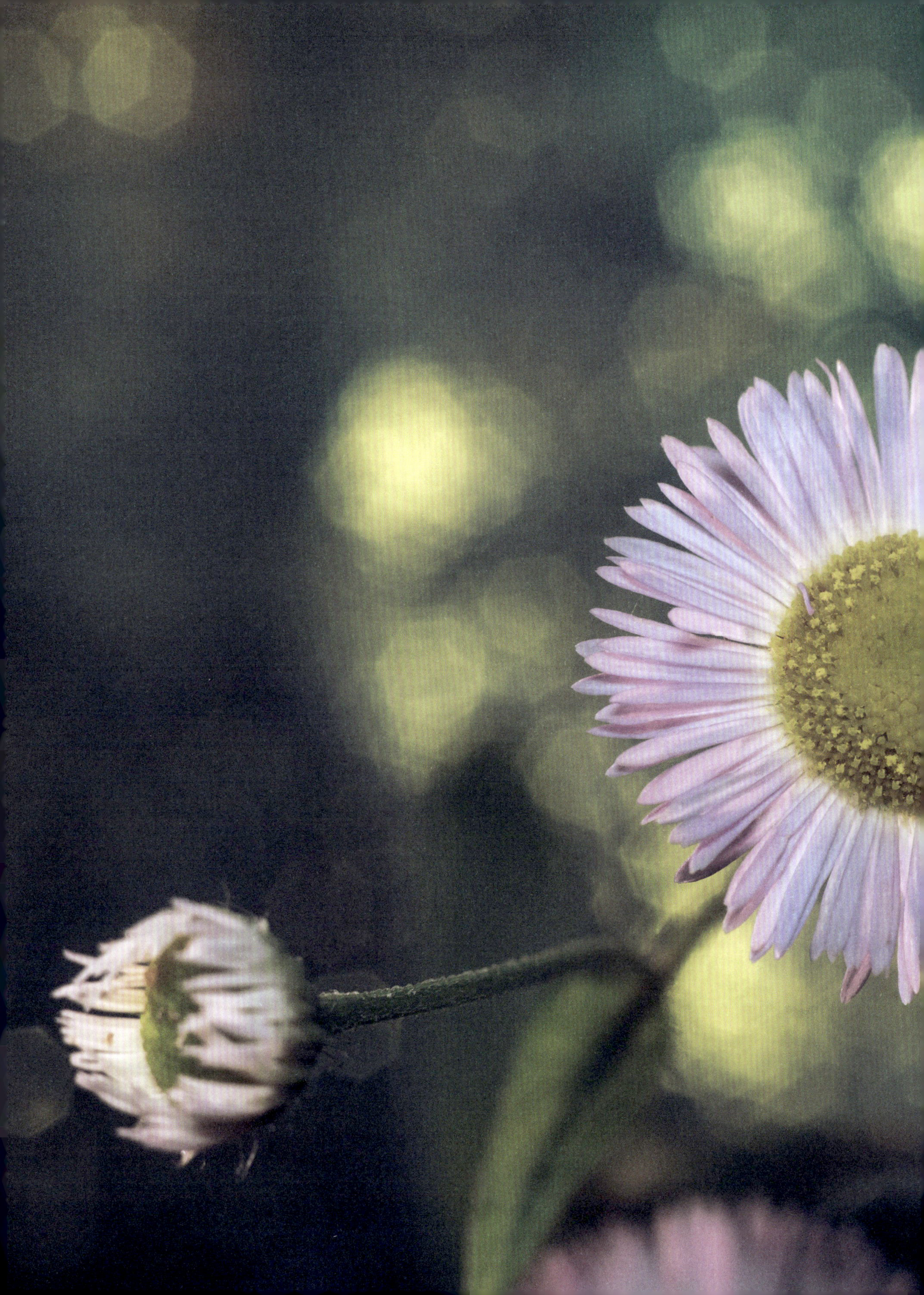

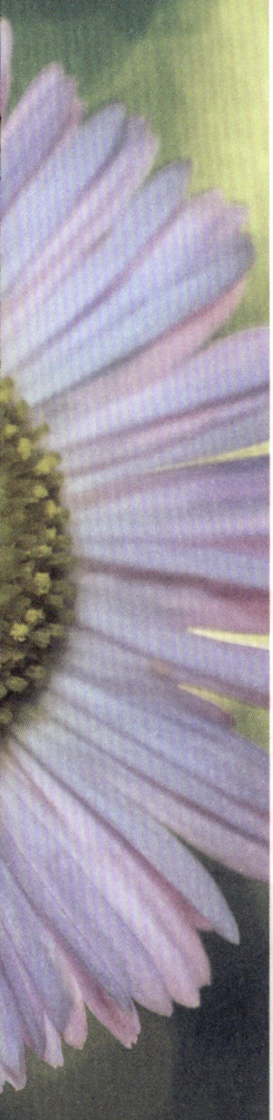

Gänseblümchen

Die stille Heilerin des Herzens

Nach Phasen von Stress, Angst oder innerer Überforderung fühlt sich der Körper oft angespannt.
Die Brust zieht sich zusammen, das Gewebe speichert Verspannungen, und selbst der Atem wirkt flacher. In solchen Momenten fehlt uns etwas Weiches, etwas, das beruhigt, Vertrauen schenkt und das Nervensystem erinnert, dass Sicherheit wieder möglich ist.

Das Gänseblümchen wird oft übersehen, doch es trägt große Kraft in sich. Es blüht überall dort, wo das Leben sich behaupten will. Es richtet sich wieder auf, egal wie oft es niedergetreten wird. In dieser unerschütterlichen Sanftheit liegt seine Heilkraft: Regeneration, Beständigkeit, Herzensruhe.

Mit Wirkstoffen, wie Saponinen, Flavonoiden, Bitterstoffen und ätherischen Ölen, kann das Gänseblümchen entzündungshemmend, stoffwechselanregend und heilend auf Haut und Schleimhäute wirken. Besonders fein ist sein Einfluss auf den weiblichen Körper. Es harmonisiert das Gewebe, entspannt und regeneriert.

Seelisch vermag die zarte Wiesenblume eine Weichheit zurückzubringen, die verloren ging. Es beruhigt nach Erschöpfung, löst stille Spannungen und schenkt dem Körper Vertrauen.

Anwendung: Ein Teelöffel frische oder getrocknete Blüten mit heißem Wasser übergießen, 10 Minuten ziehen lassen und langsam trinken. Zwei Tassen täglich fördern Regeneration und Ausgleich.

Tipp: Auch als Umschlag bei Hautreizungen oder leichten Schwellungen anwendbar.

Das Gänseblümchen eint Sanftheit und Beständigkeit.

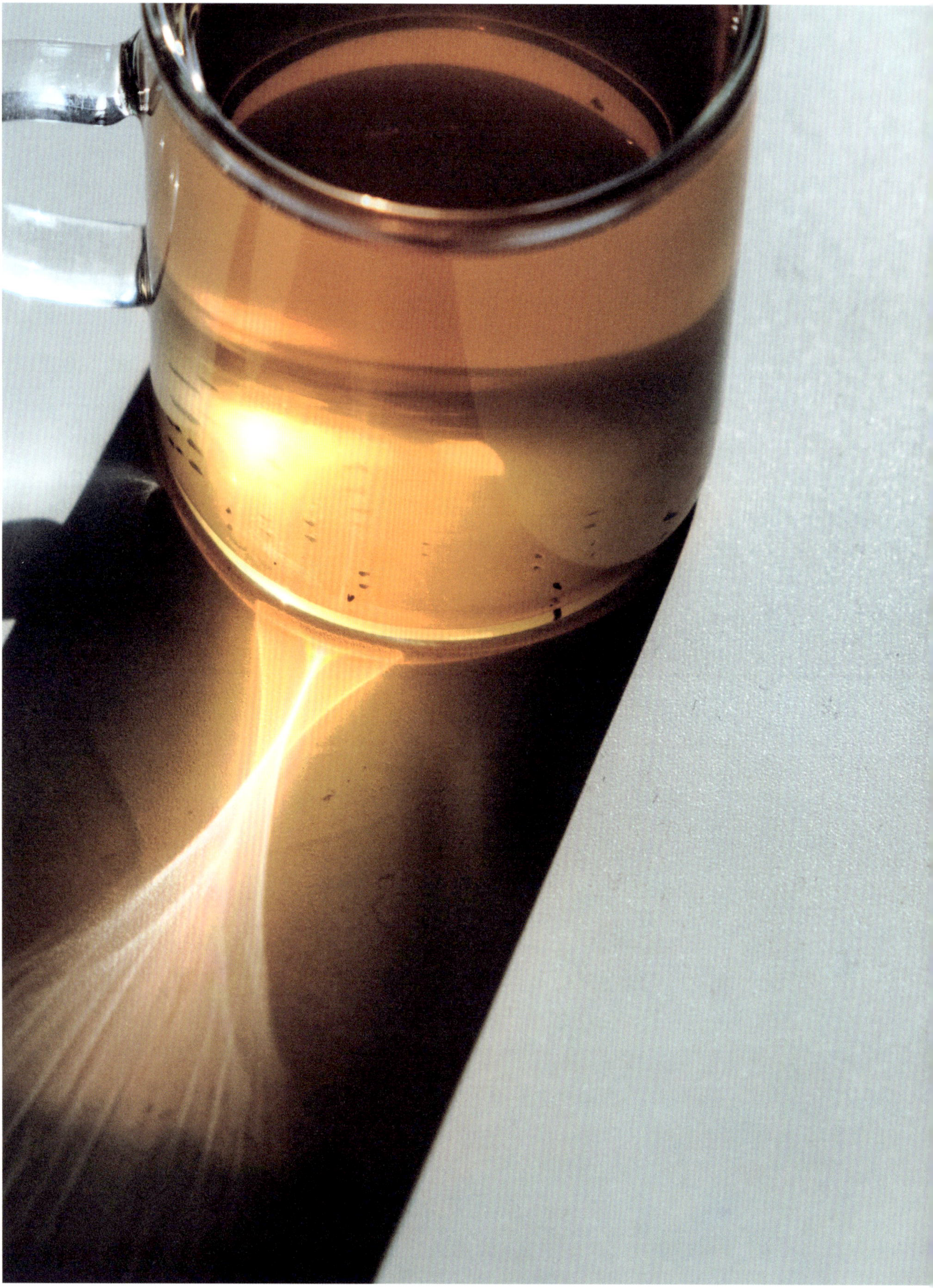

RITUAL

Löwenzahn-Tee

Manchmal merken wir gar nicht, wie fein eine Heilpflanze in uns wirkt, weil wir sie mit anderen Lebensmitteln mischen oder im Alltag zu beschäftigt sind, um sie wirklich zu spüren. Doch wenn du still sitzt, eine einfache Tasse Tee trinkst und der Pflanze Raum gibst, kannst du ihre Wirkung auf einer tieferen Ebene wahrnehmen.

Zutaten

1 TL getrocknete Löwenzahnwurzel oder **-blätter**
250 ml heißes Wasser

Übergieße die getrocknete Löwenzahnwurzel oder -blätter mit heißem Wasser und lass den Tee etwa 10 Minuten ziehen. Während der Tee zieht, beobachte den Dampf, wie er aufsteigt und vergeht.

Das Ritual
Setz dich ruhig hin, halte die Tasse in den Händen, spüre die Wärme und atme den Duft ein – erdig, klar, leicht bitter. Trinke den Tee langsam, Schluck für Schluck. Achte auf den Geschmack, auf die Wärme im Körper, auf die Veränderung im Inneren. Bitterkeit wandelt sich zu Klarheit, Ruhe zu Kraft.

Dieses Ritual ist wie eine Meditation, nur dass du den Fokus nicht auf den Atem, sondern auf das Trinken legst. Löwenzahn öffnet, klärt und bringt Bewegung. Es geht nicht um Genuss, sondern um Verbindung – mit dir, mit der Pflanze, mit dem Frühling. Wenn du am Ende die Tasse abstellst, spürst du Weite, Helligkeit und Bewusstsein.

Löwenzahn erinnert uns daran, dass Reinigung Bewusstsein schafft.

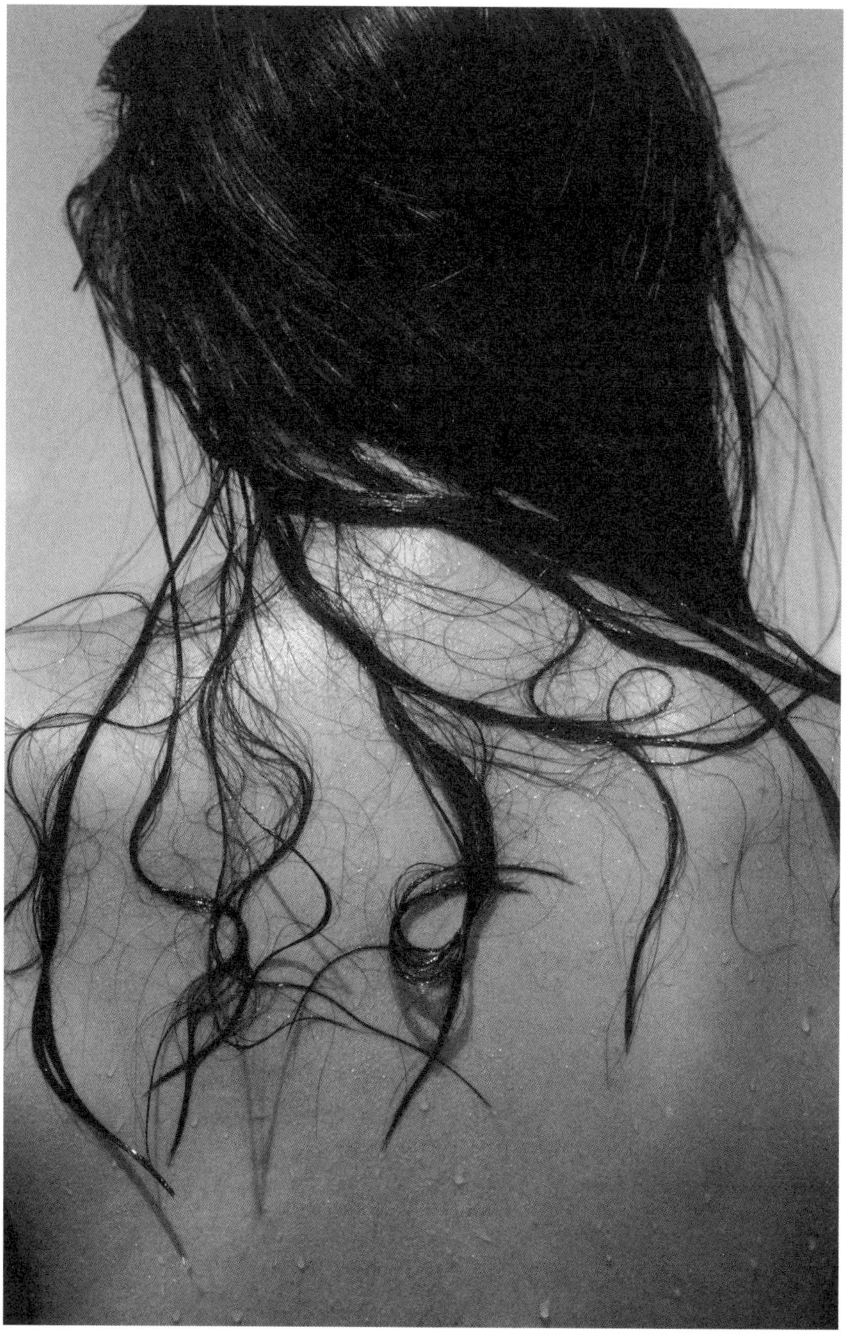

BEAUTY HACK

Glanz-Spülung mit *Brennnessel*

Nach der inneren Reinigung darf auch das Äußere genährt werden. Die Brennnessel steht für Aufrichtung, Vitalität und Neubeginn. Sie bringt Energie in Bewegung und stärkt dich dort, wo Schwäche war. Ihre Mineralstoffe und ihre lebendige Pflanzenkraft wirken wie ein natürlicher Booster von innen und außen.

Zutaten

2 TL getrocknete Brennnesselblätter

500 ml heißes Wasser

1–2 Tropfen ätherisches Rosmarinöl

Die getrockneten Brennnesselblätter mit heißem Wasser übergießen, abgedeckt 10 bis 15 Minuten ziehen lassen, abseihen und auf Körpertemperatur abkühlen lassen. Dann 1-2 Tropfen ätherisches Rosmarinöl einrühren.

Anwendung

Nach dem Haarewaschen den Aufguss langsam über Kopfhaut und Haare gießen, sanft einmassieren und nicht ausspülen. Fühle, wie die Wärme nachwirkt, wie die Haut zu atmen beginnt und die Energie zirkuliert.

Brennnessel stärkt die Wurzeln, fördert die Durchblutung und bringt Leichtigkeit ins Haar. Rosmarin belebt die Kopfhaut, regt die Mikrozirkulation an und unterstützt das natürliche Haarwachstum.

Für eine tiefere Wirkung ein Handtuch in den warmen Aufguss tauchen, leicht auswringen und um den Kopf wickeln. 10 Minuten einwirken lassen, still werden, atmen. Diese Wärme öffnet die Poren und lässt die Pflanzenkräfte tiefer wirken.

Brennnessel klärt und richtet auf und führt uns zurück in unsere Präsenz.

Sommer

Strahlkraft
Leichtigkeit
Sinnlichkeit
Freude

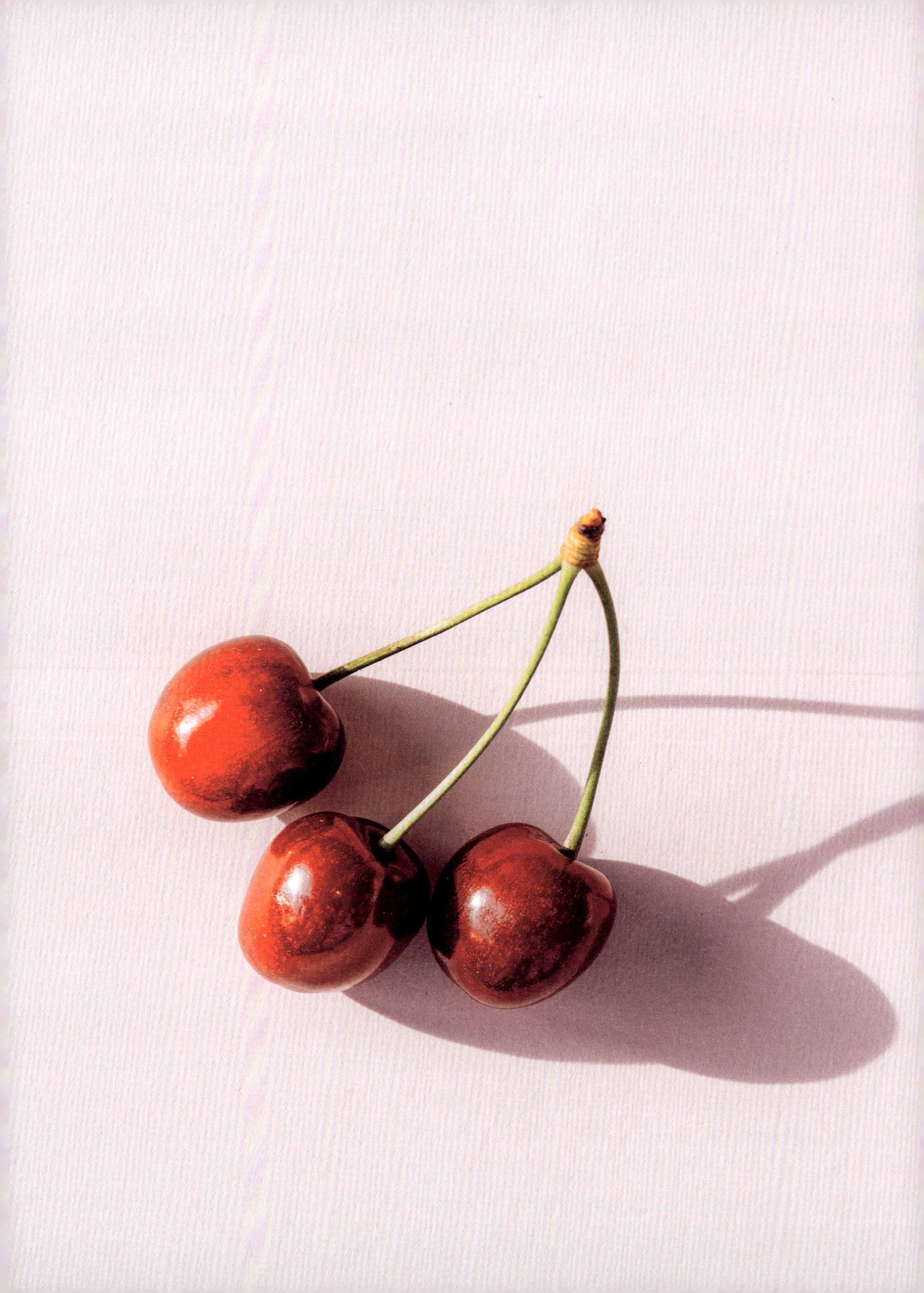

“

Atme tief ein.
Spüre, wie dein Herz sich ausdehnt,
wie Licht durch dich hindurchfließt.
Jetzt ist die Zeit der Reife, der Weite, der Dankbarkeit.

Du musst nichts werden.
Du darfst einfach sein.

Lass jedes Essen ein Fest sein.
Jede Zutat ein Gebet.
Erinnere dich: Fülle beginnt nicht im Außen.
Sie beginnt in dir.

Möge dieser Sommer dich nähren,
mit Sonne, Liebe und tiefer Freude.
Du bist genug. Du bist Licht. Du bist getragen.

LAURA MALINA SEILER

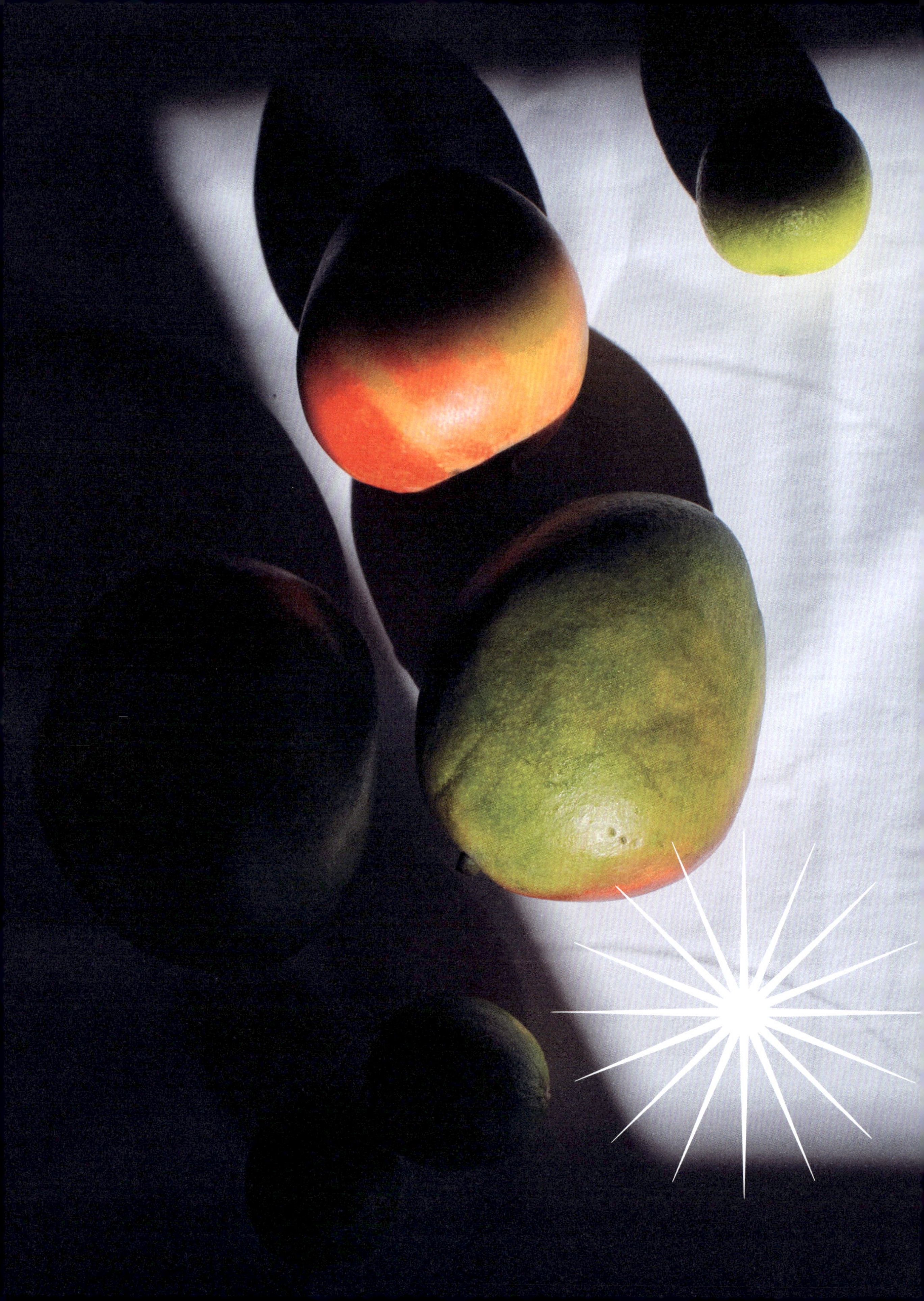

Kokosjoghurt mit *Mango* oder *Papaya*

Ein tropisch, kühlendes Frühstück voller Leichtigkeit und Süße.

Zutaten für 1 Portion

200 g ungesüßter **Kokosjoghurt**
½ reife Mango oder **½ Papaya,** gewürfelt
1 Spritzer Limettensaft
etwas Vanille oder **Kardamom,** nach Geschmack
optional: **Hanfsamen** oder **Kokosflocken**

Mango oder Papaya schälen, in kleine Stücke schneiden und mit dem Kokosjoghurt vermengen. Mit Limettensaft und etwas Vanille oder Kardamom verfeinern.
Wer Papaya verwendet, kann einige der getrockneten oder frisch zerstoßenen Kerne als natürlichen Papayapfeffer darübergeben, sie bringen eine leichte Schärfe und Tiefe in das Gericht. Nach Wunsch können zusätzlich Hanfsamen oder Kokosflocken darüber gestreut werden.

Heilwirkung
Papaya liefert proteolytische Enzyme wie Papain, die Eiweiße besser aufschließen, die Verdauung entlasten und den Stoffwechsel sanft aktivieren. Die aromatischen Kerne bringen eine leichte Schärfe und regen durch ihre Senföle die Verdauungssäfte an. Mango nährt das Blut und schenkt Energie. Kokosjoghurt wirkt kühlend, unterstützt die Schleimhäute und harmonisiert die Verdauung.

Essenz
Leicht, erfrischend und öffnend für Körper und Verdauung, mit einer sanft belebenden Süße.

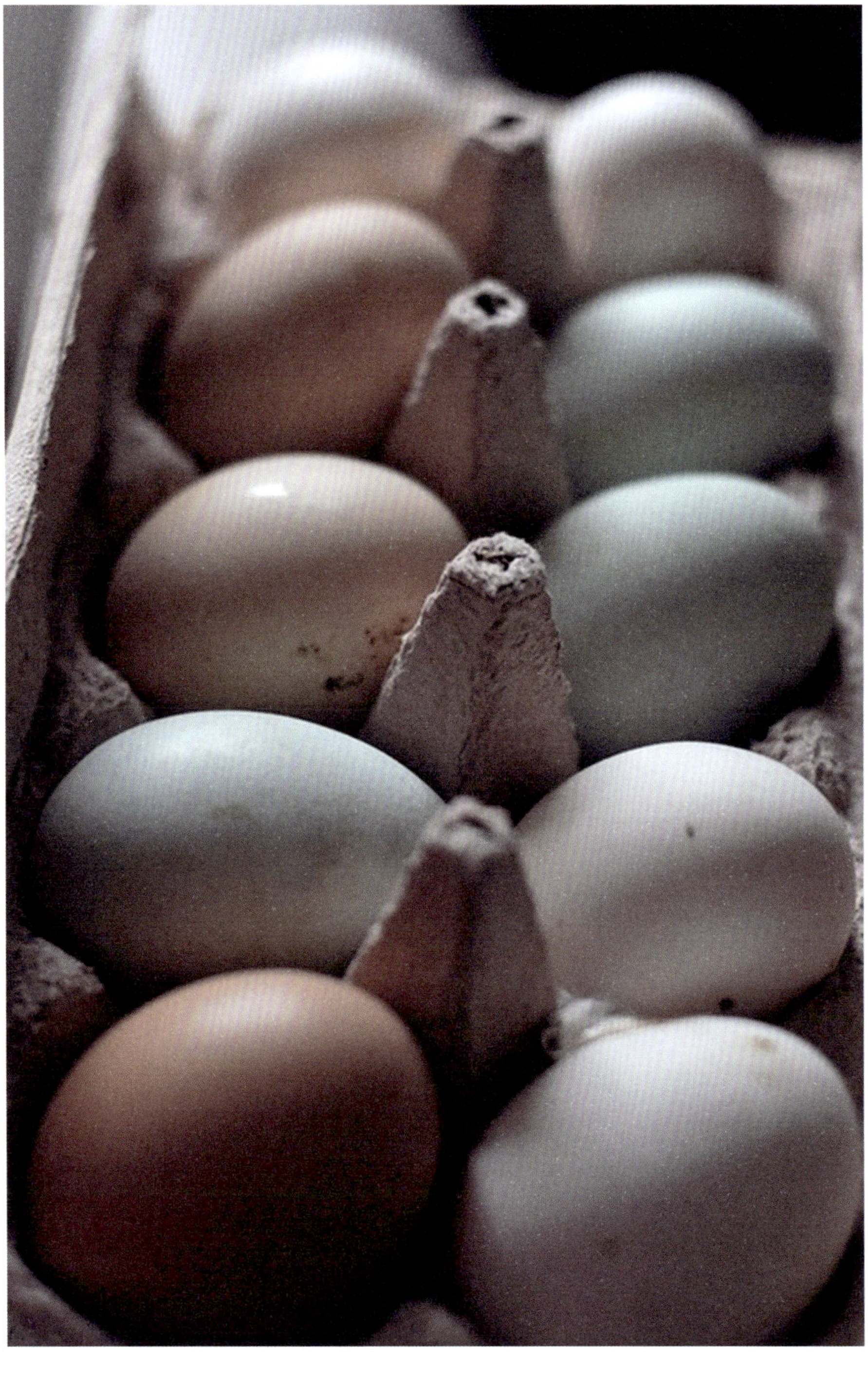

MORGEN

*Eier*salat mit *Avocado*

Cremig und harmonisch am Morgen, ein Frühstück für Kraft und Balance.

Zutaten für 1 Portion

2–3 Eier

1 reife Avocado

½ kleine Zwiebel oder Schalotte

¼ Bund Bio-Schnittlauch

1 EL Bio-Olivenöl

½ TL Zitronensaft

1 Prise Salz

etwas Pfeffer

Eier etwa 10 Minuten hart kochen, gut abschrecken und vollständig auskühlen lassen.
Avocadofleisch aus der Schale lösen und mit einer Gabel zerdrücken. Zwiebel klein hacken, Schnittlauch in feine Röllchen schneiden. Alles mit Olivenöl und Zitronensaft vermengen.
Eier schälen, ebenfalls fein hacken und unter die Avocado-Masse heben.

Heilwirkung

Avocado liefert hochwertige ungesättigte Fettsäuren und unterstützt Leberfunktion sowie Zellmembranen.
Eier enthalten Cholin, das Gehirn, Nerven und hormonelle Prozesse unterstützt. Zwiebel und Schnittlauch fördern Ausleitung und Entlastung von Leber und Lymphsystem.

Essenz

Nährend und klar ausgerichtet, ein Frühstück, das Yin und Yang sanft harmonisiert und den Morgen stabilisiert beginnen lässt.

Verbindet
Zellschutz,
Darmgesundheit
und inneren Glow.
Ein sanfter Start
in den Tag.

MORGEN

Purple-Love-*Joghurt*

Heilendes Frühstück, das Antioxidantien, Darmbalance und inneren Glow vereint.

Zutaten für 1 Portion

200 g Kokosjoghurt oder **Naturjoghurt**
1 TL geschrotete Fenchelsamen
2 EL geschrotete Leinsamen
1 TL Wildheidelbeerpulver oder **3 EL gefrorene Wildheidelbeeren**
frische Beeren, nach Geschmack
optional: **Honig**

Vermische den Kokosjoghurt mit den geschroteten Samen, kurz quellen lassen und gebe dann das Wildheidelbeerpulver dazu. So lange verrühren bis eine schöne lila Farbe entsteht. Zum Schluss nach Geschmack mit ein paar frischen Beeren toppen. Auf Wunsch kann der Joghurt mit Vanille, einem milden Honig wie Akazien oder Manuka leicht gesüßt werden.

Heilwirkung

Wildheidelbeeren nähren das Blut, stärken Augen und Mikrozirkulation. Leinsamen schützen Schleimhäute, fördern das Mikrobiom und wirken entzündungshemmend. Fenchelsamen beruhigen Verdauung und Nerven und fördern einen ruhigen, angenehmen Schlaf.

Essenz

Sanft, nährend und ausgleichend – ein ruhiger Start in den Tag.

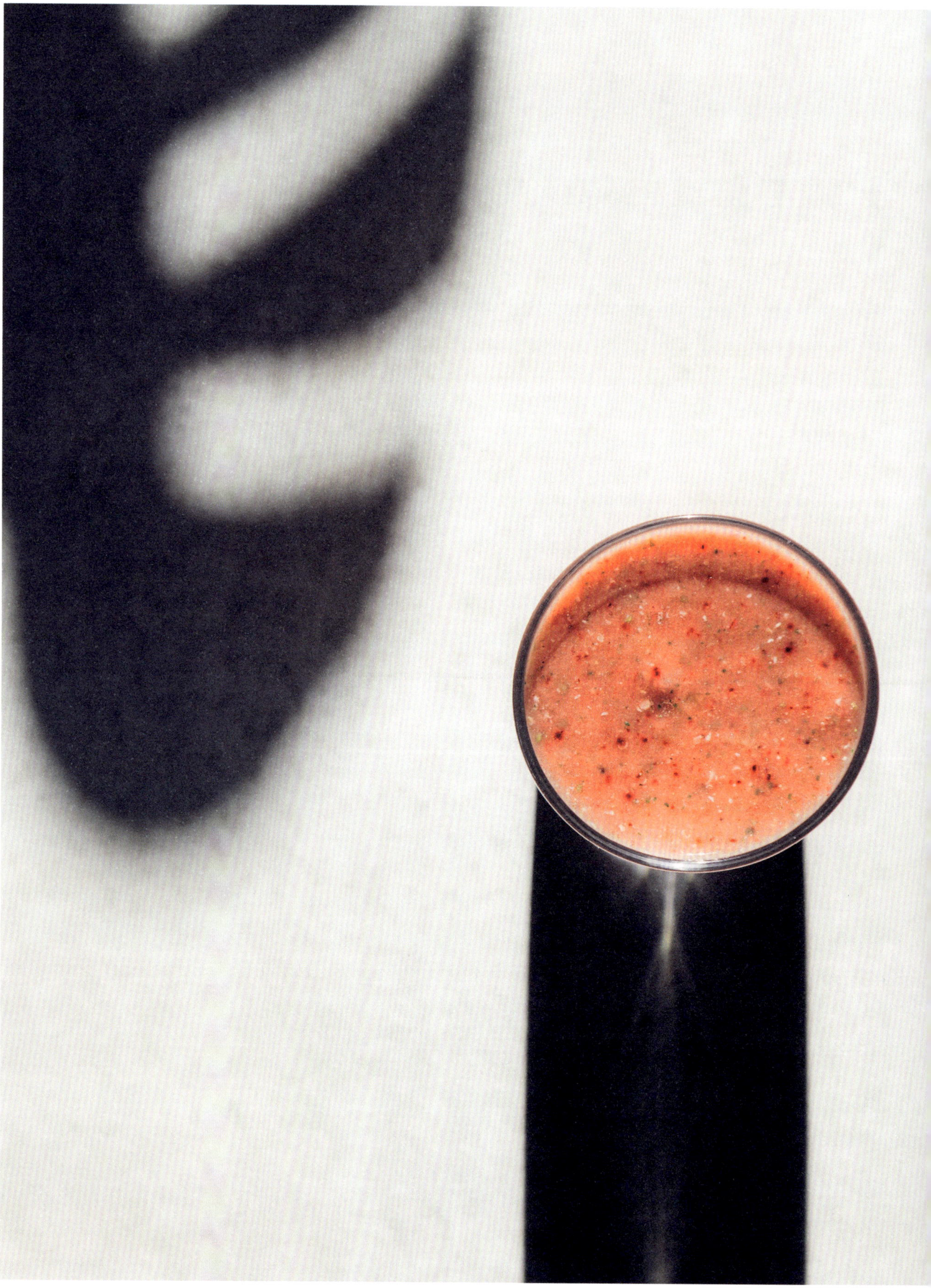

MORGEN

Watermelon-Shake

Für Frische, Leichtigkeit und Zellhydratation.

Zutaten für 2 Gläser

1 dicke Scheibe Wassermelone,
(etwa 250 g), ohne Schale
½ Gurke
Saft einer ½ Limette
1 Zweig frische Minze
zum Garnieren

Alle Zutaten im Mixer fein pürieren und gut gekühlt servieren. Wassermelone enthält von Natur aus viel Flüssigkeit, daher braucht es kein zusätzliches Wasser.
Wer den Shake etwas flüssiger mag, kann optional 50 bis 100 ml kaltes Wasser oder Kokoswasser ergänzen.

Heilwirkung
Wassermelone liefert Lycopin, schützt die Zellen, wirkt kühlend, entwässernd und unterstützt die Nierenfunktion, da ihr hoher Flüssigkeitsgehalt die Ausscheidung fördert.
Bei mehrtägigem Genuss kann sie im Sommer wie eine sanfte Nieren-Kur wirken.
Gurke bringt Kieselsäure und Kalium, stärkt Bindegewebe und Lymphe.
Minze klärt den Geist und Limette aktiviert die Leber.

Essenz
Ein Shake für deinen morgendlichen Reset: leicht, klar, belebend und voller Frische.

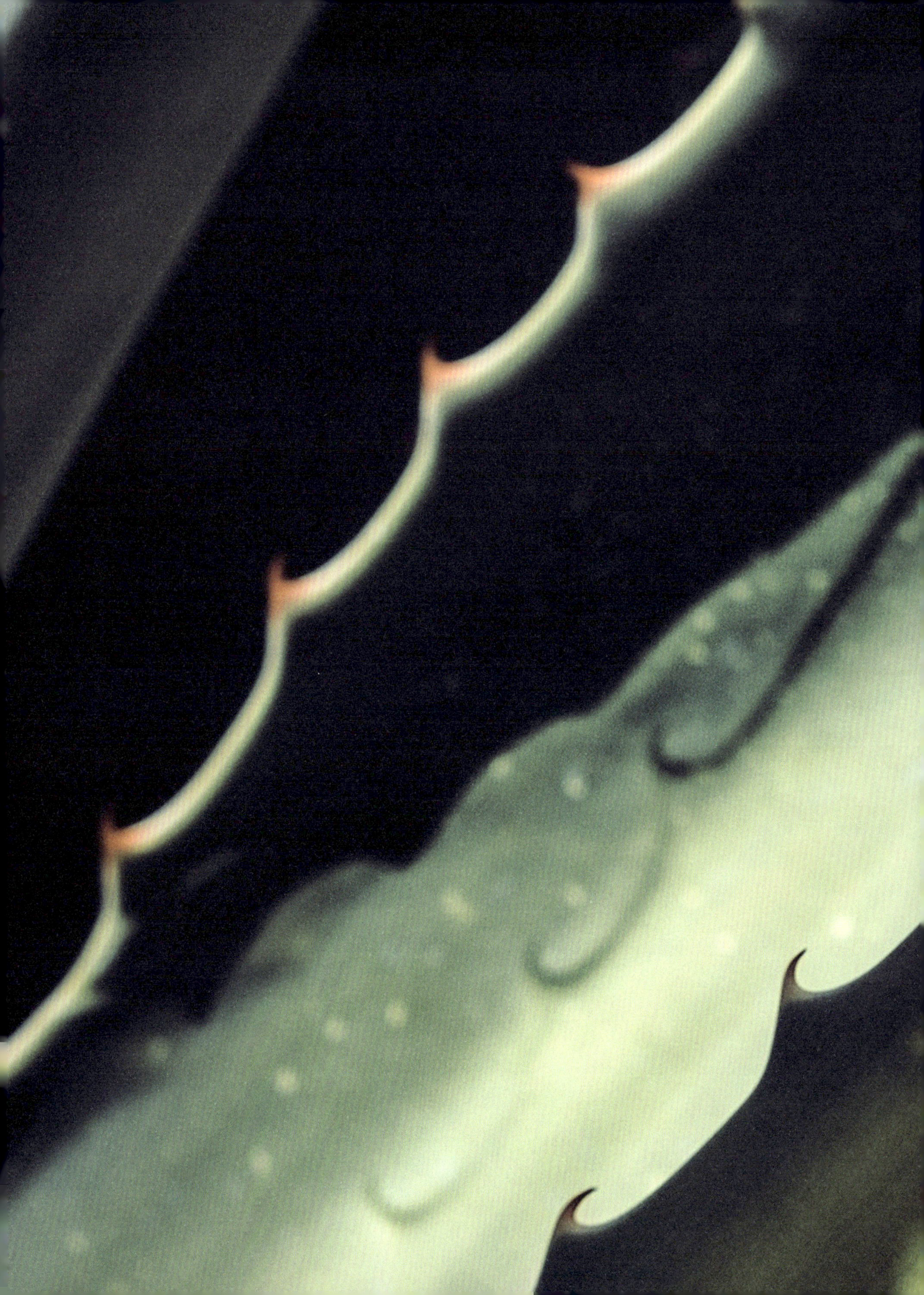

Aloe Vera

Das Wasser der Erneuerung

Manchmal fühlen wir uns im Sommer ausgelaugt, erschöpft und überhitzt. Der Körper sehnt sich nach Kühlung und Feuchtigkeit, die ihn von innen heraus hydriert und stabilisiert.

Aloe Vera hat die erstaunliche Fähigkeit, Wasser selbst unter extremer Trockenheit in ihrem Inneren zu speichern und bleibt dadurch frisch und regenerationsfähig. Sie ist eine Meisterin der Selbstregulation.

Ihre über zweihundert bioaktiven Substanzen – darunter Polysaccharide, Aminosäuren, Enzyme, Vitamine A, C, E und Mineralstoffe wie Kalzium, Magnesium, Zink, Selen – wirken auf den gesamten Organismus. Sie beschleunigen die Zellerneuerung und die Wundheilung, insbesondere bei Sonnenbrand, und schützen die Zellen vor oxidativem Stress.

Aloe Vera reguliert, was aus der Balance geraten ist: Sie stärkt die Schleimhäute des Verdauungstrakts, wirkt ausgleichend bei hormonellen Schwankungen und kann Menstruationsbeschwerden lindern. Bei regelmäßiger Einnahme stabilisiert sie den Blutzuckerspiegel und entlastet die Leber.
Auf geistiger und seelischer Ebene hat sie eine ausgleichende Wirkung, die sich in einem Gefühl von innerer Ruhe und Regeneration widerspiegelt. Die Pflanze erinnert uns daran, wie wichtig es ist, hydriert und widerstandsfähig zu bleiben.

Anwendung: Das klare Gel aus dem Blattinneren kann pur auf die Haut aufgetragen oder in Smoothies gemischt werden.
Bei äußerer Anwendung wirkt es kühlend und feuchtigkeitsspendend, innerlich eingenommen, unterstützt die Regeneration und Entgiftung.

Achtung: Nur das reine, transparente Gel verwenden, nicht die grüne Rindenschicht, da diese Anthrachinone enthalten und toxisch wirken können.

Aloe Vera lehrt, dass Heilung mit der Fähigkeit beginnt, das Wesentliche zu bewahren.

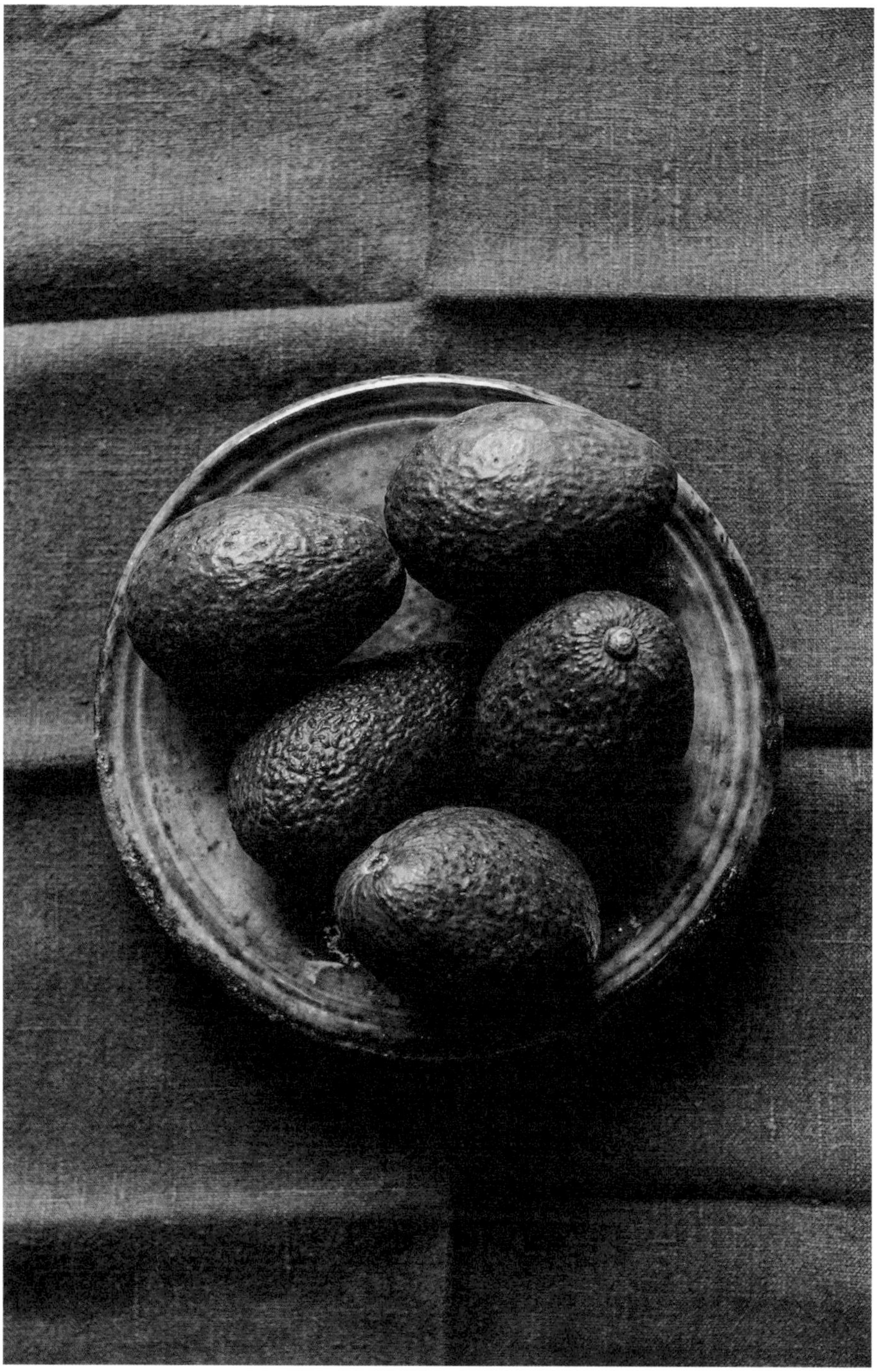

MITTAG

Avocado-Gurken-Salat mit *Minze*

Erfrischender, kühlender Salat – perfekt für heiße Tage.

Zutaten für 1 Portion

1 Avocado

1 Gurke

1 Handvoll Walnüsse

1 Limette

1 TL Olivenöl

einige Blätter frische Minze, zum Garnieren

Salz und **Pfeffer,** nach Geschmack

Die Avocado in mittelgroße Stücke schneiden, die Gurke ebenfalls in mittelgroße Stücke oder halbe Scheiben.
Walnüsse grob hacken.
Alles in einer Schüssel vermengen, mit Limettensaft und Olivenöl beträufeln.
Mit Minze, Salz und Pfeffer abschmecken.

Heilwirkung

Avocado wirkt nährend und ausgleichend auf die Organe und beruhigt das Nervensystem. Sie liefert hohe Mengen an einfach ungesättigten Fettsäuren, vor allem Ölsäure. Diese Fette sind zentrale Bausteine von Zellmembranen und Myelinscheiden der Nerven. Gut versorgte Nervenzellen reagieren weniger reizüberflutet und können Signale stabiler weiterleiten.
Gurke wirkt kühlend und unterstützt die Ausleitung von überschüssiger Hitze und Flüssigkeit.
Minze klärt den Geist.
Walnüsse unterstützen Gehirn und Gefäße.

Essenz

Frische trifft auf nährende Cremigkeit, ein leichter Salat, der hydratisiert und den Körper sanft in Balance bringt.

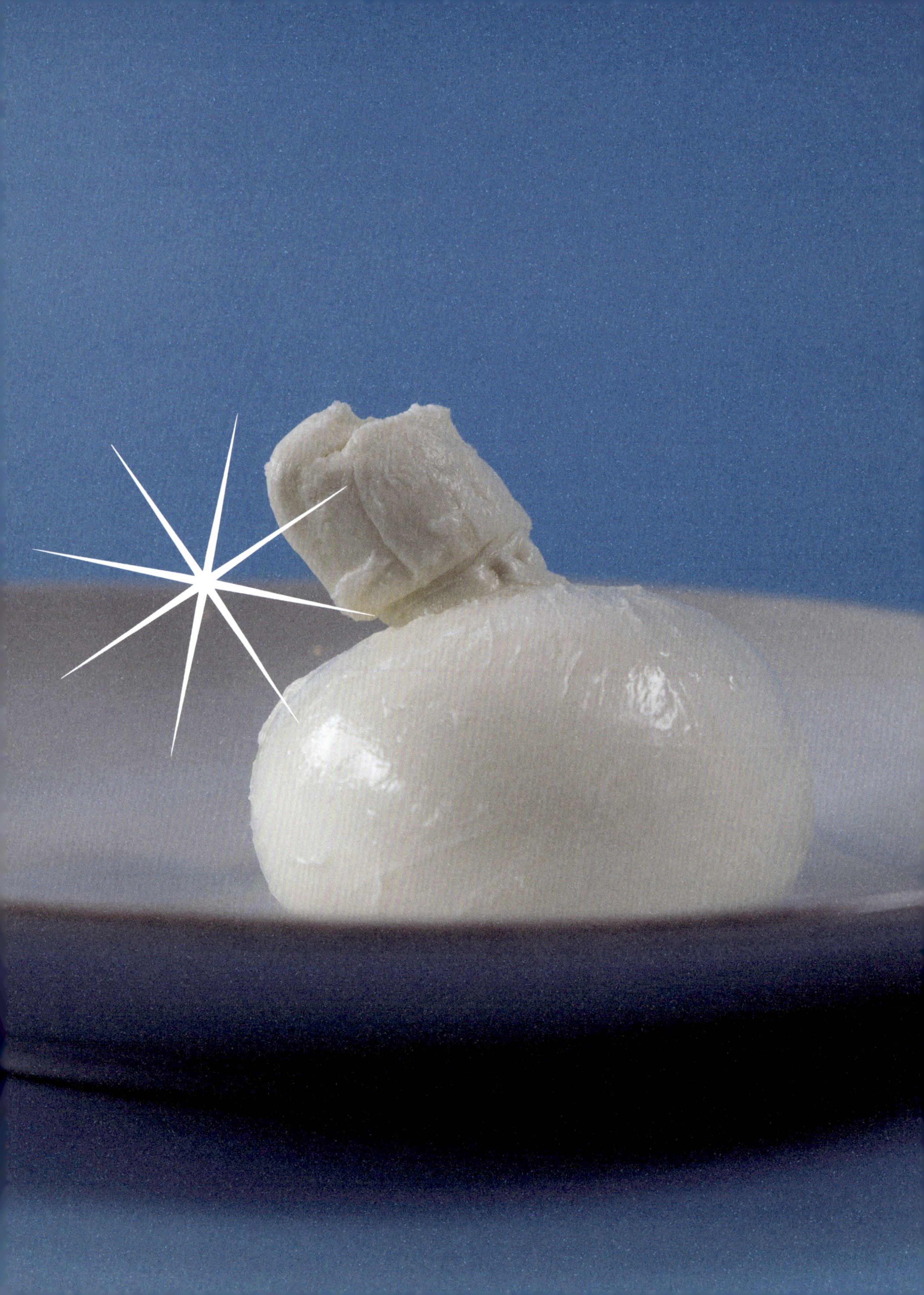

MITTAG

Italo-*Salat*

Sonniger, mediterraner Salat für Energie und Lebensfreude. Die Kombination aus Tomaten, Rucola und Mozzarella bringen nicht nur die Farben Italiens, sondern auch seine Aromen auf den Teller.

Zutaten für 1 Portion

250 g Buchweizen-Fusilli oder **Farfalle**
2 Tomaten
1 Handvoll Rucola
1 Mozzarella
2 EL Olivenöl
Saft einer halben Zitrone
Salz und Pfeffer, nach Geschmack

Die Buchweizen-Fusilli nach Packungsanleitung kochen, abgießen und etwas abkühlen lassen.
Die Tomaten kreuzförmig einritzen, kurz blanchieren, häuten und vierteln.
Rucola fein schneiden, Mozzarella in Würfel schneiden.
Alles in einer Schüssel vermengen und mit Olivenöl, Zitronensaft, Salz und frisch gemahlenem Pfeffer abschmecken.

Für eine vegane Variante kann der Mozzarella durch Cashew-Mozzarella ersetzt werden.

Heilwirkung
Tomaten enthalten Lycopin, das antioxidativ wirkt und die Zellen schützt.
Rucola stärkt Leber und Verdauung,
Mozzarella nährt Yin und bringt Ausgleich.
Olivenöl und Pfeffer fördern die Durchblutung und versorgen den Körper mit Polyphenolen, die Entzündungen lindern und das Herz schützen.

Essenz
Mediterrane Heilkraft für Körper und Seele: voller Sonne, Klarheit und Harmonie, in der Yin und Yang im Gleichgewicht sind.

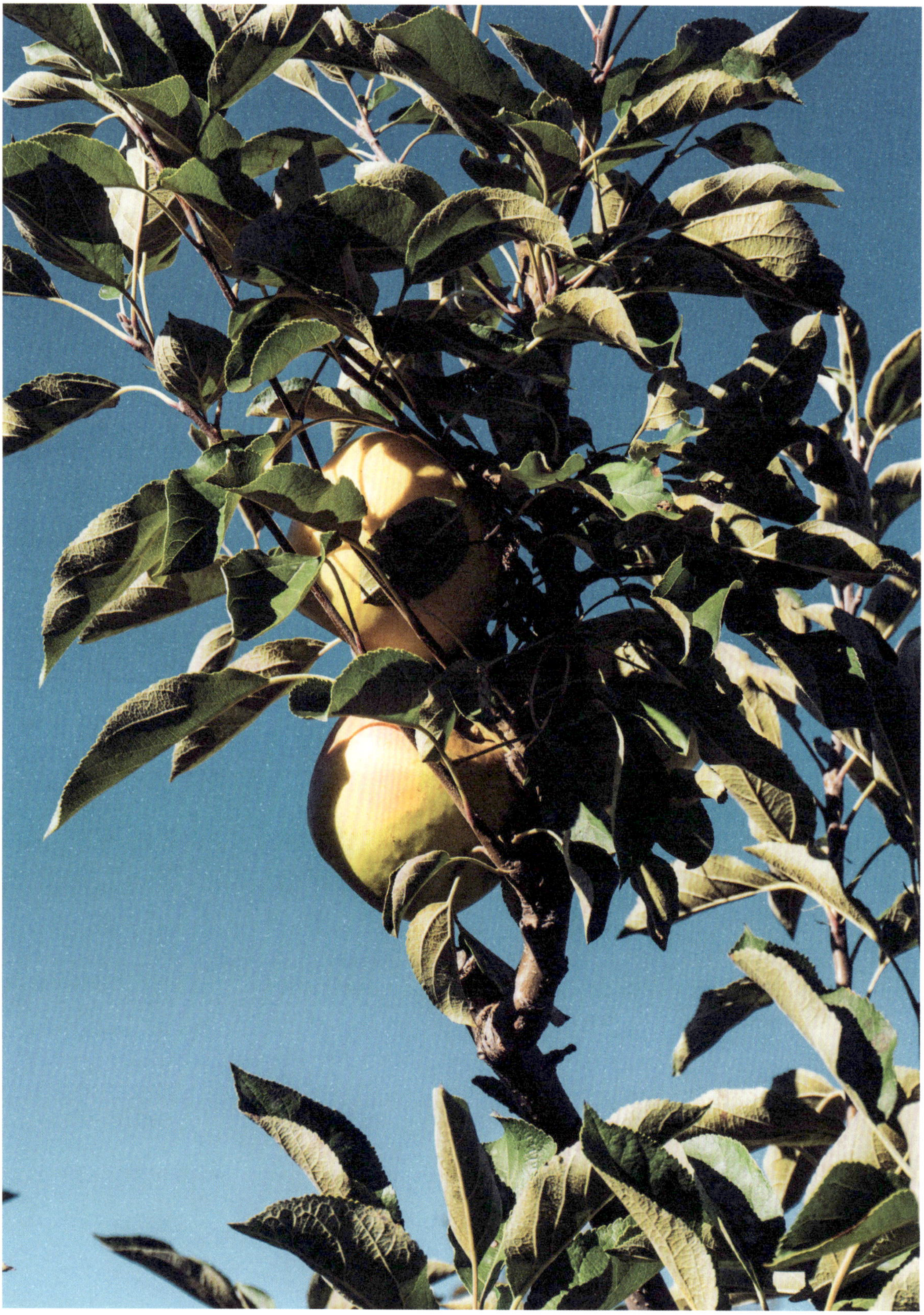

Kidneybohnen mit *Chili, Sesamöl* und *Zitrone*

Würzige, leichte Beilage, bei der sich Tiefe, Wärme und frische Zitrusnoten verbinden.

Zutaten für 1 Portion

250–300 g getrocknete Kidneybohnen, über Nacht eingeweicht alternativ: 1 großes Glas (ca. 350 g Abtropfgewicht) vorgegarte Kidneybohnen, gut abgespült
2 kleine Knoblauchzehen, fein gehackt
2 TL Sesamöl
2 TL Tamari
Saft von ½ Zitrone (oder **Limette)**
Chili oder Chiliflocken, nach Geschmack
2 Frühlingszwiebeln, in feine Ringe geschnitten
Salz und **Pfeffer,** nach Geschmack

Kidneybohnen gründlich waschen und über Nacht in reichlich Wasser einweichen. Am nächsten Tag abgießen, erneut spülen und in frischem Wasser 60 bis 75 Minuten weich kochen. Gut abtropfen lassen. Alternativ, vorgegarte Bohnen aus dem Glas verwenden, gründlich abspülen und abtropfen lassen.
Fein gehackten Knoblauch in Sesamöl bei milder Hitze erwärmen, bis er duftet. Bohnen hinzufügen und mit Tamari, Limette und etwas Chili kurz erhitzen, bis sich die Aromen verbinden. Mit Salz abschmecken und mit den geschnittenen Frühlingszwiebeln servieren.

Heilwirkung

Kidneybohnen liefern pflanzliches Eiweiß, komplexe Kohlenhydrate und Ballaststoffe, die lange sättigen, den Blutzucker stabil halten und Wärme in die Mitte bringen, ohne zu belasten. Sesamöl wirkt nährend und wärmend, während Limette leichte Frische und klärende Energie einbringt. Chili aktiviert die Durchblutung und fördert Verdauungswärme.

Essenz

Kleine, wärmende Bohnenkomposition, die stärkt und dem Körper eine ruhige, stärkende Basis gibt.

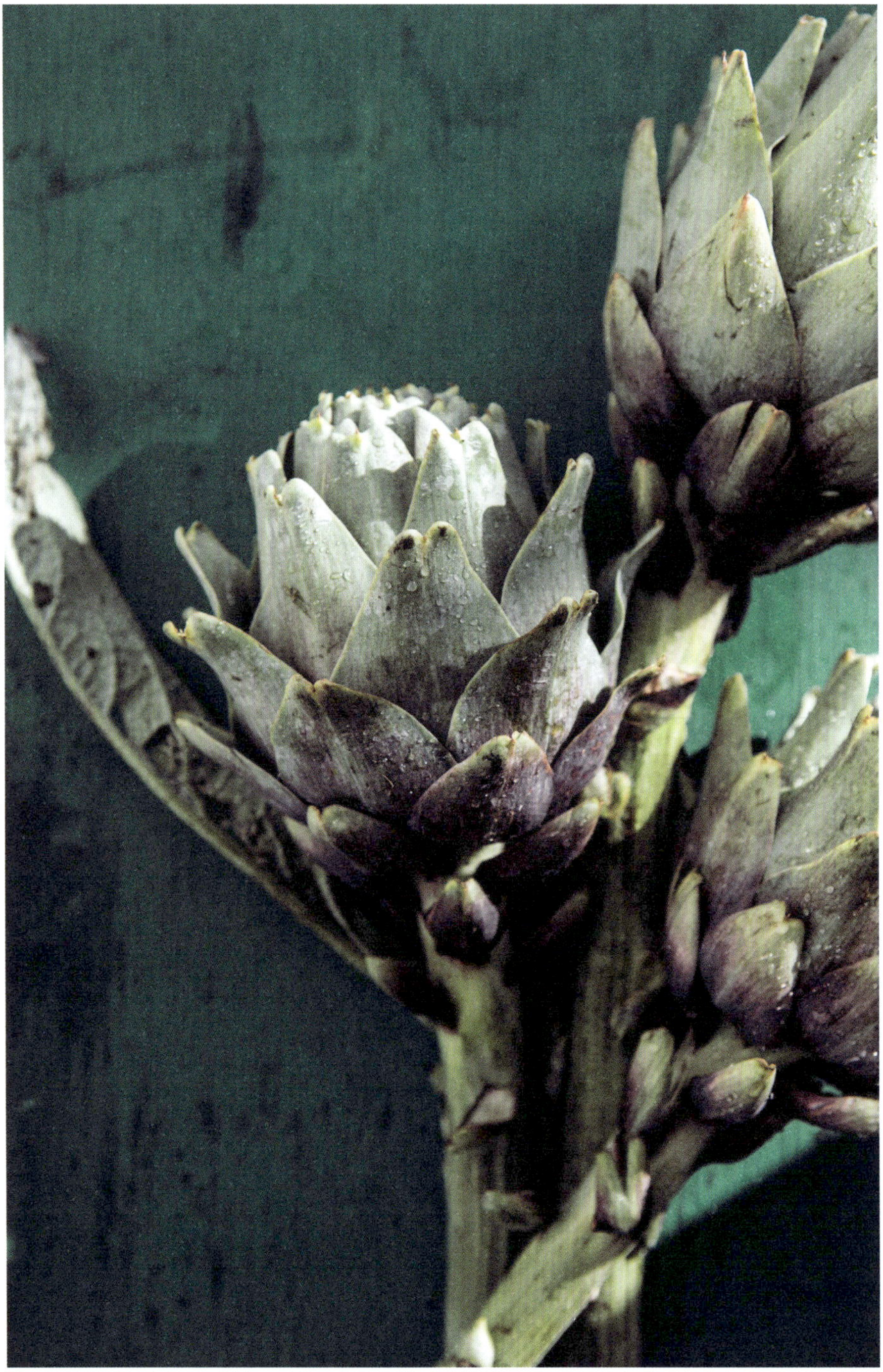

MITTAG

Artischocke mit *Zitronen*-Dressing

Zarte Artischocken und ein helles Zitronen-Dressing ergeben ein leichtes mediterranes Sommergericht.

Zutaten für 1 Portion

2 frische Artischocken
Saft einer Zitrone
3 EL Olivenöl
1 TL Dijon-Senf
1 TL Honig
Salz und Pfeffer, nach Geschmack
etwas **Estragon**

Die Artischocken vorbereiten, dazu den Stiel kürzen und die äußeren, festen Blätter entfernen. Einen großen Topf mit Salzwasser zum Kochen bringen, den Saft einer halben bis ganzen Zitrone ins Wasser geben und die Artischocken hineinlegen. Die Zitrone erhält die Farbe und das Salz fördert den Eigengeschmack. Die Hitze reduzieren und die Artischocken 25 bis 30 Minuten sanft köcheln, bis sich die Blätter leicht lösen lassen.
Währenddessen das Dressing zubereiten. Olivenöl, Zitronensaft, Senf, Honig, Salz und Pfeffer cremig verrühren. Die Artischocken abgießen, kurz abkühlen lassen, mit dem Dressing beträufeln und mit frischen Kräutern lauwarm servieren.

Heilwirkung

Artischocken enthalten Bitterstoffe wie Cynarin, die den Gallenfluss anregen und die Leberfunktion unterstützen, wodurch Verdauung und entzündliche Prozesse reguliert werden.
Senfsamen fördern Stoffwechsel und Verdauungssäfte, während Honig oder Ahornsirup eine milde, ausgleichende Süße beisteuern.

Essenz

Klares, leichtes Sommergericht, klärt ohne zu kühlen, wärmt ohne zu beschweren und bringt Yin und Yang in eine sanfte Balance, ein leichtes Gericht, das auch als Vorspeise ideal ist.

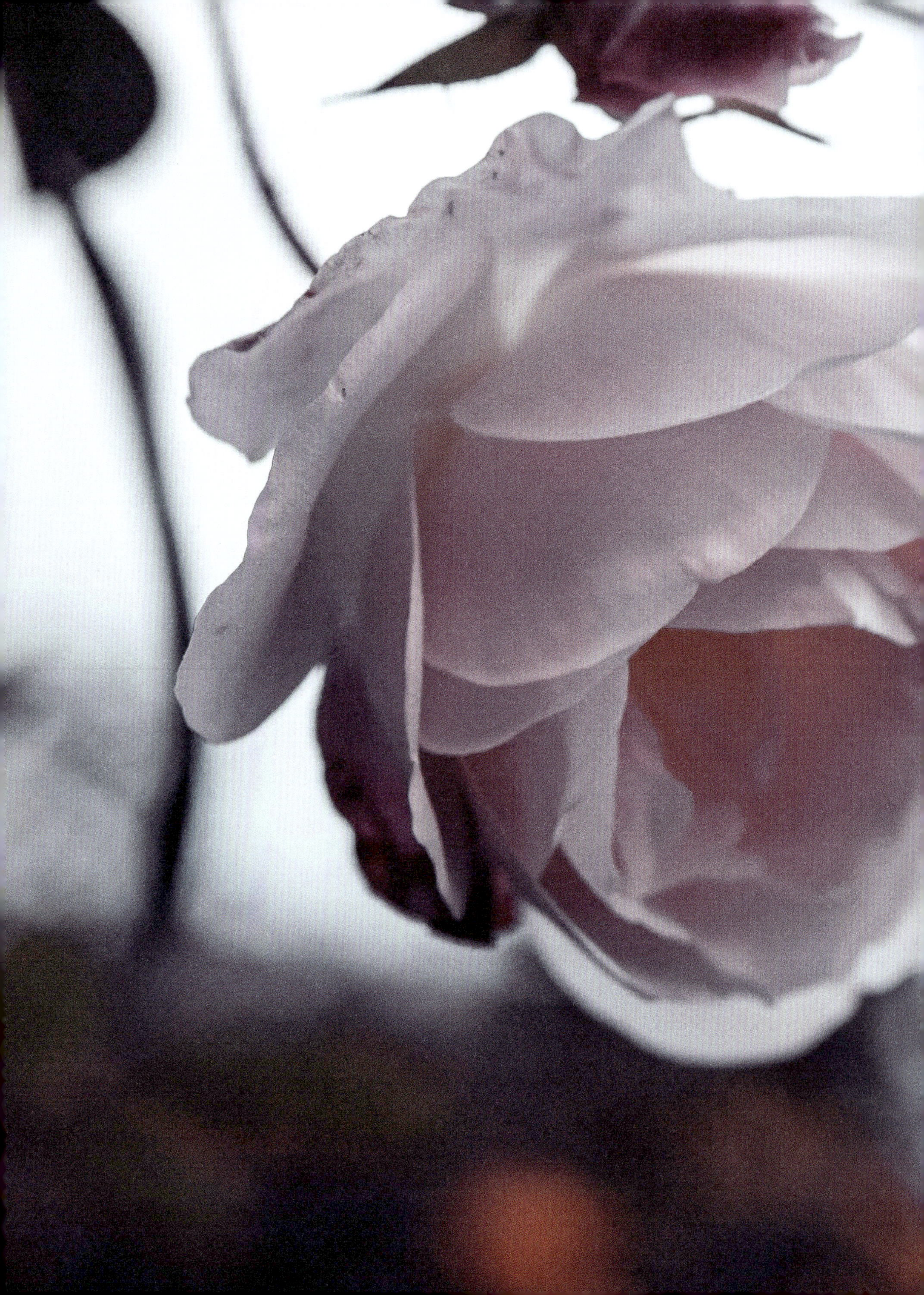

Rose

Die Pflanze des Herzens

Wenn Hektik und Stress den Alltag bestimmen, reagiert der Körper mit Stresshormonen, innerer Anspannung und dem Bedürfnis nach Trost und Schutz. Das Herz sehnt sich danach, sich zu öffnen und Liebe zuzulassen.

Die Rose ist die Königin der Heilpflanzen. Sie ist das Symbol des Herzens und Ausdruck von Liebe, Reinheit und Trost. Trotz ihrer zarten Erscheinung ist sie von starker Natur, geschützt durch ihre Dornen und reich an innerer Kraft. Ihre Präsenz allein vermittelt eine Botschaft der Sanftheit, die eine Form von Stärke ist.

Die Rose wirkt auf allen Ebenen harmonisierend. Ihre Blütenblätter enthalten ätherische Öle, Gerbstoffe, Anthocyane und Flavonoide, die stark antioxidativ wirken und freie Radikale neutralisieren. Ihre Wirkstoffe fördern die Mikrozirkulation, stärken das Kapillarsystem und schützen die Zellen vor Alterungsprozessen.

Der Duft der Rose wirkt über das limbische System direkt auf das Herz und senkt die Ausschüttung von Stresshormonen. Rosenöl regeneriert die Haut, lindert Reizungen und fördert die Zellerneuerung.

Emotional öffnet die Rose das Herz und bringt Weichheit in Spannung, Licht in Trauer und Vertrauen in Verletzlichkeit.

Anwendung: 1 Teelöffel getrocknete Rosenblüten mit heißem Wasser übergießen, 10 Minuten ziehen lassen und als Tee trinken oder als Kompresse nutzen.

Tipp: Rosenhydrolat beruhigt die Haut nach Sonne oder Wind und wirkt kühlend und harmonisierend.

Die Rose erinnert uns daran, dass Heilung dort beginnt, wo das Herz wieder fühlen darf.

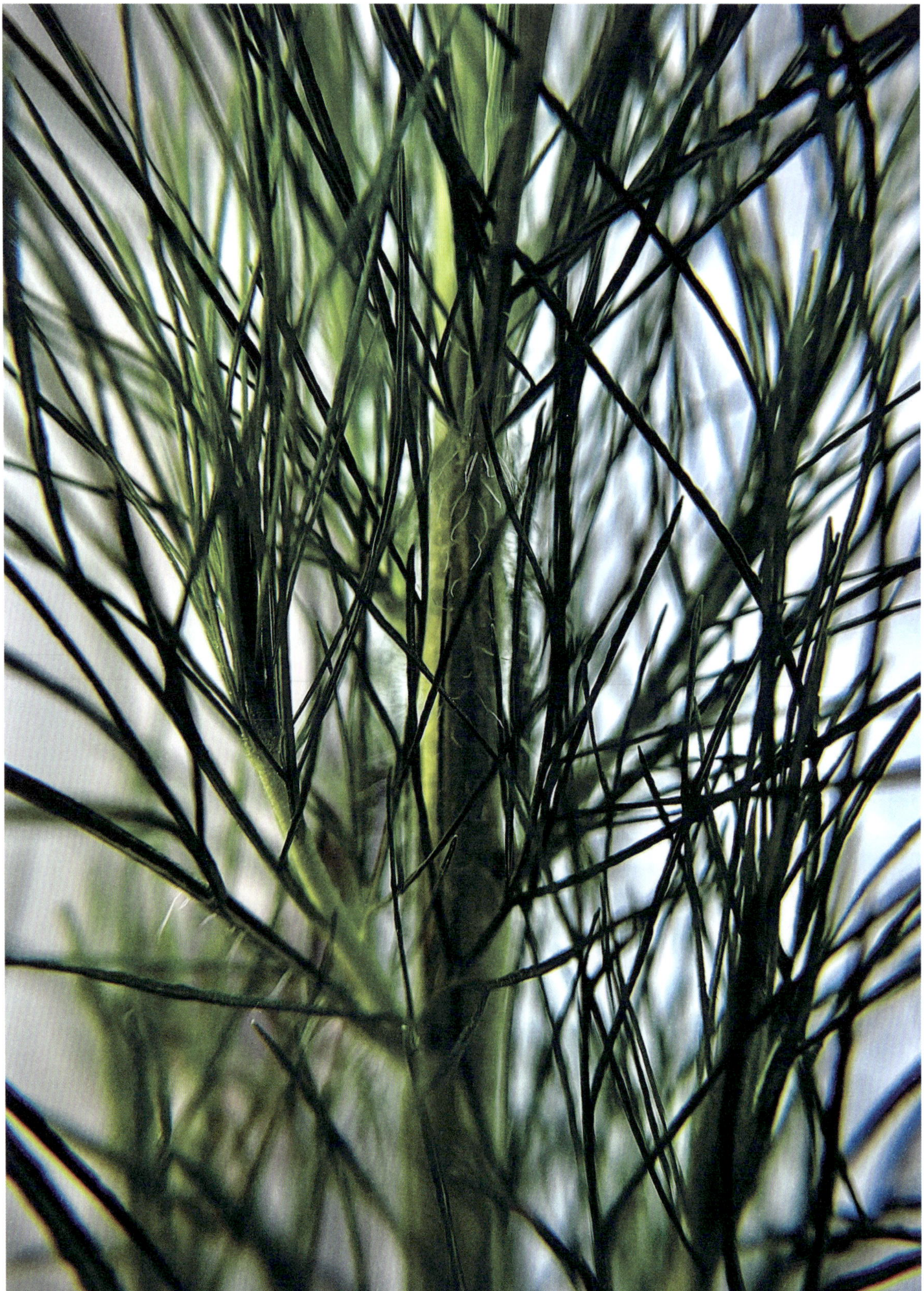

Persische *Joghurt*suppe mit *Gurke* und *Dill*

Kühlende Sommersuppe aus der persischen Heiltradition – leicht, ausgleichend und erfrischend für heiße Tage.

Zutaten für 2 Portionen

300 g griechischer oder **pflanzlicher Joghurt**
200 ml kaltes Wasser oder **Eiswasser**
½ Gurke, geschält und entkernt
1 Handvoll frischer Dill
1 EL Olivenöl
1 TL gehackte Walnüsse
etwas Salz
frisch gemahlener Pfeffer
getrocknete Rosenblätter, zum Garnieren

Die Gurke schälen, entkernen und fein würfeln. Den Dill fein hacken und zusammen mit der Gurke unter den Joghurt rühren. Nach und nach Eiswasser einrühren, bis eine fein, leicht fließende Konsistenz entsteht. Mit Olivenöl, Salz und Pfeffer cremig glatt rühren. Walnüsse oder Hanfsamen unterheben und die Suppe gut kühlen. Kalt servieren und mit getrockneten Rosenblättern bestreuen.

Heilwirkung

Joghurt stärkt das Mikrobiom, wirkt kühlend und harmonisierend auf das Verdauungssystem.
Dill wirkt antibakteriell, entkrampfend und beruhigend auf Nerven und Stoffwechsel.
Gurke hydratisiert tief, liefert Silicium für Gewebe und Haut.
Walnüsse liefern Omega-3-Fettsäuren, die Zellmembranen stabilisieren und entzündliche Prozesse regulieren.

Essenz

Kühlende, klare Sommersuppe, die den Körper entspannt, den Stoffwechsel ausgleicht und leichte, geordnete Energie schenkt.

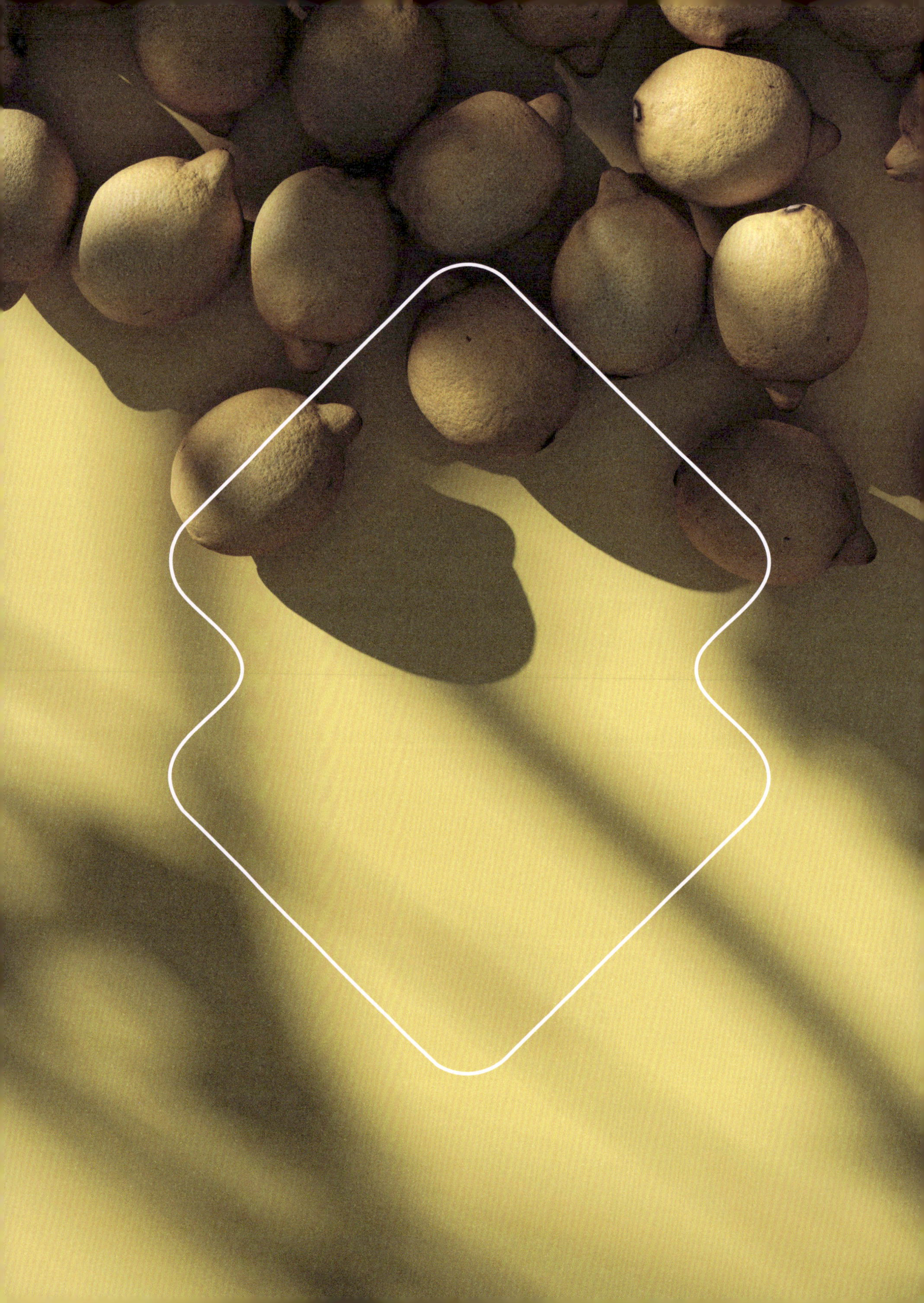

ABEND

Gebratener *Spitzkohl* mit *Zitronen-Tahin-Joghurt*

Sommerlich leichtes Gericht, das durch Wärme, Frische und cremige Säure die Mitte stärkt und den Körper klar und lebendig hält.

Zutaten für 2 Portionen

1 Spitzkohl
250 g Naturjoghurt
1 EL Sesam, geröstet
1 TL Zitronensaft
1-2 EL Tahin aus geschältem Sesam (Dosierung je nach gewünschter Tiefe)
1 TL Olivenöl
etwas Salz
frisch gemahlener Pfeffer
Kokosöl zum Anbraten

Den Spitzkohl fein schneiden und in etwas Kokosöl bei mittlerer Hitze kurz anbraten, bis er weich wird und leichte Röstaromen entwickelt. Den Joghurt mit Tahin, Zitronensaft und einem kleinen Schuss Olivenöl verrühren und mit Salz und Pfeffer abschmecken. Den warmen Spitzkohl auf einem Teller anrichten, den Zitronen-Tahin-Joghurt darübergeben und mit geröstetem Sesam bestreuen.

Heilwirkung

Spitzkohl stärkt Verdauung und Mitte, wirkt leicht wärmend und regulierend und unterstützt den Aufbau eines stabilen Darmmilieus. Sesam liefert Mineralstoffe wie Calcium und Magnesium, nährt Yin und unterstützt den Energiespeicher des Körpers. Der Naturjoghurt bringt eine sanfte Kühlung und Ausgleich, fördert die Darmflora und wirkt harmonisierend auf das Verdauungssystem. Die Kombination aus Wärme, Frische und cremiger Säure schafft ein Gericht, das leicht, aber zugleich nährend wirkt.

Essenz

Leichtes, klärendes Sommergericht, das Wärme und Frische verbindet, die Mitte stärkt und den Körper in eine klare, lebendige Energie führt.

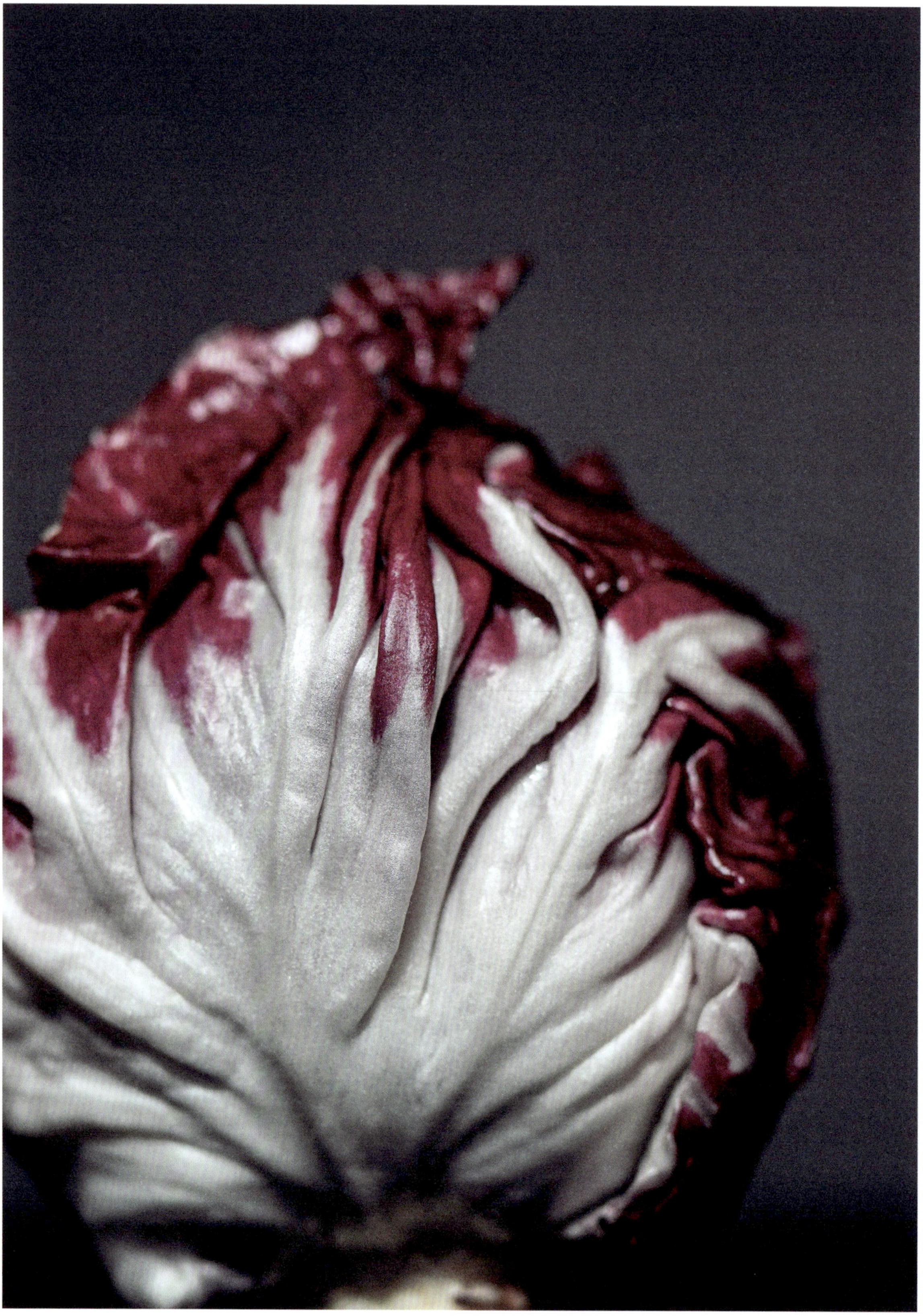

ABEND

*Linsen*salat mit *Rucola* und *Radicchio*

Abendlicher Ausgleich, der pflanzliches Eiweiß mit Bitterstoffen verbindet und den Körper nach einem langen Tag sanft entlastet.

Zutaten für 2 Portionen

150 g Linsen
1 Handvoll Rucola
1 Handvoll Radicchio
1 TL Olivenöl
1 TL Balsamico
etwas Salz und Pfeffer

Die Linsen weich kochen, abgießen und vollständig abkühlen lassen.
Rucola und Radicchio waschen, trocken schütteln und in mundgerechte Stücke zupfen. Die Linsen mit dem Rucola und Radicchio vermengen und mit Olivenöl und Balsamico marinieren. Mit Salz und Pfeffer abschmecken und sofort servieren.

Heilwirkung

Linsen liefern hochwertiges pflanzliches Eiweiß, komplexe Kohlenhydrate und Mineralstoffe, die die Mitte stärken, den Blutzucker stabilisieren und langanhaltende Energie schenken. Die Bitterstoffe im Radicchio fördern Leberfunktion und Gallenfluss, unterstützen die Verdauung und entlasten den Stoffwechsel. Rucola liefert Chlorophyll und scharfe Senföle, die Blut und Lymphe anregen und den Körper klären. Die Kombination schafft einen ausgleichenden Effekt für den Abend, ohne zu beschweren.

Essenz

Proteinreiches, klärendes Gericht, das Substanz gibt und den Abend in eine stabile Energie bringt.

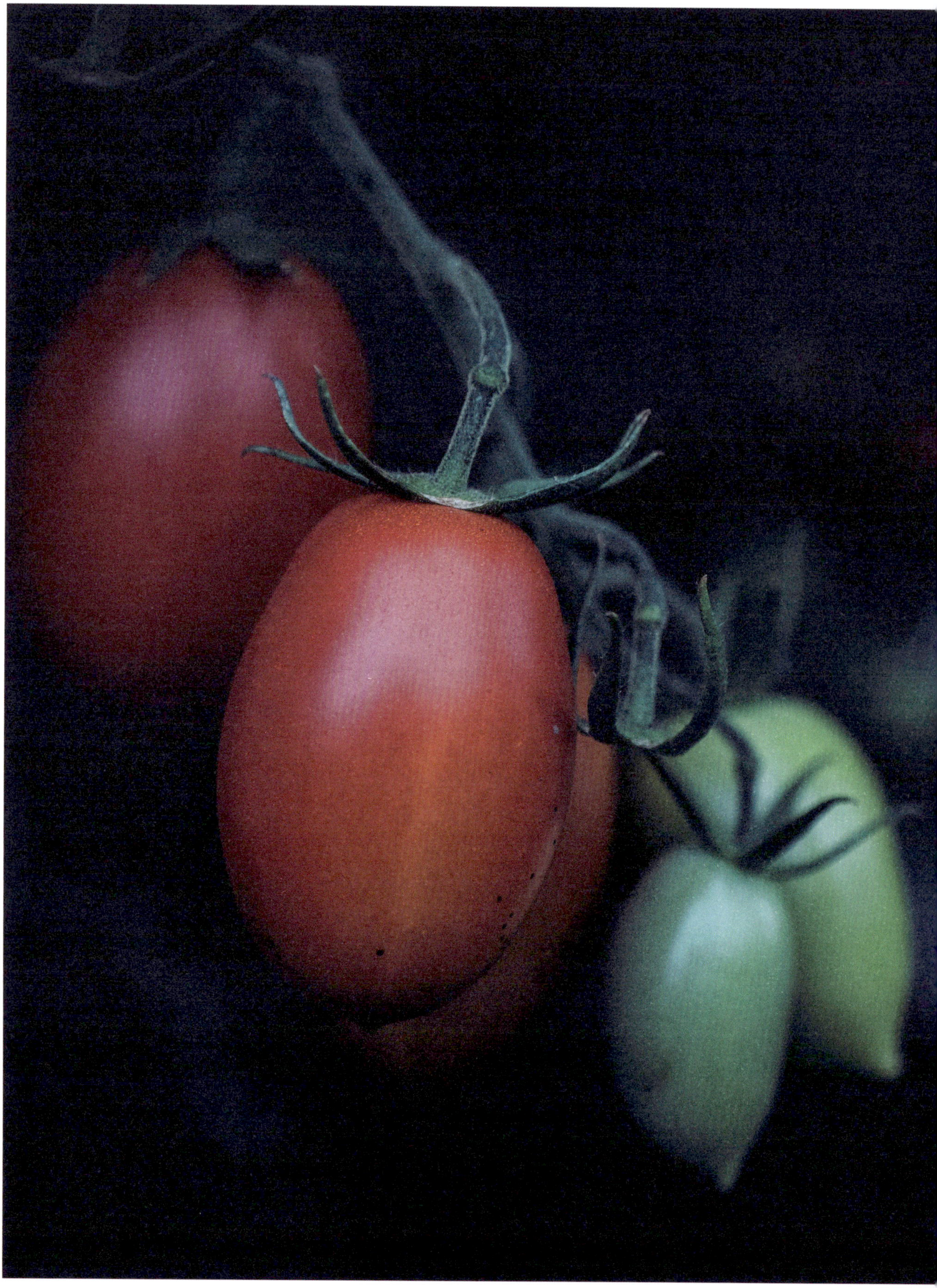

ABEND

Austernpilze mit *Kurkuma-Tomaten*sauce

Aromatische, sanft gewürzte Sauce, in der sich die Tiefe der Tomate mit der Wärme von Kurkuma und der zarten Struktur der Austernpilze verbindet.

Zutaten für 2 Portionen

1 Zwiebel
1 EL Kokosöl oder **Olivenöl** zum Anbraten
1 TL Tomatenmark
½ TL Kurkuma
400 g Austernpilze
200 ml Brühe
200 ml passierte Tomaten
Salz und Pfeffer, nach Geschmack
Optional: Ein Spritzer Tamari, etwas Chili oder **frische Kräuter**

Die Austernpilze in Stücke zupfen und in etwas Kokosöl bei hoher Hitze kurz kräftig anbraten, bis sie goldene Röstaromen entwickeln. Aus der Pfanne nehmen und beiseite stellen. Die Zwiebeln fein würfeln und bei mittlerer Hitze mit Kokos- oder Olivenöl glasig anschwitzen. Tomatenmark und Kurkuma einrühren und kurz anrösten, damit sich die Aromen öffnen. Mit Brühe und passierten Tomaten aufgießen und alles 10 bis 15 Minuten sanft köcheln lassen, bis eine aromatische, leicht gebundene Soße entsteht. Die Austernpilze wieder in die Pfanne geben und kurz erwärmen. Mit Salz und Pfeffer abschmecken, optional mit Tamari oder Chili verfeinern.

Heilwirkung

Austernpilze liefern Beta-Glucane, die das Immunsystem und die Abwehrkräfte stärken. Ihre Mineralstoffe unterstützen Stoffwechsel und Mikrozirkulation.
Kurkuma wirkt entzündungsregulierend, fördert die Leberfunktion und unterstützt zelluläre Reparaturprozesse.
Tomaten liefern Lycopin und Polyphenole, die als starke Antioxidantien wirken und Herz, Gefäße und Zellen schützen.
Die Kombination aus Wärme, Tiefe und antioxidativer Kraft wirkt ordnend, entlastend und stabilisierend.

Essenz

Würzige Mahlzeit, die Wärme und Tiefe vereint und den Körper von innen stärkt.

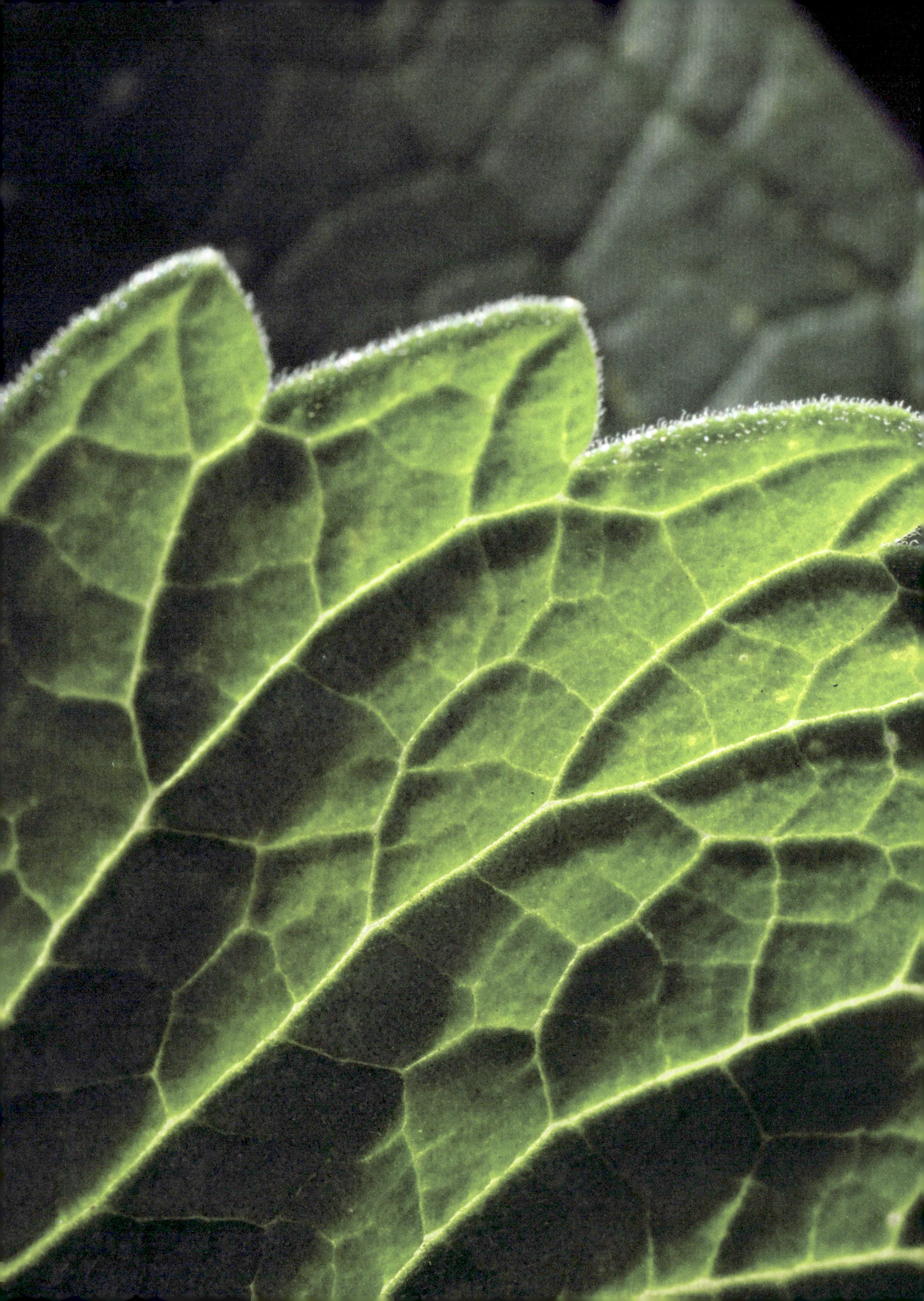

Melisse

Die Pflanze des klaren Geistes

Es gibt Phasen, in denen man sich gleichzeitig überreizt und doch erschöpft fühlt, ständig unter Strom ist und nur schwer zur Ruhe kommt. Die Gedanken kreisen unaufhörlich, der Schlaf ist unruhig und vielleicht plagen uns nervöse Magenprobleme.

Genau in diesen Momenten der Dysbalance kann die Melisse ihre heilsame Wirkung entfalten. Sie zeigt schon im Wuchs, welche Energie in ihr steckt. Sie ist eine feine, unscheinbare, zugleich zähe und robuste Staude mit breiten, herzförmigen Blättern, unverwüstlich und anpassungsfähig.

Sie beruhigt, ohne zu dämpfen, und belebt, ohne zu reizen. Ihre ätherischen Öle, Flavonoide und Phenolsäuren wirken antiviral, entspannend und antioxidativ. Sie schützt die Zellen vor oxidativem Stress, senkt Entzündungsmarker und stabilisiert das Nervensystem.

Melisse reguliert Verdauung und Herzrhythmus, gleicht hormonelle Schwankungen aus und fördert einen tiefen, erholsamen Schlaf. Sie wirkt wie ein adaptogener Regulator, harmonisiert Cortisol und schützt die Mitochondrien. Damit gehört sie zu den stillen Longevity Pflanzen, die nicht über Aktivierung, sondern über Beruhigung und Regulation auf das Nervensystems wirken.

Auf emotionaler Ebene bringt sie Ruhe in den Geist und Klarheit in überaktive Gedanken. Ihr zitroniger Duft sammelt die Sinne und führt zurück ins Körperbewusstsein.

Anwendung: Einen Teelöffel getrocknete Melissenblätter mit heißem Wasser übergießen, 10 Minuten ziehen lassen und langsam trinken.

Tipp: Melisse lässt sich wunderbar mit Zitronenscheiben, Himbeeren und Blaubeeren als Sommerdrink zubereiten – leicht, erfrischend und harmonisierend.

Melisse zeigt, dass Ruhe nicht Stillstand ist, sondern bewusste Bewegung in Frieden.

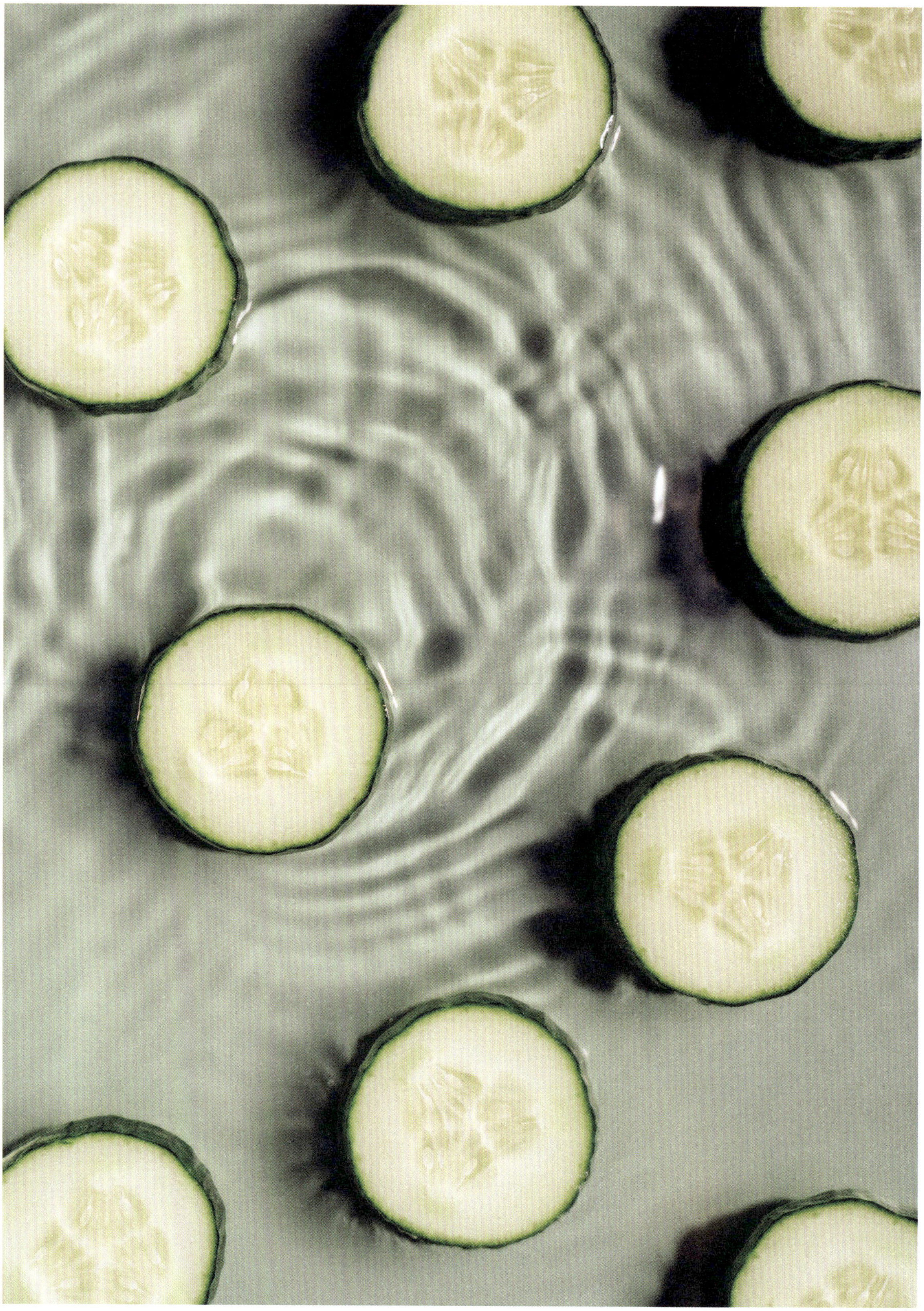

GETRÄNK

Sommer-Limo

Kühlendes Sommergetränk, das den Körper erfrischt, die Haut klärt und die Sinne weckt.

Zutaten für 2 Portionen

300 bis 350 ml stilles Quellwasser
1 Gurke
½ Glas Aloe Vera Gel oder **30–50 ml Aloe Vera Saft**
1 EL Zitronen- oder **Limettensaft**
eine Handvoll frische Minzblätter
optional: 1 TL Akazienhonig und **Eiswürfel**

Gurke in Stücke schneiden, Aloe Vera und Zitronen- oder Limettensaft vorbereiten. Alle Zutaten mit dem Quellwasser in den Mixer geben und pürieren. Nach Wunsch mit einem kleinen Löffel Honig abrunden oder mit Eiswürfeln kühlen. In ein Glas füllen und sofort genießen, damit die frischen Pflanzenstoffe ihre volle Wirkung entfalten.

Heilwirkung

Gurke kühlt, befeuchtet und unterstützt die feine Kapillardurchblutung, was das Hautbild klärt und ausgleicht.
Aloe Vera beruhigt die Schleimhäute, fördert die Verdauung und balanciert das innere Milieu.
Zitrone liefert Vitamin C, klärt das Blut und aktiviert die Zellatmung.
Minze wirkt kühlend und öffnet den Geist.

Essenz

Sommerliche Leichtigkeit, die kühlt, erfrischt und die Zellen hydriert.

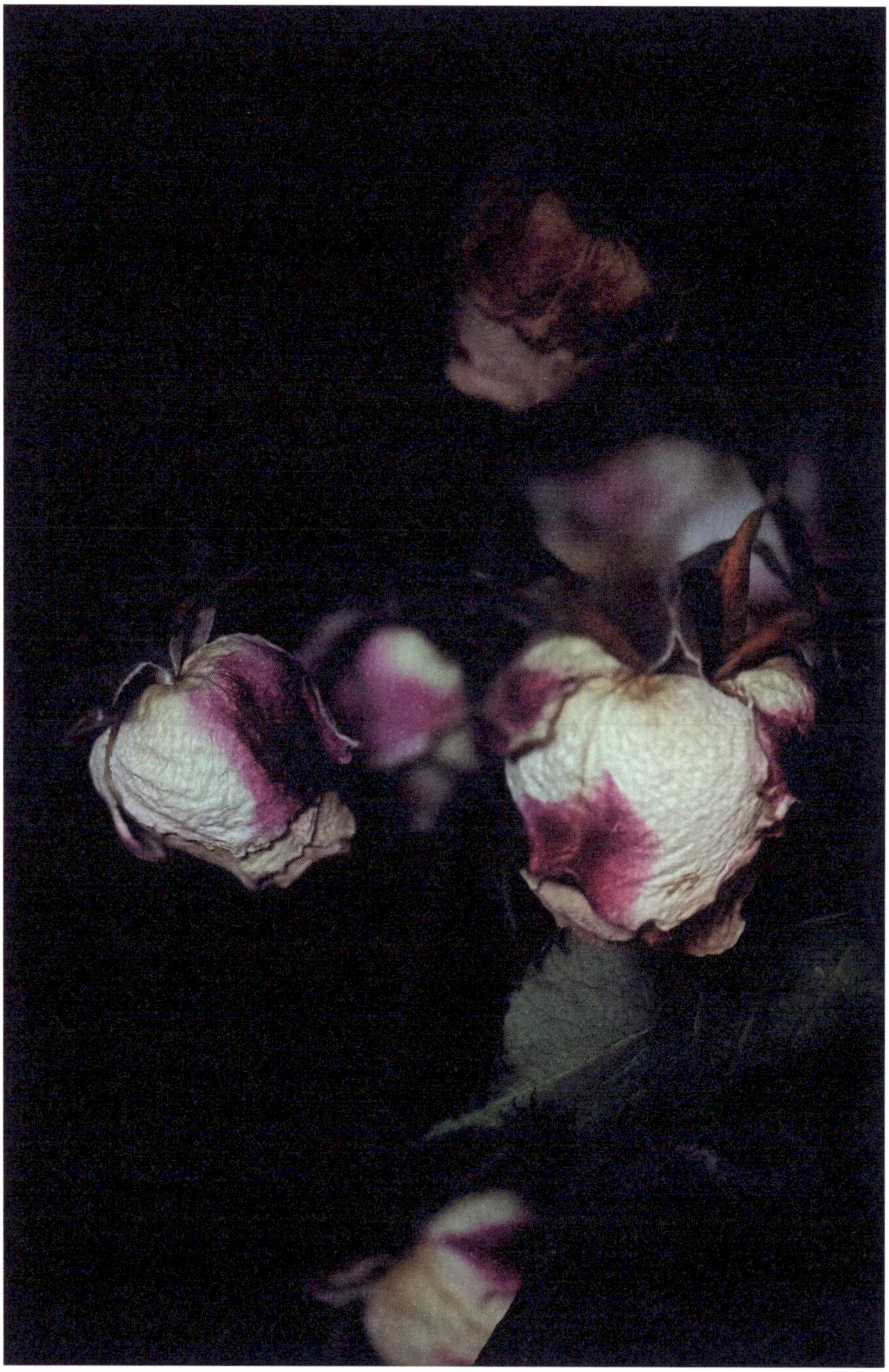

GETRÄNK

Doogh mit *Minze* und *Rosenblüten*

Ein klassisches, leicht sprudelndes Sommergetränk aus der persischen Tradition – kühlend, erfrischend und harmonisierend.
Doogh vereint Joghurt, Wasser, Minze und Salz zu einer sanften Komposition, die den Körper von innen beruhigt und neue Energie schenkt.

Zutaten

250 ml Joghurt (ab 3,5 % Fett)
250 ml kohlensäurehaltiges Wasser
1 TL getrocknete Pfefferminze oder **Dill**
eine kleine Prise Salz
getrocknete Rosenblätter zum Garnieren

Den Joghurt mit kohlensäurehaltigem Wasser glatt rühren, bis eine feine, leicht sprudelnde „fizzy" Konsistenz entsteht. Getrocknete Minze und Salz hinzufügen und kurz ziehen lassen. Kalt servieren und mit getrockneten Rosenblättern bestreuen.

Heilwirkung

Joghurt wirkt kühlend, hydratisierend und unterstützt die Balance des Mineralhaushalts. Er stärkt das Mikrobiom, beruhigt die Verdauung und liefert probiotische Kulturen.
Minze klärt, wirkt entzündungshemmend und bringt Frische.
Rosenblätter öffnen das Herz, wirken antioxidativ und harmonisierend.
Salz hilft, Elektrolyte zu stabilisieren und unterstützt die Flüssigkeitsaufnahme.

Tipp

Wenn du keine getrocknete Minze zu Hause hast, kannst du einfach den Inhalt eines Pfefferminz-Teebeutels verwenden – am besten in guter Bio-Qualität.

Essenz

Kühlend und harmonisierend. Ideal an heißen Tagen, um den Körper zu regenerieren und die Energie in Balance zu bringen.

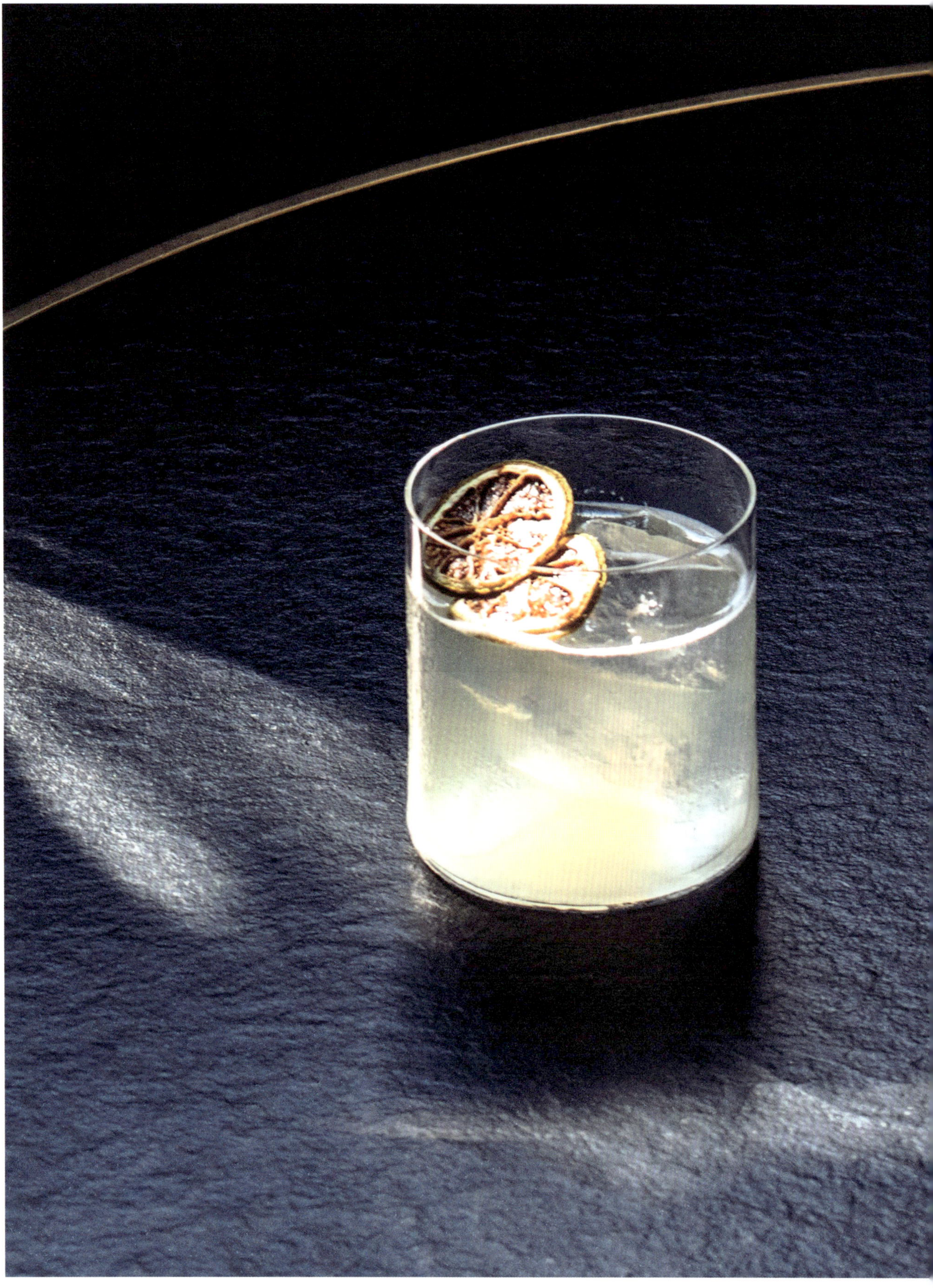

GETRÄNK

Kokoswasser mit *Holundersirup*

Erfrischendes, antioxidatives Sommergetränk mit klarer Leichtigkeit, das den Körper hydriert, innere Hitze ausgleicht und sanft Energie schenkt.

Zutaten

Holunderbeersirup:
20 bis 25 frische Holunderblütendolden
1 Liter Wasser
1 Bio Zitrone, in Scheiben
800 g Zucker oder Rohrohrzucker
optional: 10 g Zitronensäure für bessere Haltbarkeit

200 ml Kokoswasser
1 TL Holunderbeersirup
einige Blätter Minze

Holunderblüten vorsichtig ausschütteln, nicht waschen. Wasser aufkochen, kurz abkühlen lassen und über die Blüten und Zitronenscheiben gießen. Abgedeckt 24 Stunden ziehen lassen. Danach abseihen, Flüssigkeit mit Zucker und optional Zitronensäure langsam erhitzen, bis sich der Zucker vollständig gelöst hat. Heiß in saubere Flaschen füllen und gut verschließen.
Gekühlt und sauber abgefüllt mehrere Monate haltbar.

Kokoswasser mit Holunderbeersirup verrühren und kurz kalt stellen, damit sich die Aromen verbinden.
In ein Glas gießen, mit frischer Minze verfeinern und nach Wunsch ein paar Eiswürfel hinzufügen

Heilwirkung

Kokoswasser hydriert tief, füllt Elektrolyte auf und unterstützt die zelluläre Balance. Holunderbeeren liefern Anthocyane und Polyphenole, die das Immunsystem stärken und zellschützend wirken. Minze klärt den Geist, entspannt den Verdauungstrakt und bringt kühlende Yin-Qualität in heiße Sommertage.

Essenz

Lebendige Erfrischung, die Klarheit schafft, Hitze ausgleicht und den Körper leicht nährt, ein harmonisierender Sommerdrink für innere Ordnung.

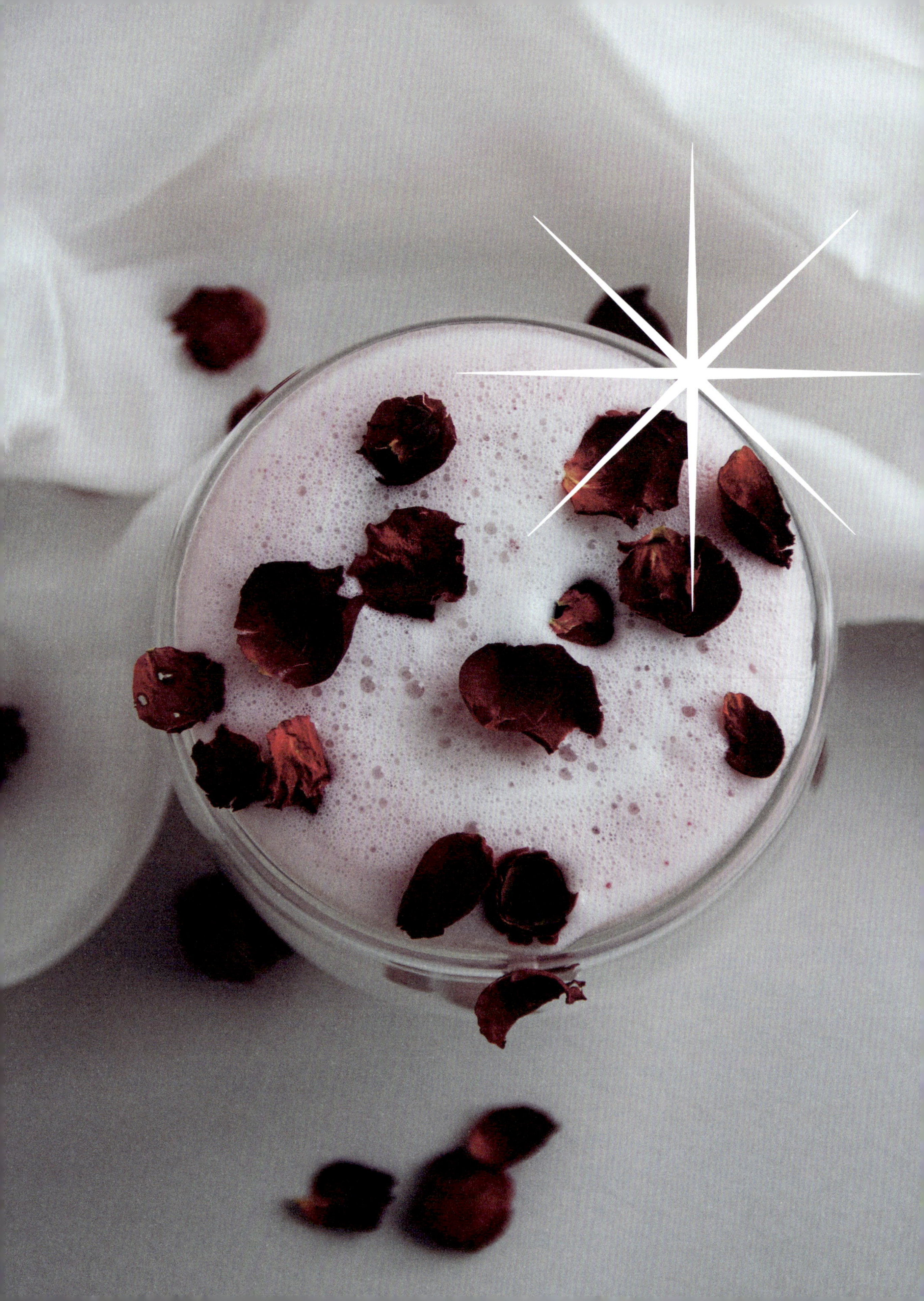

GETRÄNK

Rosen-Latte

Sanft, duftend und wohltuend – ein Getränk für Herz und Seele.

Zutaten

250 ml Mandelmilch, erwärmt

1 TL getrocknete Rosenblätter

Honig nach Geschmack

Die Rosenblätter mit heißem Wasser übergießen, kurz ziehen lassen und abseihen. Die warme Mandelmilch schaumig aufschlagen und mit dem Rosentee vermengen. Achtsam trinken und genießen.

Heilwirkung

Die Rose wirkt ausgleichend auf Herz und Nervensystem und bringt emotionale Klarheit. Ihre ätherischen Komponenten lösen innere Spannung und fördern Sanftheit und Öffnung im Brustraum. In Kombination mit der warmen Mandelmilch entsteht eine beruhigende, leicht nährende Qualität, die Körper und Geist harmonisiert.

Essenz

Ein feines Ritual, das dein Herz öffnet und den Körper wärmt.

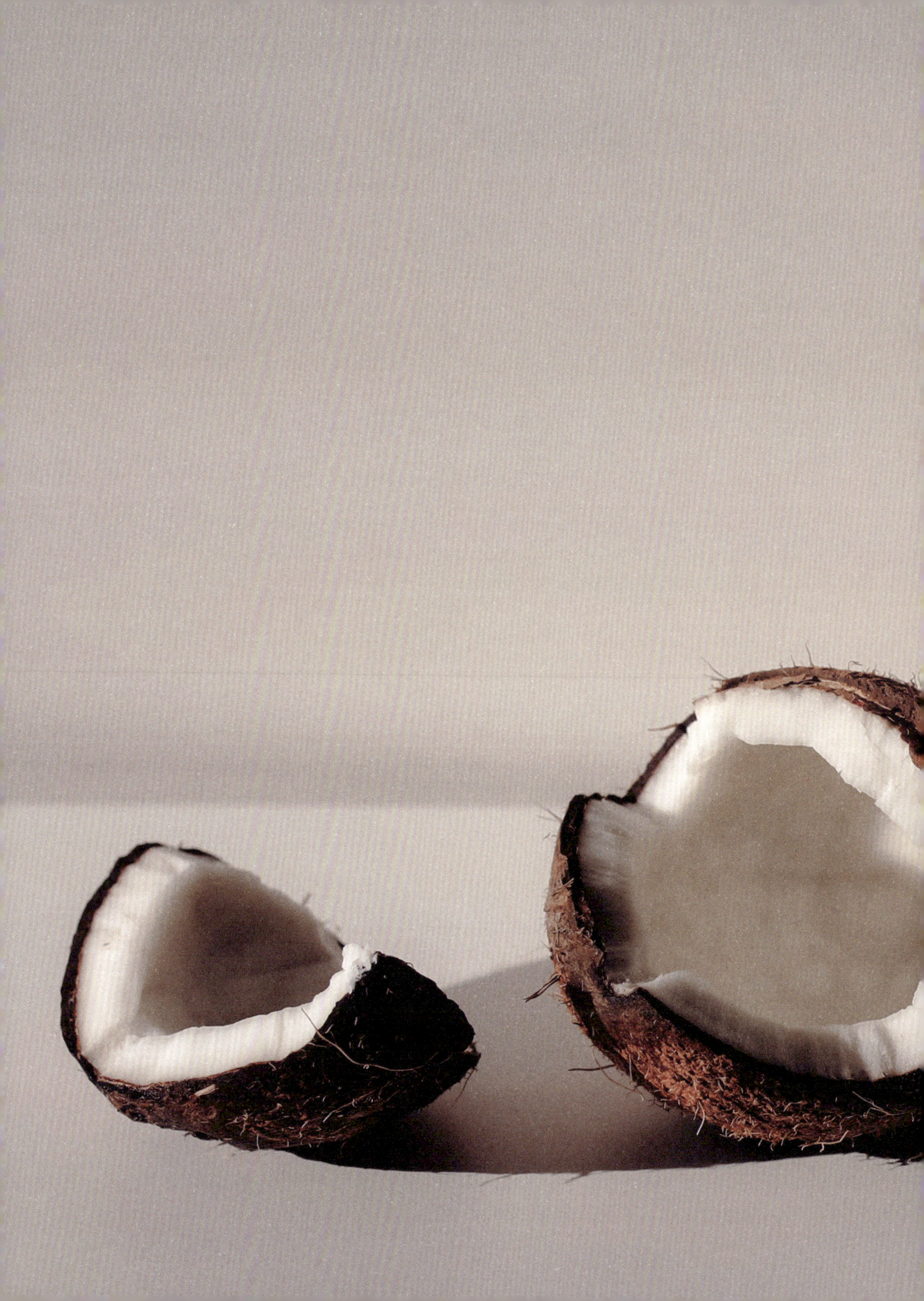

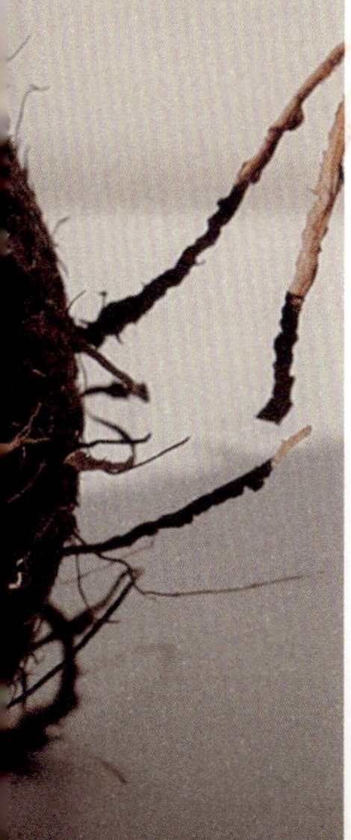

Kokoswasser

Das innere Meer

Die Kokospalme ist das Sinnbild tropischer Vitalität und Lebensfreude. Ihre Frucht, die Kokosnuss, ist eine Meisterleistung der Natur: Sie ist außen robust und birgt in ihrem Inneren klares, nährstoffreiches Wasser. Eine lebendige Flüssigkeit, die die Palme zum Wachstum benötigt. Diese Fülle und Reinheit, geschützt durch eine widerstandsfähige Schale, spiegelt die nährende und unterstützende Wirkung des Wassers auf unseren Körper wider.

Kokoswasser ist das Lebenselixier des Sommers. Es enthält Kalium, Magnesium, Natrium und Aminosäuren – ein elektrolytisches Gleichgewicht, das den Flüssigkeitshaushalt stabilisiert und die Zellen hydriert. Seine Zusammensetzung ähnelt dem Blutplasma, weshalb es in früheren Zeiten, sogar als Notfall-Infusionslösung verwendet wurde.

Physiologisch gleicht es den Verlust von Mineralien durch Hitze und Bewegung aus. Es unterstützt Herz, Muskeln und Nieren, hält den pH-Wert stabil und beugt Erschöpfung vor. Kokoswasser ist basisch und leicht süß, was es zu einem idealen Begleiter bei Entgiftung und Regeneration macht. Es kühlt, ohne zu dämpfen, und belebt, ohne zu stimulieren – eine seltene und wertvolle Balance.

Anwendung: Täglich ein Glas pur oder mit Zitronensaft und Beeren gemischt trinken.

Tipp: Kokoswasser in Eiswürfelformen einfrieren – so bleiben seine Mineralstoffe frisch und können bei Bedarf jedem Getränk beigegeben werden.

Kokoswasser hydratisiert tief, klärt den Kopf und bringt Frische in ein erschöpftes System.

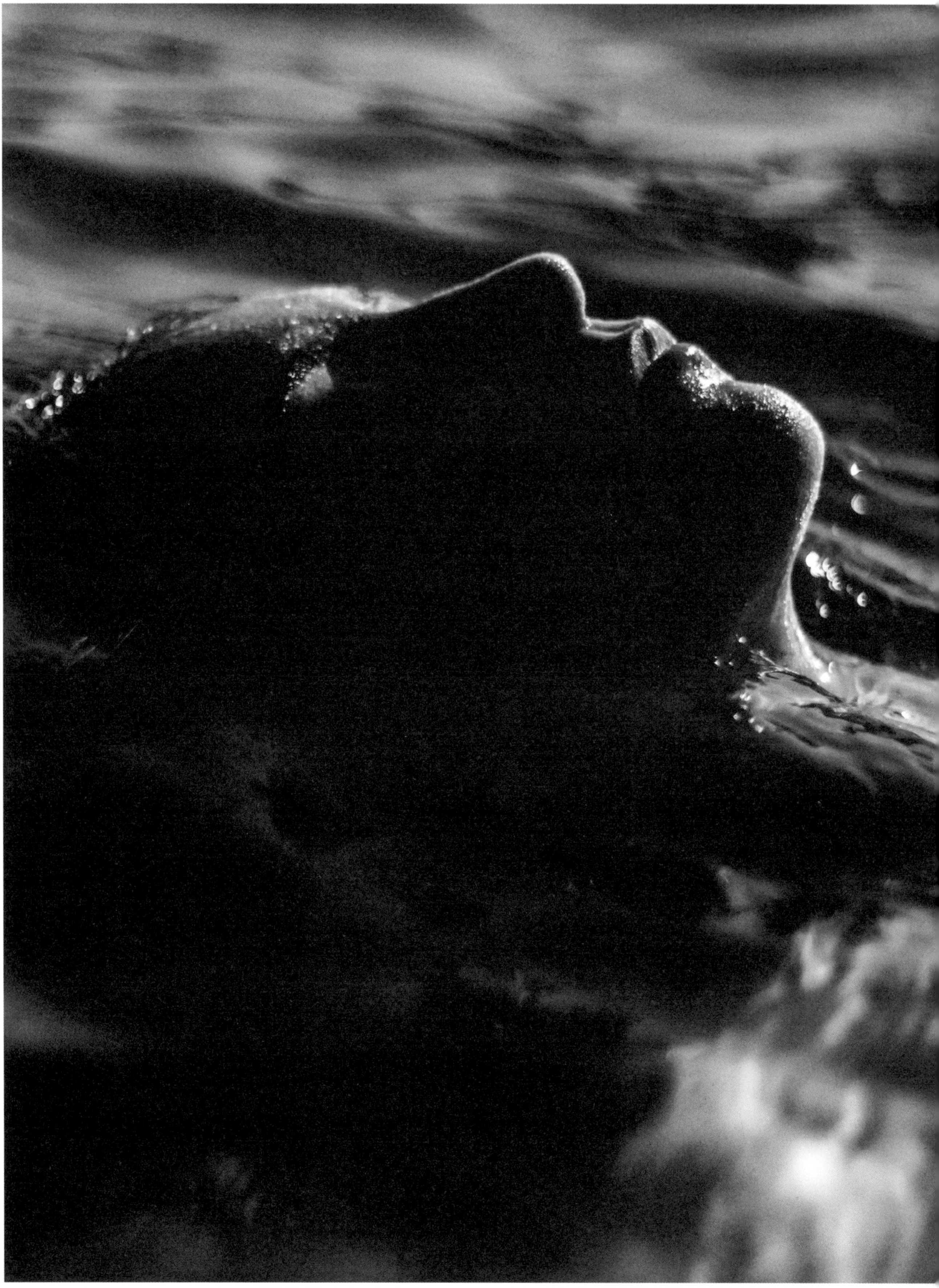

RITUAL

Die Kunst der inneren *Kühlung*

Der Sommer bringt Licht, Hitze und Feuer. Damit dieses Feuer uns stärkt und nicht verbrennt, braucht es Balance. Dieses Ritual ist eine Einladung zur Abkühlung – nicht nur körperlich, sondern vor allem seelisch.

Zutaten

Eine Schale kühles Wasser
Ein Spritzer Kokoswasser
Frische Rosenblätter
Eine Tasse lauwarmer Melissentee
oder **ein Glas Kokoswasser**
Etwas Aloe Vera-Gel

Bereite eine große Schale mit kühlem Wasser, einem Spritzer Kokoswasser und einigen frischen Rosenblättern

Ritual

Lege deine Hände hinein, spüre, wie die Haut das Wasser trinkt, wie die Wärme sich löst. Diese einfache Berührung reguliert über Thermorezeptoren das Nervensystem, senkt Puls und Cortisol, öffnet Raum für Klarheit.

Danach trinke langsam eine Tasse lauwarmen Melissentee oder ein Glas frisches Kokoswasser. Beide kühlen von innen, stabilisieren den Flüssigkeitshaushalt und wirken leicht basisch. Atme ruhig, nimm den Duft des Sommers wahr.

Zum Abschluss trage etwas Aloe-Gel auf Gesicht und Nacken auf. Es kühlt, spendet Feuchtigkeit und erinnert die Haut an ihre Fähigkeit, sich selbst zu regulieren. Bleib danach noch einen Moment in Stille.
Fühle, wie der Körper sich neu ordnet, wie das Licht in dir weicher wird.

Dieses Ritual lehrt, im Licht zu bleiben, ohne auszubrennen.

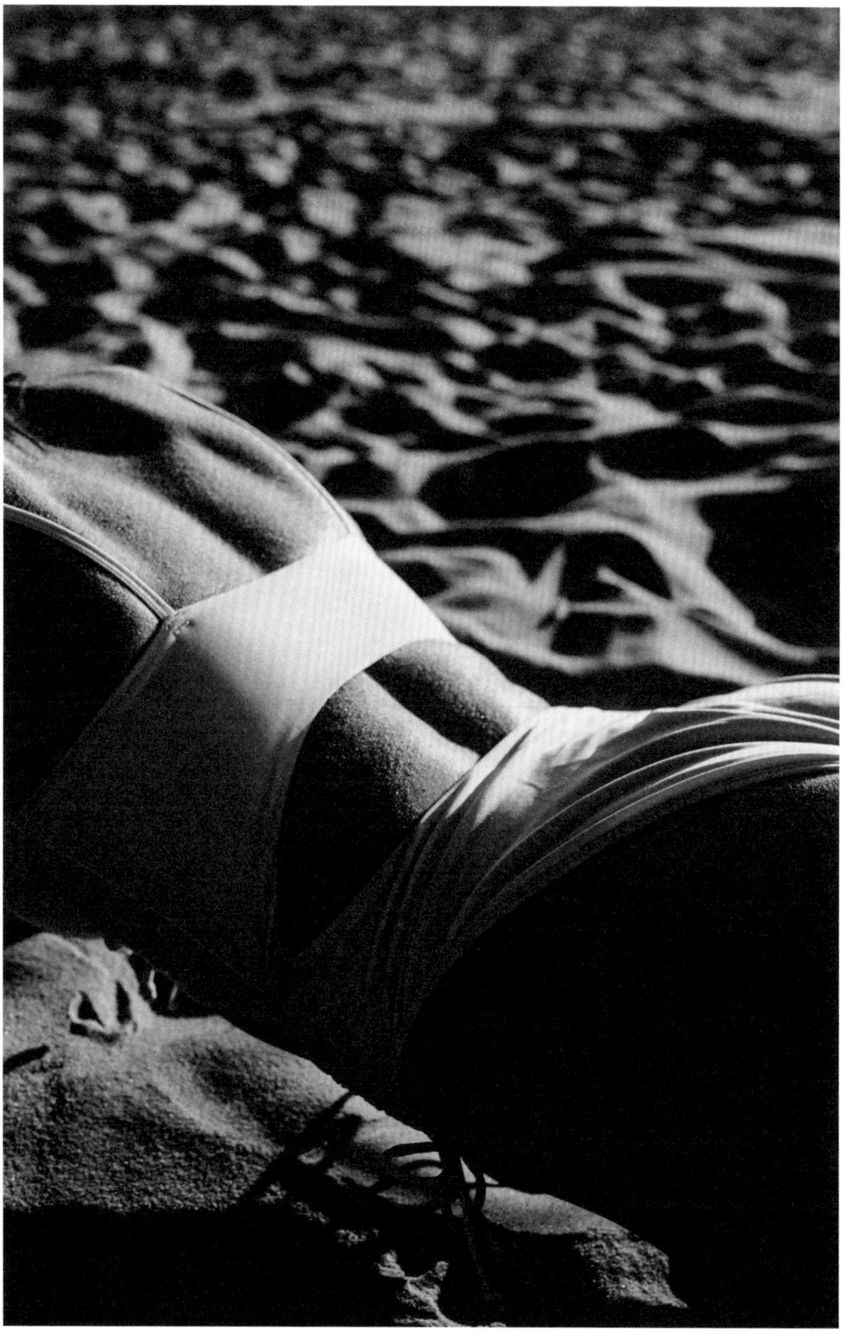

BEAUTY HACK

Natürliches After-Sun-Gel mit *Aloe Vera* und *Gurke*

Nach intensiver Sonne braucht die Haut Feuchtigkeit, Mineralstoffe und Schutz. Dieses Gel aus Aloe Vera und Gurke ist eine natürliche After-Sun-Pflege, die die Hautbarriere regeneriert, Entzündungen lindert und Zellen schützt.

Zutaten

Eine halbe Gurke

2 EL reines Aloe-Vera-Gel aus dem Bio-Laden oder direkt aus der Pflanze

Zur Herstellung eine halbe Gurke fein pürieren, durch ein Tuch abseihen und den Saft mit 2 Esslöffeln reinem Aloe-Gel mischen. Im Kühlschrank aufbewahren und innerhalb von zwei Tagen verbrauchen.

Anwendung

Nach dem Sonnenbad großzügig auf Gesicht, Hals und Schultern auftragen.
Das Gel zieht rasch ein, kühlt und hinterlässt ein samtiges Gefühl. Die Haut beruhigt sich, Rötungen klingen ab, der Teint bleibt klar und frisch.
Für einen stärkeren Effekt kann das Gel als Maske verwendet werden: auftragen, 10 Minuten einwirken lassen, sanft abnehmen.

Aloe liefert Polysaccharide, Enzyme und Aminosäuren, die die Kollagenbildung fördern. Gurke enthält Kieselsäure, Kalium und Vitamin C – sie kühlt, bindet Wasser und stärkt das Bindegewebe.

Tipp

Das After-Sun-Gel als Eiswürfel einfrieren und bei Bedarf verwenden.

Dieses Sommer-Gel nährt, indem es erinnert – an die Intelligenz des Körpers, Balance zu halten.

Herbst

Erdung
Geborgenheit
Fülle
Stärkung

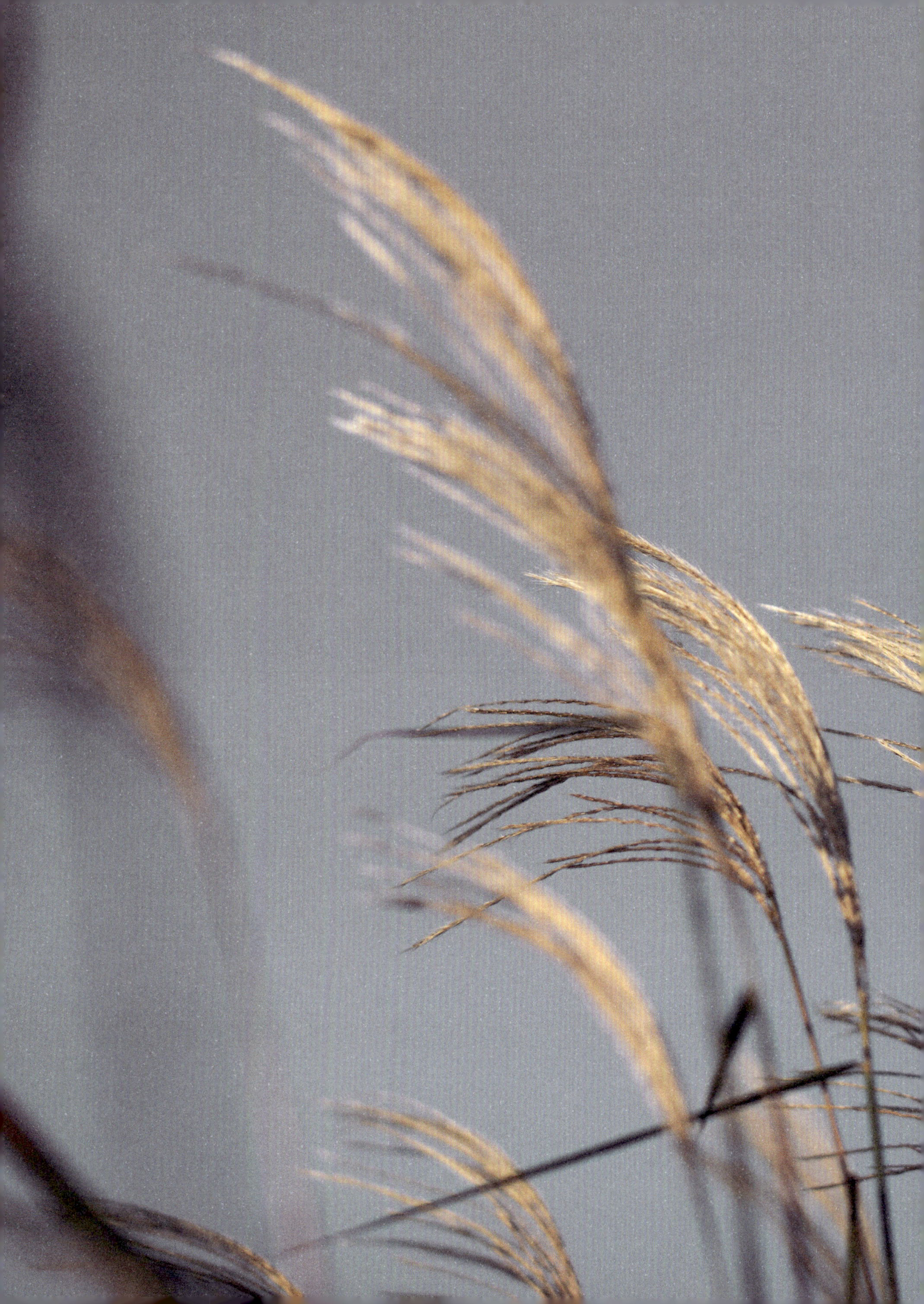

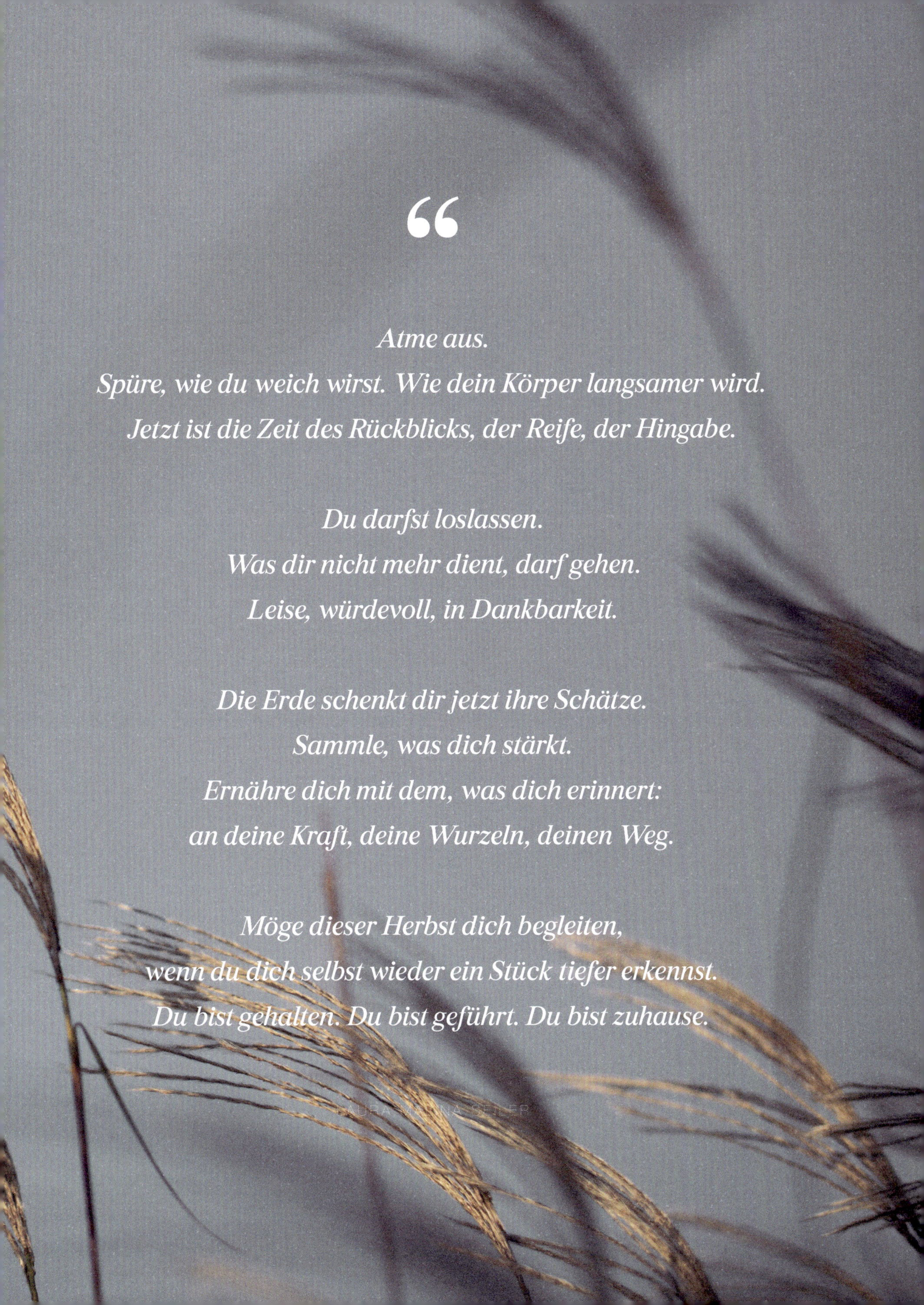

“

Atme aus.
Spüre, wie du weich wirst. Wie dein Körper langsamer wird.
Jetzt ist die Zeit des Rückblicks, der Reife, der Hingabe.

Du darfst loslassen.
Was dir nicht mehr dient, darf gehen.
Leise, würdevoll, in Dankbarkeit.

Die Erde schenkt dir jetzt ihre Schätze.
Sammle, was dich stärkt.
Ernähre dich mit dem, was dich erinnert:
an deine Kraft, deine Wurzeln, deinen Weg.

Möge dieser Herbst dich begleiten,
wenn du dich selbst wieder ein Stück tiefer erkennst.
Du bist gehalten. Du bist geführt. Du bist zuhause.

LAURA MARINA SEILER

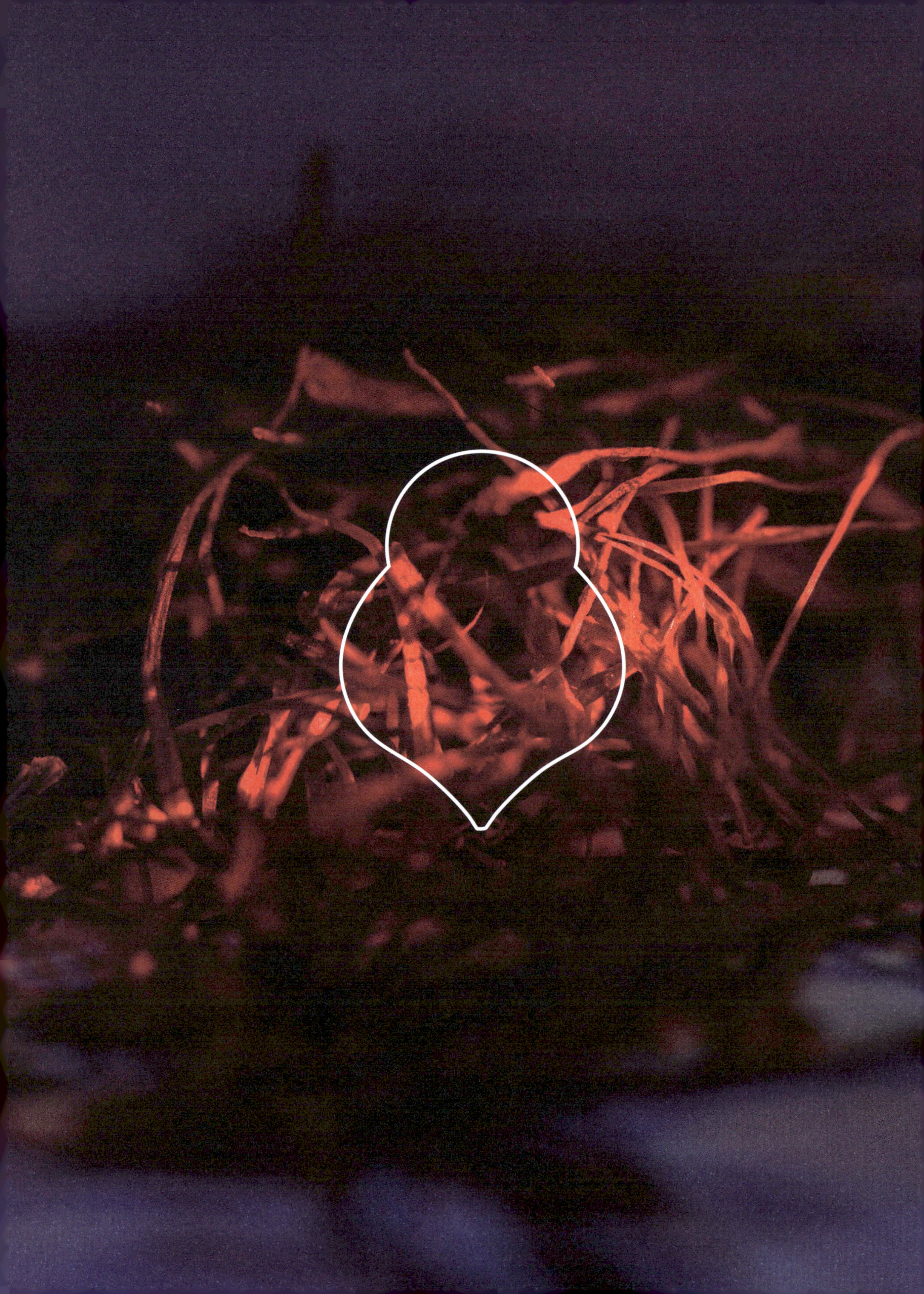

MORGEN

Safran-Rührei

Ein goldener Beginn des Tages – wärmend, ausgleichend und harmonisierend.
Für einen zentrierten Geist, gestärkte Nerven und neue Energie an grauen Tagen.

Zutaten für 1 Portion

3 Eier
2 EL Pflanzenmilch oder **Wasser**
5-8 Safranfäden
1 TL Butter oder **Ghee**
zum Anbraten
etwas Salz
frisch gemahlener Pfeffer

Safranfäden in einem kleinen Mörser zerreiben und mit 1 EL heißem Wasser übergießen, 10 Minuten ziehen lassen.
Eier mit Pflanzenmilch, Salz und Pfeffer verquirlen und den Safran samt Flüssigkeit dazugeben.
Butter oder Ghee in einer Pfanne erhitzen, die Eimasse hineingeben und bei mittlerer Hitze langsam stocken lassen, bis sie cremig ist.
Leicht umheben und sofort servieren.

Heilwirkung

Eier liefern hochwertiges Eiweiß, Lecithin und B-Vitamine, die Gehirn und Zellgesundheit unterstützen.
Safran wirkt stimmungsaufhellend, beruhigt das Nervensystem und enthält starke Antioxidantien.
Butter oder Ghee versorgen den Körper mit wertvollen Fettsäuren, fördern die Aufnahme fettlöslicher Vitamine und wirken aufbauend.

Essenz

Das Safran-Rührei schenkt Kraft, Fokus und Licht für Körper und Geist.

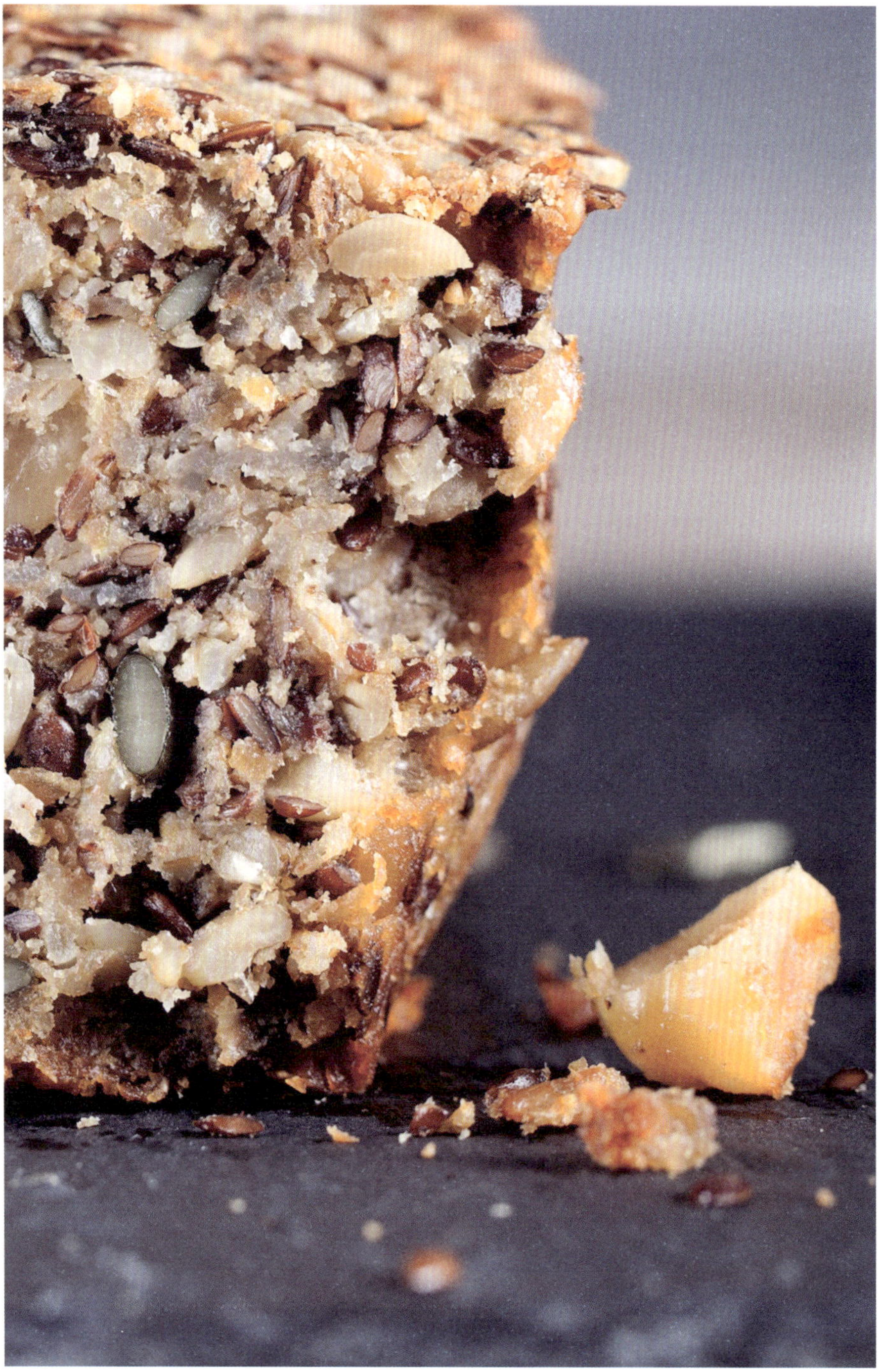

MORGEN

Life Changing *Bread*

Kerniges, ballaststoffreiches Brot, das Kraft und Stabilität schenkt. Ideal als Grundlage für den Tag – pur, mit Avocado, Mandelmus oder gedünstetem Gemüse.

Zutaten für 1 Brot

100 g Sonnenblumenkerne
80 g Leinsamen
80 g gehackte Haselnüsse oder **Mandeln**
150 g Haferflocken (glutenfrei)
2 EL Chiasamen
4 EL Flohsamenschalen
1 TL Salz
1 EL Ahornsirup oder **Reissirup**
3 EL Kokosöl, geschmolzen
350 ml lauwarmes Wasser

Alle trockenen Zutaten in einer Schüssel vermengen. Ahornsirup, Kokosöl und Wasser hinzufügen, gut verrühren und 2 Stunden quellen lassen, bis die Masse fest wird.
In eine mit Backpapier ausgelegte Kastenform geben und glattstreichen.
Bei 180 °C etwa 50–60 Minuten backen, bis das Brot goldbraun ist.
Vor dem Anschneiden vollständig auskühlen lassen.

Heilwirkung

Dieses Brot stärkt den Darm, liefert wertvolle Fettsäuren und unterstützt die Zellerneuerung. Es fördert eine gesunde Verdauung, liefert wichtige Mineralien und wirkt ausgleichend auf den Blutzucker.
Hafer und Leinsamen wirken entzündungshemmend und senken den Cholesterinspiegel.
Flohsamenschalen fördern eine gesunde Verdauung und binden Schadstoffe.
Nüsse und Samen liefern Eiweiß, Zink und Magnesium, stärken das Immunsystem und nähren die Zellen.

Essenz

Ein Brot voller Kraft, Mineralien und Ruhe.
Ein toller Begleiter in der kalten Jahreszeit.
Es stärkt die Mitte und Ausdauer, schenkt Balance und versorgt den Körper nachhaltig mit Energie.

Wärme und
Leichtigkeit –
Nahrung,
die Körper
und Seele
verbindet.

MORGEN

Guacamole auf *Buchweizen*brot

Frisch, weich und voller Lebenskraft, eine grüne Mousse, die Körper und Geist nährt, innere Balance fördert und die Zellen schützt.

Zutaten für 1 Portion

1 reife Avocado
Saft einer ½ Limette
1 kleine Knoblauchzehe oder
1 kleine Schalotte (je nach Geschmack, fein gehackt)
etwas rote Chiliflocken
etwas Salz und Pfeffer
1–2 Scheiben Buchweizenbrot

Avocado halbieren, entkernen und das Fruchtfleisch mit einer Gabel fein zerdrücken.
Mit Limettensaft, Salz, Pfeffer und Chiliflocken vermengen.
Nach Belieben Knoblauch oder Zwiebel hinzufügen.
Kurz ziehen lassen, damit sich die Aromen verbinden.
Die Guacamole auf Buchweizenbrot (Rezept Seite 42) streichen und sofort servieren.

Heilwirkung

Avocado liefert Omega-9-Fettsäuren, Vitamin E und Kalium, und stärkt somit Zellmembranen, Nerven und Herz.
Limette ist reich an Vitamin C und Flavonoiden, wodurch sie Leber und Stoffwechsel unterstützt.
Chili aktiviert den Kreislauf, Knoblauch und Zwiebel wirken antibakteriell und immunstärkend.
Buchweizenbrot ist glutenfrei, eiweißreich und enthält Rutin, das Gefäße und Bindegewebe stärkt.

Essenz

Ein Frühstück voller Vitalität, Klarheit und Frische.
Es verbindet Wärme und Leichtigkeit – Nahrung, die Körper und Seele jung hält.

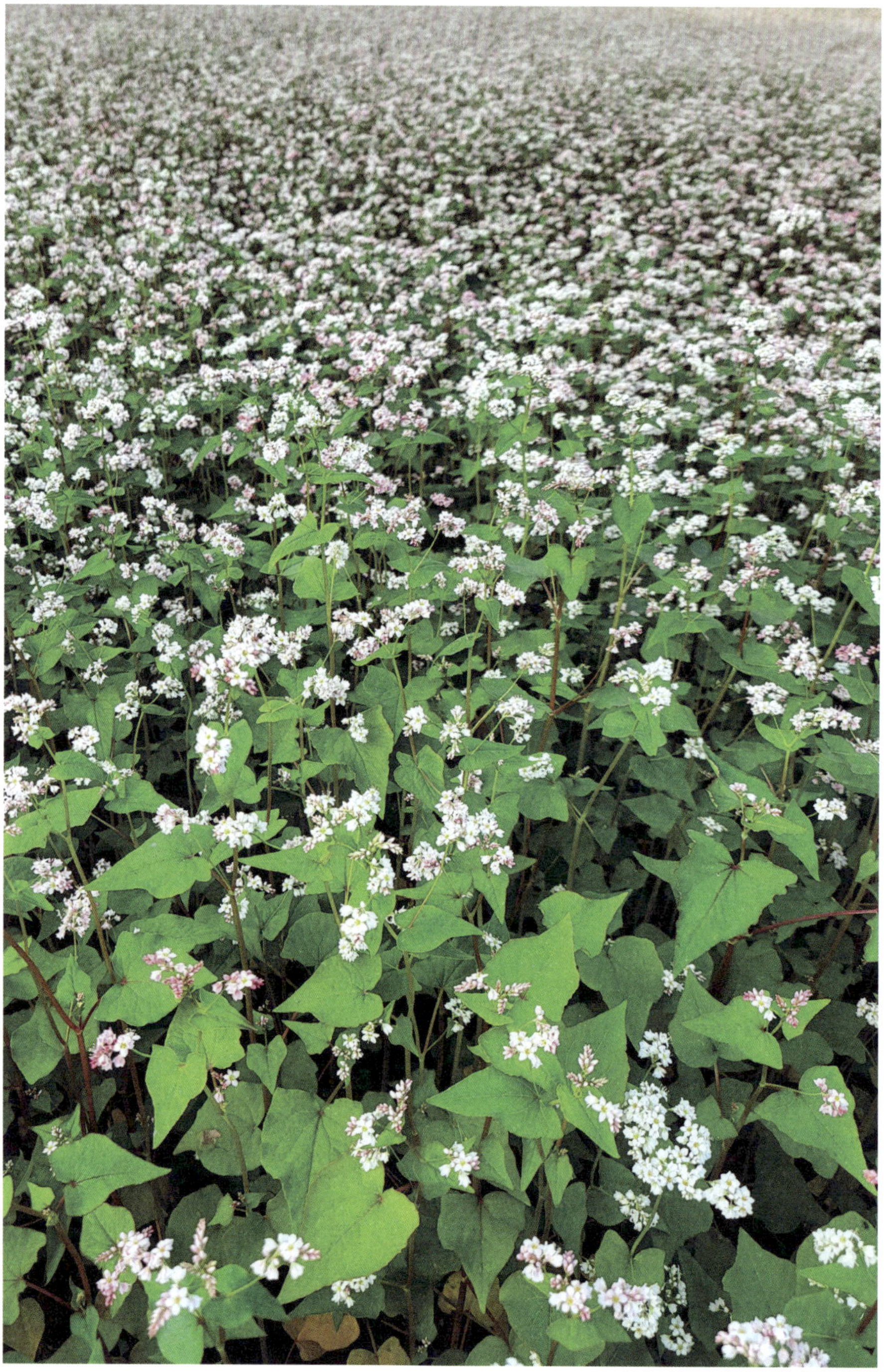

MORGEN

Buchweizen-Porridge

Sättigend, voller Ruhe und Ausdauer – ein sanfter Start in den Tag.

Zutaten für 1 Portion

80 g Buchweizengrütze oder **geschälter Buchweizen**

250 ml Pflanzenmilch (z. B. Mandel-, Hafer- oder Reismilch)

1 Dattel oder **1 TL Honig**

1 Prise Zimt

1 Prise Vanille

eine Prise Salz

optional: **gehackte Walnüsse, Apfelstücke** oder **Beeren** zum Garnieren

Buchweizen unter fließendem Wasser gut abspülen.
Mit Pflanzenmilch, Zimt, Vanille und Salz aufkochen und bei niedriger Hitze etwa 10–15 Minuten köcheln, bis der Brei cremig ist.
Zum Schluss die fein geschnittene Dattel oder den Honig unterrühren.
Mit Walnüssen, Apfelstücken oder Beeren servieren.

Heilwirkung

Buchweizen ist reich an hochwertigem Eiweiß, Magnesium und Zink, stärkt Gefäße und Zellwände und wirkt entzündungshemmend.
Er stabilisiert den Blutzucker und schenkt nachhaltig Energie.
Zimt und Vanille wärmen, harmonisieren den Stoffwechsel und regulieren die Verdauung.
Datteln liefern natürliche Süße, beruhigen Nerven und füllen Mineralstoffspeicher auf.

Essenz

Ein warmes Frühstück für Energie, Ruhe und Stabilität.
Ideal, um den Tag im Gleichgewicht und mit klarer, zentrierter Kraft zu beginnen.

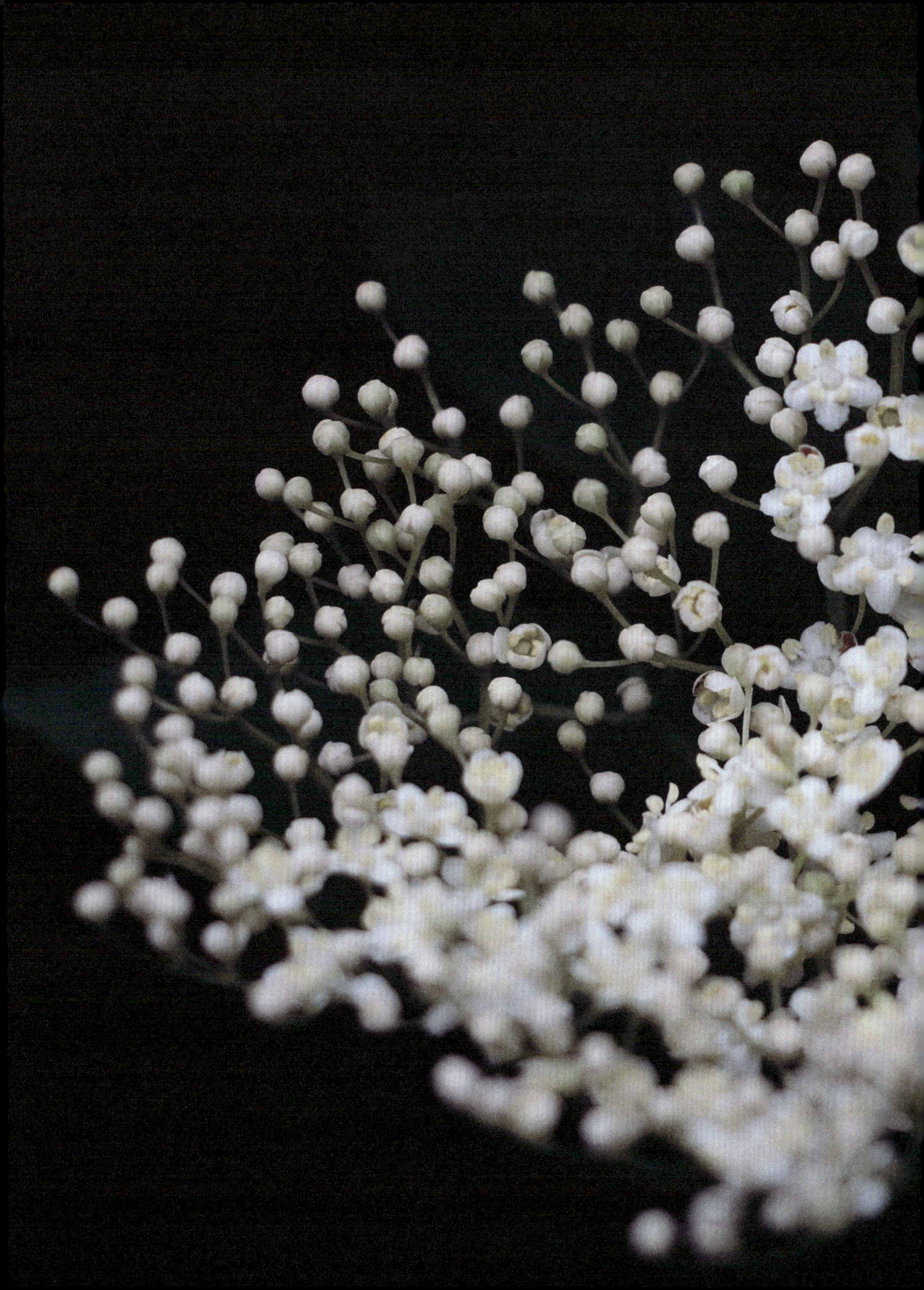

Holunder

Die Pflanze des Schutzes und der Regeneration

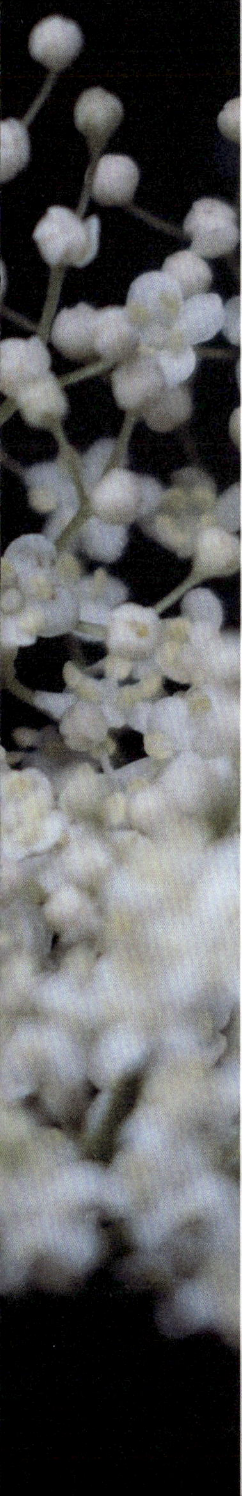

Die Tage werden kürzer und wir spüren, wie unsere Abwehrkräfte nachlassen. Vielleicht kündigt sich ein Infekt an oder wir fühlen uns innerlich ungeschützt.

Zeit für den Holunder, denn er ist mehr als ein Strauch. Er ist eine Präsenz. Seit Jahrhunderten gilt er als Beschützer des Hauses und Symbol mütterlicher Kraft. Man pflanzte ihn in Hofnähe, weil man glaubte, in seinem Schatten wohne der Geist der Fürsorge. Auch heute trägt er diese Qualität: Er schützt, stärkt und gleicht aus.

Sein tiefdunkler Muttersaft, direkt aus den Beeren gepresst, ist eines der kraftvollsten Tonika für den Herbst. Er reguliert, senkt Stresshormone und aktiviert das Immunsystem. Holunderbeeren sind reich an Anthocyanen, Flavonoiden, Polyphenolen und Vitamin C – Verbindungen, die Zellen vor oxidativem Stress schützen, Mitochondrien stabilisieren und Regeneration fördern. Die Anthocyane stärken Gefäße, Herz und Kreislauf.

Auch seine antiviralen und antibakteriellen Wirkstoffe wirken tief. Holunder unterstützt den Körper beim Abwehren von Infekten, löst festsitzende Sekrete, senkt Fieber und fördert das Schwitzen.

Emotional schenkt er Ruhe, Halt und Vertrauen. Seine Energie ist mütterlich und tragend. In Phasen der Erschöpfung stärkt er die Nerven und erinnert daran, dass Heilung mit Geborgenheit beginnt.

Anwendung: Zwei bis drei Esslöffel reinen Holundersaft täglich trinken, pur oder in warmem Wasser mit Honig.

Tipp: Holunder lässt sich wunderbar mit Zimt oder Thymian kombinieren – eine wärmende Mischung, die stärkt und klärt.

Holunder nährt, was erschöpft ist, und schenkt Lebenskraft aus der Tiefe.

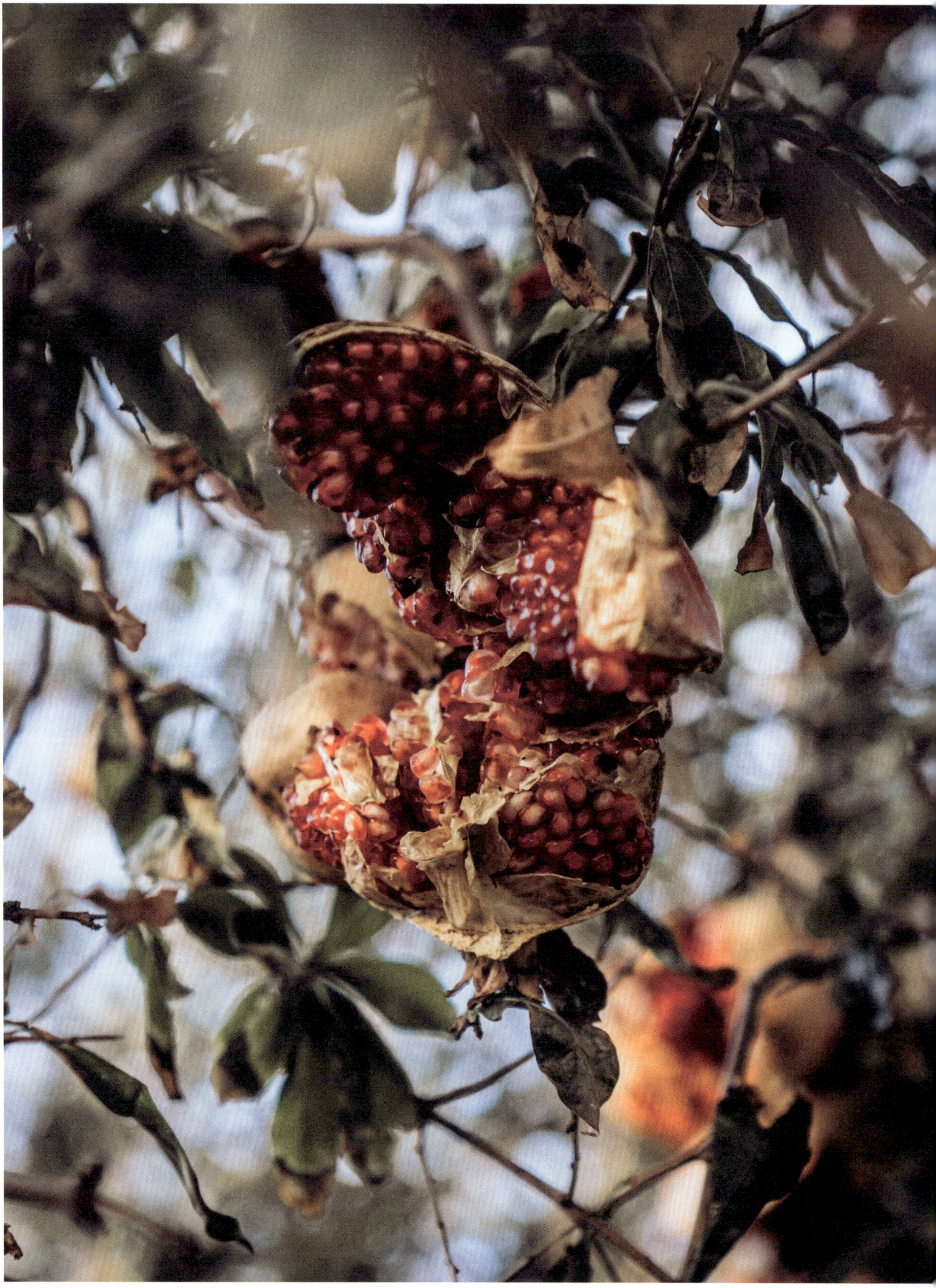

MITTAG

*Sellerie*schnitzel auf *Feld-salat* mit *Granatapfelkernen*

Zart-knusprig gebratene Selleriescheiben treffen auf knackigen Feldsalat und frische Granatapfelkerne – ein leichtes, erdendes Mittagessen.

Zutaten für 2 Portionen

1 mittelgroße Sellerieknolle (ca. 600–800 g)
2 EL Kichererbsenmehl
2 EL Reismehl
½ TL Kurkuma
Salz nach Geschmack
Pfeffer nach Geschmack
Kokosöl zum Anbraten

Feldsalat:
2 große Hände voll Feldsalat
1–2 TL Zitronensaft
1–2 TL Olivenöl
Salz nach Geschmack
3-4 EL Granatapfelkerne

Die Sellerieknolle schälen und in etwa 1 Zentimeter dicke Scheiben schneiden. Kichererbsenmehl, Reismehl, Kurkuma, Salz und Pfeffer zu einer feinen Mehlmischung verrühren. Die Selleriescheiben darin wenden, bis sie gleichmäßig umhüllt sind, und in Kokosöl von beiden Seiten goldbraun anbraten. Währenddessen den Feldsalat waschen, trocken schütteln und mit Zitronensaft, Olivenöl und etwas Salz mischen. Den Salat auf Tellern anrichten, die warmen Sellerieschnitzel darauflegen und mit Granatapfelkernen servieren.

Heilwirkung

Sellerie liefert Mineralstoffe wie Kalium und Natrium, unterstützt Leber und Nieren und bringt eine regulierende, erdende Wirkung in den Stoffwechsel. Die Knolle stärkt die Verdauung und fördert eine klare, geordnete Magen-Darm-Aktivität. Granatapfelkerne wirken durch ihre Polyphenole zellschützend, verbessern die Mikrozirkulation und stärken Gefäße und Blutqualität. Kurkuma reguliert entzündliche Prozesse und unterstützt die Leberfunktion – hilfreich besonders in der herbstlichen Übergangszeit.

Essenz

Ein klärendes Herbstgericht, das Blut und Stoffwechsel stärkt und den Körper in eine ruhige, tragende Energie führt.

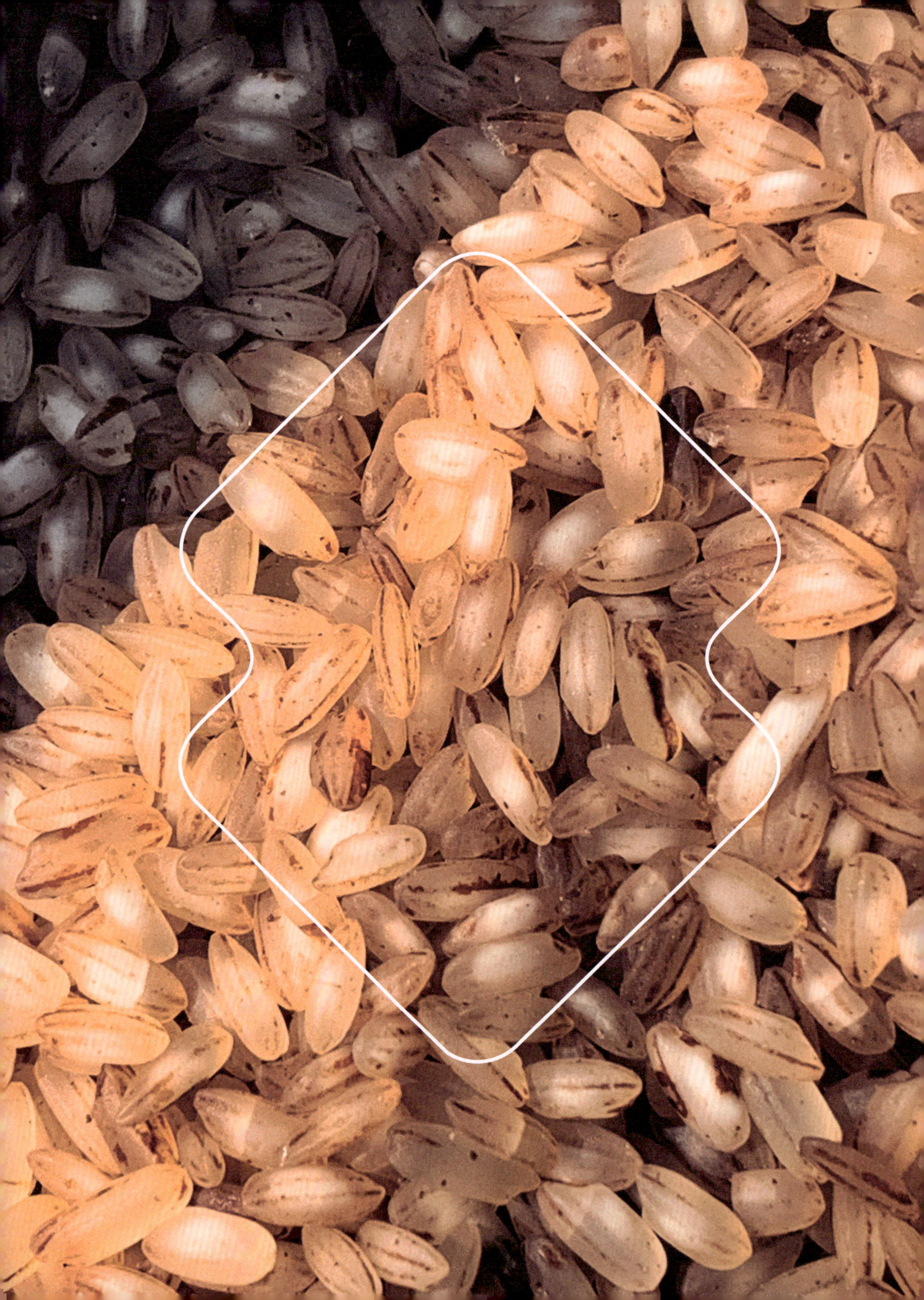

MITTAG

Geshniz-Suppe

Aromatische Kräutersuppe mit Rundkornreis aus der persischen Heiltradition, die den Körper entlastet, nährt und sanfte Kraft für die Herbst- und Winterzeit schenkt.

Zutaten für 2 Portionen

1 kleine Zwiebel
1 EL Kokosöl zum Anbraten
70 g Rundkornreis
800 ml Wasser oder **milde Gemüsebrühe**
1 Bund frischer Koriander
1 TL getrockneter Bockshornklee (Shanbalileh)
eine Prise Kurkuma
etwas Salz
frisch gemahlener Pfeffer
1 Schuss Olivenöl zum Servieren
getrocknete Rosenblätter zum Garnieren
Optional: etwas Blattspinat, rote Linsen oder **Kichererbsen** – für zusätzliche Nährstoffe und pflanzliches Eiweiß.

Zwiebel fein würfeln und in Kokosöl glasig anschwitzen. Den Rundkornreis zugeben, kurz umrühren und mit Wasser oder einer milden Gemüsebrühe aufgießen. Die Suppe etwa 25–30 Minuten sanft köcheln lassen, bis der Reis weich ist. Koriander fein hacken und zusammen mit Bockshornklee und Kurkuma in die Suppe geben. Fünf Minuten ziehen lassen, mit Salz und Pfeffer abschmecken und anschließend mit einem Schuss Olivenöl verfeinern. Warm servieren und mit getrockneten Rosenblättern bestreuen.

Heilwirkung

Koriander und Bockshornklee liefern Chlorophyll, Polyphenole und ätherische Öle, die antioxidativ wirken, Leber und Blut entlasten und die Verdauung regulieren. Ihre Pflanzenstoffe unterstützen körpereigene Entgiftungsprozesse und beruhigen das Nervensystem.
Rundkornreis stärkt die Mitte, balanciert Yin und Yang und schenkt gleichmäßige, ausgleichende Energie.
Kurkuma reguliert entzündliche Prozesse, unterstützt die Leberfunktion und fördert die Zellerneuerung.
Der abschließende Schuss Olivenöl liefert antioxidative Fettsäuren, schützt die Gefäße und stärkt Herz und Kreislauf.

Essenz

Sanfte, nährende Kräutersuppe, die Stoffwechsel und Verdauung ordnet, das Nervensystem beruhigt und den Körper in eine klare, tragende Energie führt.

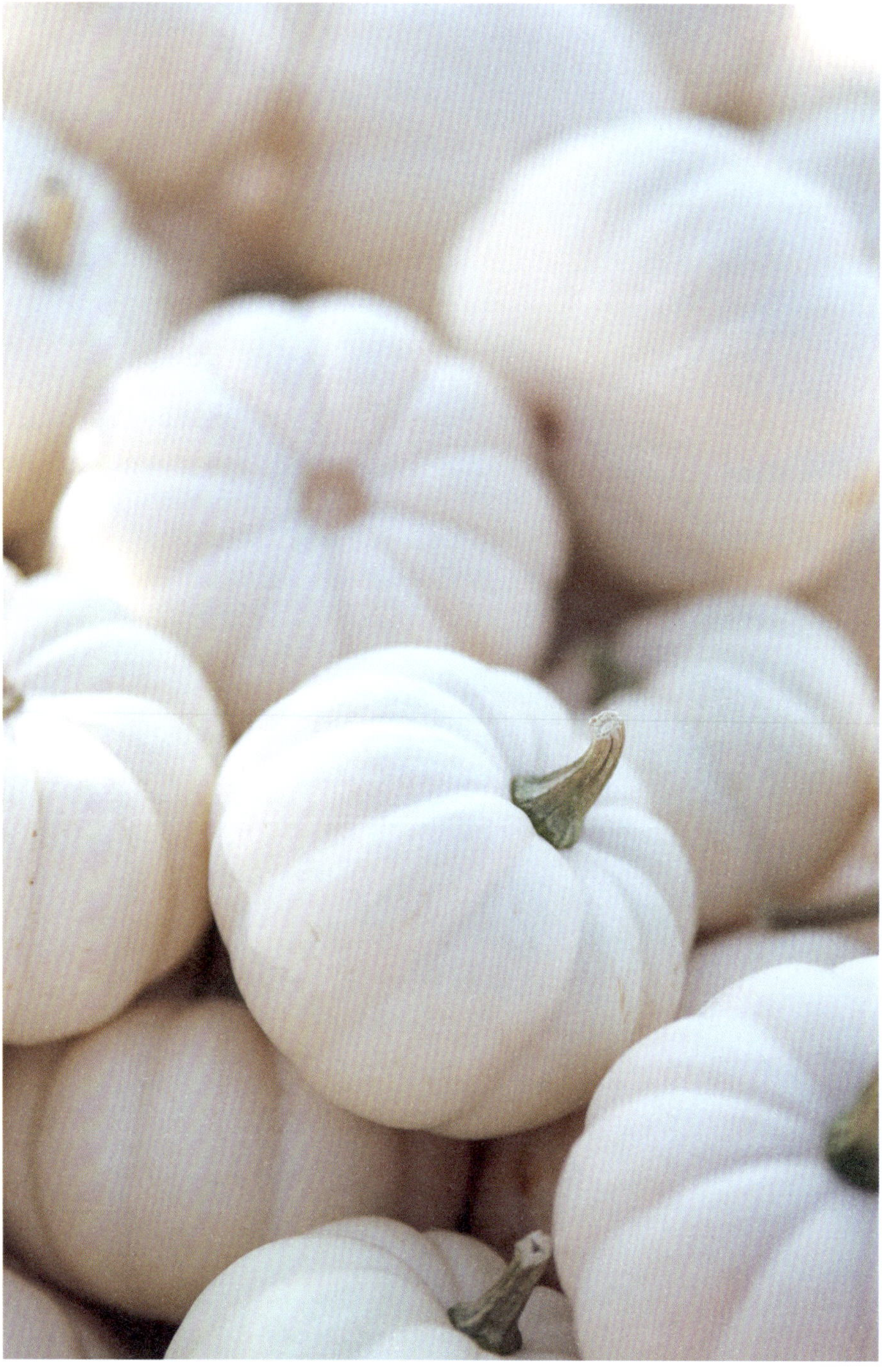

MITTAG

Kürbis-Suppe mit *Ingwer* und *Orange*

Goldene Suppe voller Wärme und Licht, getragen von sanfter Süße, frischer Zitrusnote und der wohltuenden Schärfe des Ingwers.

Zutaten für 2 Portionen

1 kleine Zwiebel
1 Stück frischer Ingwer (ca. 2 cm)
1 EL Olivenöl zum Anbraten
300 g Hokkaido- oder **Butternut-Kürbis**
200 g Süßkartoffel
500 ml Wasser oder **Gemüsebrühe**
Getrocknete Rosenblätter (aus dem Bioladen), zum Garnieren
Saft einer ½ Orange
etwas Salz
frisch gemahlener Pfeffer
eine Prise Kurkuma
optional: ein Schuss Kokosmilch

Zwiebel und Ingwer fein schneiden und in Olivenöl anschwitzen.
Kürbis und Süßkartoffel in Stücke schneiden, hinzufügen und kurz anbraten.
Mit Wasser oder Brühe aufgießen und 20 bis 25 Minuten köcheln lassen, bis das Gemüse weich ist.
Mit Orangensaft, Salz, Pfeffer und Kurkuma abschmecken, fein pürieren und nach Wunsch etwas Kokosmilch einrühren.
Warm servieren und mit getrockneten Rosenblättern bestreuen.

Heilwirkung

Kürbis und Süßkartoffel schenken Kraft und Erdung, Ingwer regt die Durchblutung an, wärmt und wirkt antiviral.
Orange bringt Leichtigkeit und Frische,liefert Vitamin C und unterstützt die Kollagenbildung und Zellerneuerung.
Olivenöl und Kurkuma sind reich an Polyphenolen und wirken antioxidativ und entzündungshemmend.

Essenz

Eine leuchtende, goldene Suppe – für Körper, Geist und Seele. Sie harmonisiert Yin und Yang, stärkt die Mitte und bringt Licht in dunkle Wintertage.

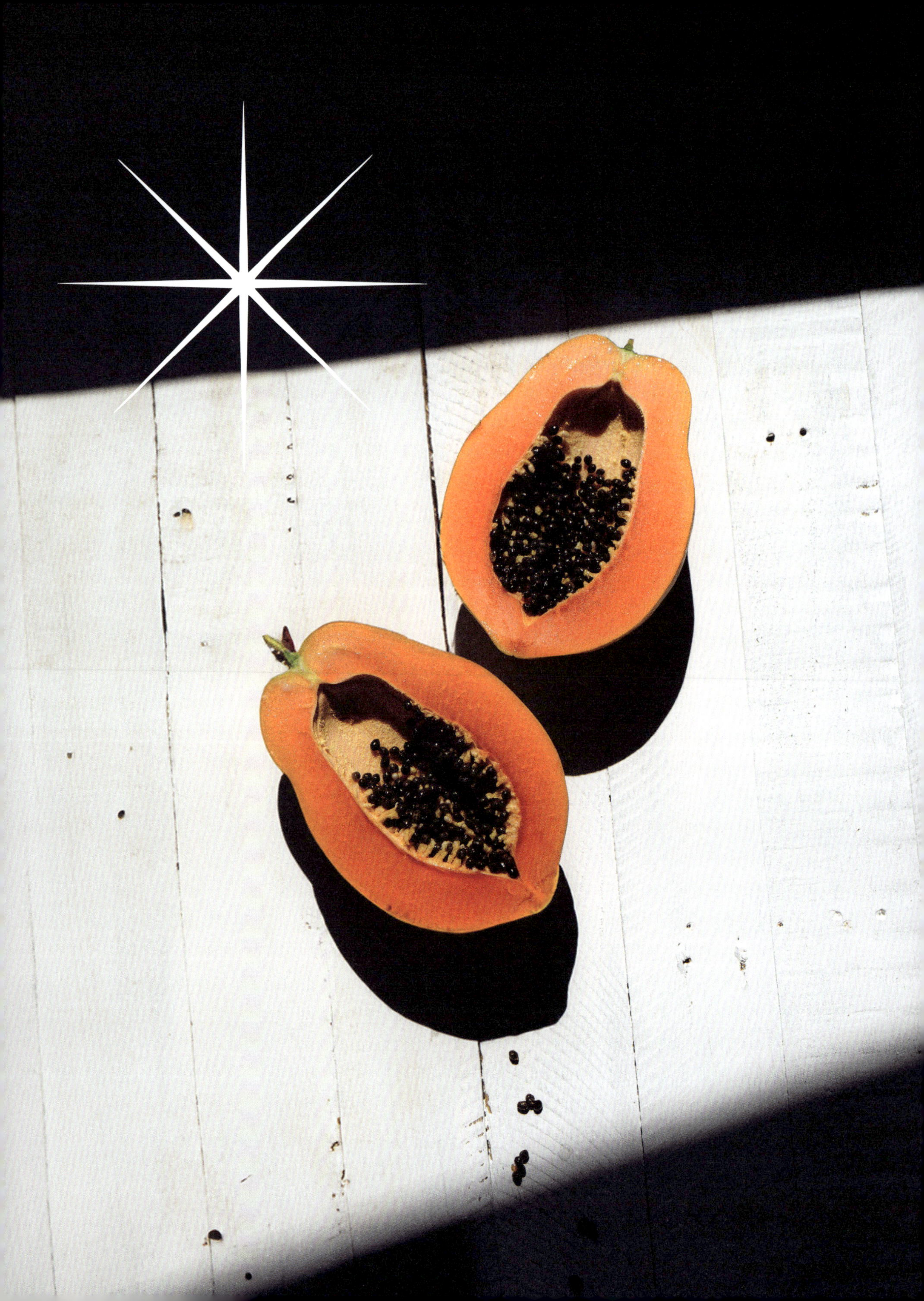

EXTRA

Papaya-Pfeffer

Feiner, aromatischer Pfefferersatz aus getrockneten Papayakernen – reich an Enzymen, Bitterstoffen und Polyphenolen.

Zutaten

Kerne einer reifen Papaya
optional: etwas Salz

Die Kerne aus der Papaya entnehmen, gründlich waschen. Auf einem Backpapier auslegen und bei Zimmertemperatur oder im Ofen bei maximal 40°C vollständig trocknen lassen. Sobald sie hart und trocken sind, in einer Pfeffermühle oder einem Mörser fein mahlen.
Optional: Mit einer Prise Salz mischen und luftdicht aufbewahren.

Heilwirkung

Papayakerne enthalten die Enzyme Papain und Carpain sowie Bitterstoffe und Polyphenole. Sie unterstützen die Eiweißverdauung, fördern die Leber und Gallenfunktion und begleiten die natürlichen Entlastungsprozesse des Körpers.
Sie wirken antiparasitär, antibakteriell und helfen dem Körper, überschüssige Fette und Giftstoffe auszuleiten.
Die enthaltenen Polyphenole und Bitterstoffe aktivieren die Gallensekretion und unterstützen die Regeneration der Leberzellen.

Essenz

Eine Verbindung aus Würze, Wärme und Heilung. Papaya-Pfeffer stärkt die Verdauung, gibt Energie und schmeckt erdig und exotisch.

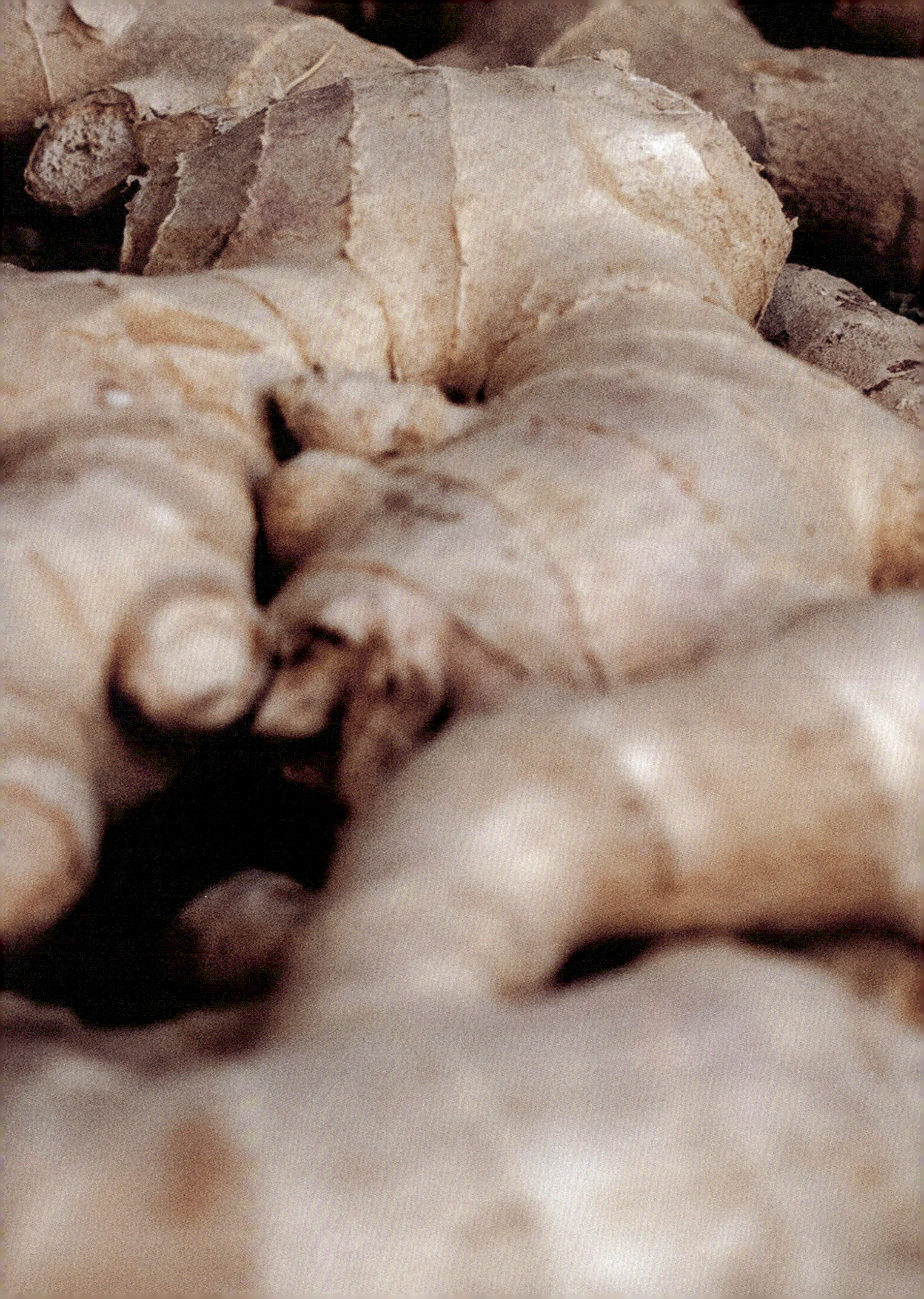

Ingwer

Die Wurzel der Wärme

Im Herbst braucht der Körper Wärme von innen. Müdigkeit, Kälte in den Gliedern, ein träger Stoffwechsel – all das sind Zeichen, dass das innere Feuer Unterstützung braucht.

Ingwer ist dieses Feuer. Seine Schärfe vertreibt Kälte und bringt die Energie in Fluss. Er weckt die Verdauungskraft, stärkt das Immunsystem und schenkt dem Organismus eine klare, wärmende Präsenz.

Physiologisch enthält Ingwer ätherische Öle und Scharfstoffe wie Gingerole und Shogaole. Sie fördern die Durchblutung, wirken entzündungshemmend und aktivieren die Wärmerezeptoren im Körper. Diese sanfte Reizung bringt Bewegung in die Mikrozirkulation und unterstützt die Durchblutung der Schleimhäute, Muskel und Gelenke.

Ingwer öffnet die Haut, sodass Kälte und Feuchtigkeit ausgeleitet werden können. Darin liegt seine Heilkraft: Er öffnet, um zu reinigen. Nach einem heißen Ingwertee oder einem Ingwerbad sollte man deshalb warm bleiben, da der Körper in dieser Phase besonders durchlässig ist.
Seine antioxidativen Eigenschaften schützen die Zellen, senken Entzündungsmarker und fördern die Regeneration nach Infekten.

Auf emotionaler Ebene bringt Ingwer Mut, Fokus und innere Anwesenheit. Er vertreibt Schwere, weckt Lebenslust und stärkt das Vertrauen in die eigene Kraft.

Anwendung: Ein Stück frischen Ingwer fein reiben, mit heißem Wasser übergießen, zehn Minuten ziehen lassen und langsam trinken. Der Tee wärmt von innen und klärt den Kopf.

Tipp: Ein wenig Zitronensaft und Honig verstärken die Wirkung und bringen Balance zwischen Wärme und Milde.

Ingwer löst Kälte, bewegt Energie und stärkt die Schutzfunktion des Körpers.

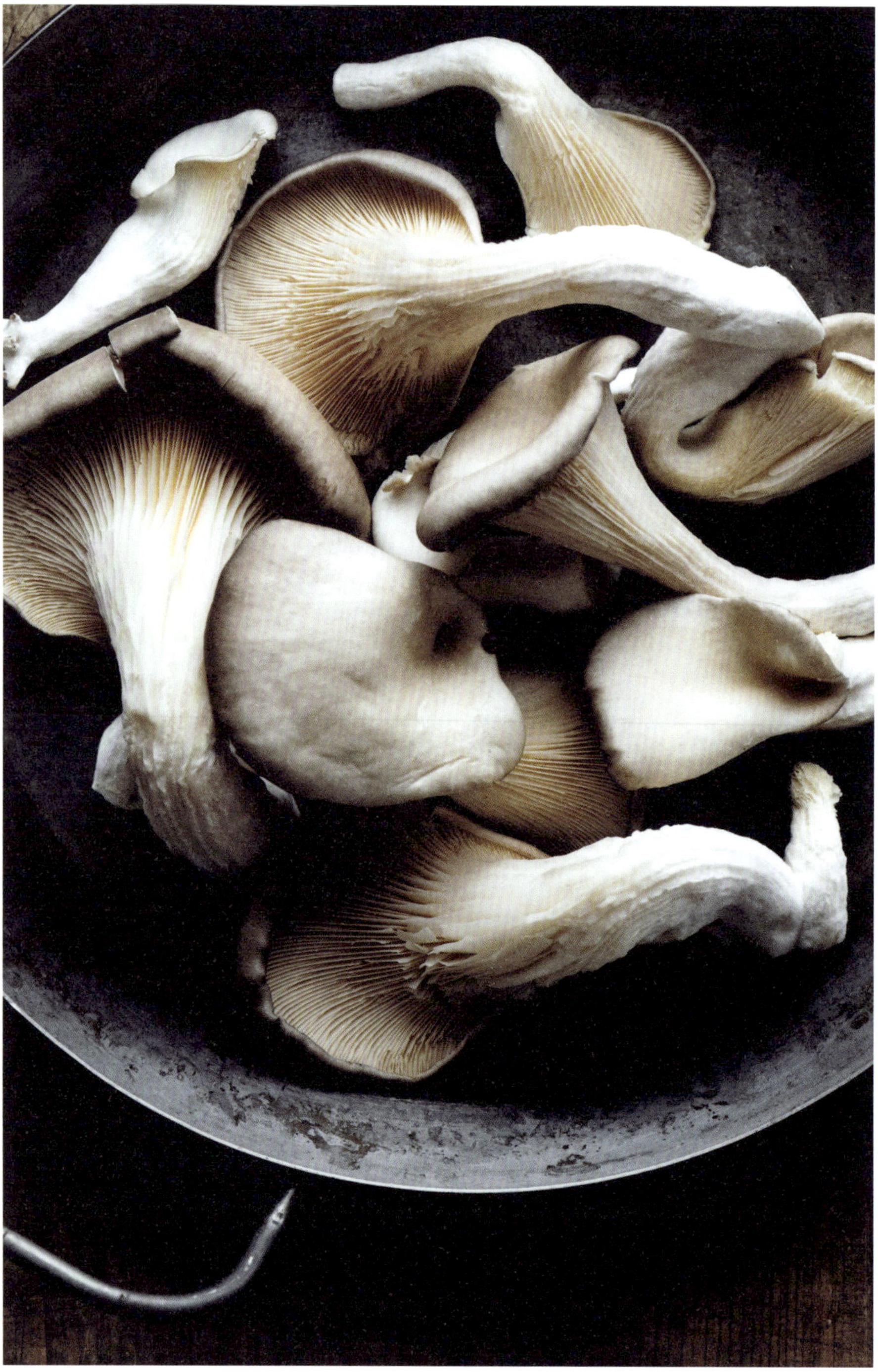

ABEND

Austernpilze auf *Süßkartoffel*püree

Warmes, harmonisierendes Gericht voller Tiefe und Balance.

Zutaten für 2 Portionen

1 große Süßkartoffel
2 EL Butter oder Ghee
ein Schuss Pflanzenmilch oder Gemüsebrühe
1 EL Kokosöl
200 g Austernpilze
1 kleine Zitrone, Saft und etwas Schale
1 kleiner Zweig Estragon, fein gehackt
etwas Salz
frisch gemahlener Pfeffer

Süßkartoffel schälen, in Stücke schneiden und in reichlich gesalzenem Wasser weich kochen.
Abgießen und mit 1 EL Butter und etwas Pflanzenmilch oder Brühe cremig stampfen, mit Salz abschmecken und warm halten.
Für die Sauce 1 EL Butter und Kokosöl in einer Pfanne erhitzen, Austernpilze bei mittlerer Hitze goldbraun braten.
Mit Zitronensaft ablöschen, etwas Schale darüberreiben und den fein gehackten Estragon dazugeben.
Kurz schwenken, abschmecken und mit dem Süßkartoffelpüree anrichten.

Heilwirkung

Austernpilze liefern Eiweiß, B-Vitamine, Selen und Beta-Glucane, die Immunsystem, Entzündungsregulation und Zellschutz stärken. Süßkartoffeln wirken durch Beta-Carotin, Kalium und Ballaststoffe antioxidativ und schenken gleichmäßige Energie. Estragon unterstützt die Verdauung und wirkt leicht antimikrobiell. Zitrone unterstützt durch Vitamin C die Gefäße, das Immunsystem und die Kollagenbildung.

Essenz

Ein Gericht der Wärme, Erdung und Regeneration.
Es stärkt Immunsystem, Zellkraft und Verdauung und verleiht innere Ruhe.

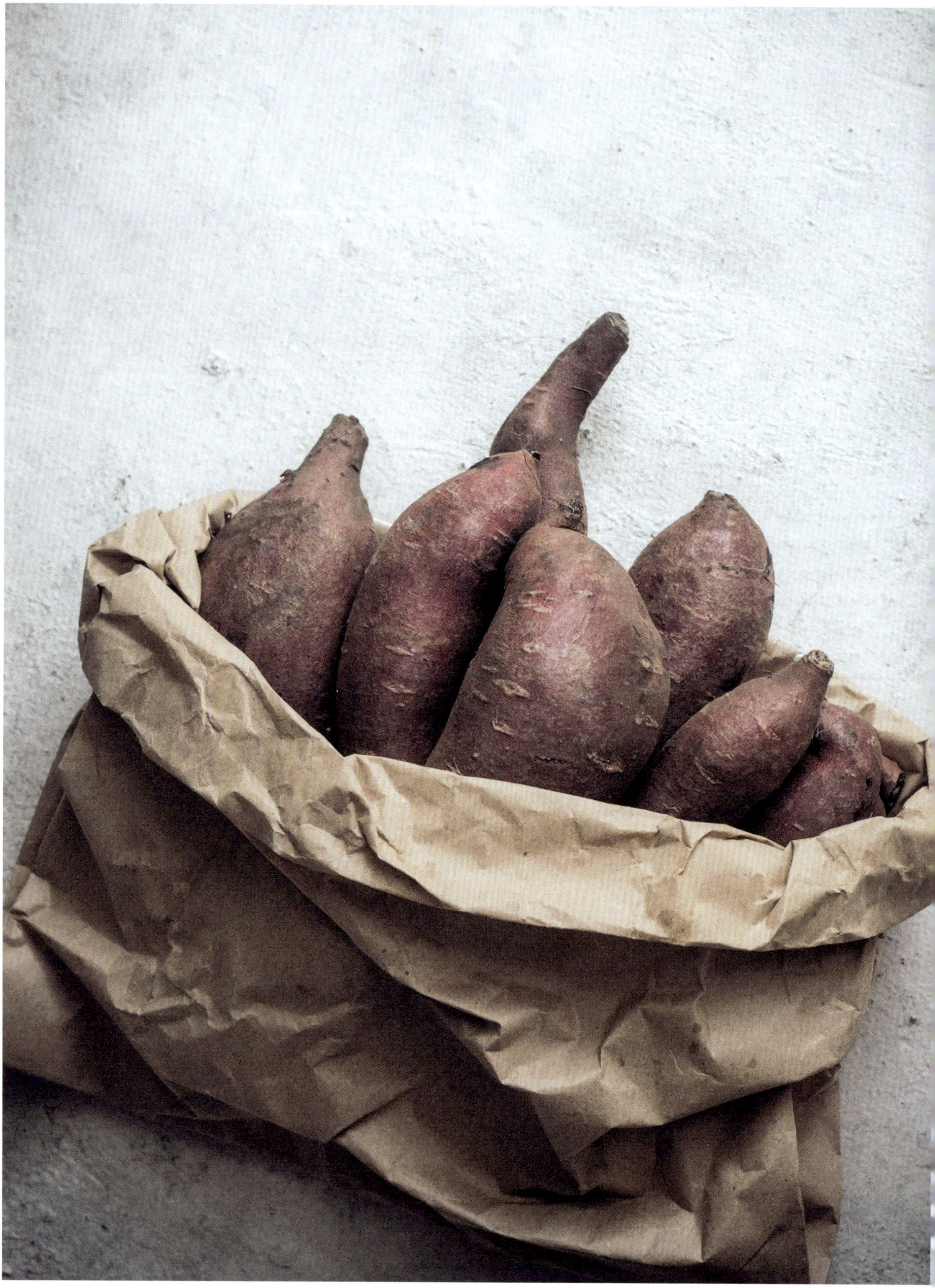

ABEND

Süßkartoffel-Karotten-Puffer

Knusprige, aromatische Puffer aus Süßkartoffel, Karotten und mild gewürzten Aromen. Serviert mit cremigem Korianderquark.

Zutaten für 2 Portionen

Puffer:

1 große Süßkartoffel (ca. 300 g), gerieben

2 Karotten (ca. 250–300 g), gerieben

1 kleine Zwiebel, fein gewürfelt

2 Eigelb

½ TL Ingwer, frisch gerieben

½ TL Bockshornklee, gemahlen

1 TL Salz

1 Messerspitze Cayennepfeffer

2–3 EL Kokosöl oder **Ghee**

Korianderquark:

150 g Quark oder **pflanzlicher Ersatz** (Mandeln/Cashew)

1 EL frischer Koriander, fein gehackt

1 TL Zitronensaft

Salz, Pfeffer

Süßkartoffel, Karotten und Zwiebel in einer Schüssel vermengen. Eigelb, Ingwer, Bockshornklee, Salz und Pfeffer untermischen.
Kleine Puffer formen und in Kokosöl oder Ghee bei mittlerer Hitze goldbraun braten.
Für den Korianderquark Zitronensaft, Quark, Koriander, Salz und Pfeffer pürieren.
Puffer auf einem Teller anrichten, Korianderquark dazugeben und optional mit frischen Korianderblättern garnieren.

Heilwirkung

Karotten und Süßkartoffel besitzen viel Beta-Carotin, Polyphenole und wirken antioxidativ und entgiftend.
Ingwer und Bockshornklee wirken wärmend, entgiftend und zellschützend auf den Körper.
Korianderquark hat wertvolle Proteine, gesunde Mikronährstoffe und unterstützt die Regeneration.

Essenz

Ein nährendes Gericht, das Zellen schützt, entgiftet und die innere Balance fördert.

Forever Beautiful
von innen:
Eine Bowl, die
Körper und Geist
nährt und in
Balance bringt.

ABEND

Forever-Beautiful-Bowl

Bunt, nährend und voller Vitalstoffe – ein warmes Gericht
für Energie und innere Balance.

Zutaten für 2 Portionen

100 g Belugalinsen
1 kleine Süßkartoffel
1 kleine Rote Bete

1 EL Olivenöl
2 EL fermentiertes Gemüse
(z. B. Sauerkraut oder Kimchi)
1 EL Apfelessig oder **Zitronensaft**
etwas Salz
frisch gemahlener Pfeffer
optional: Schafskäse als Topping
etwas frische Kresse oder
Sprossen zum Garnieren

Linsen für ca. 20 Minuten weich kochen, abgießen und leicht abkühlen lassen.
Süßkartoffel und Rote Bete schälen, würfeln und im Ofen mit etwas Olivenöl, Salz und Pfeffer bei 180 °C etwa 25 Minuten backen.
Belugalinsen, Ofengemüse und fermentiertes Gemüse in einer Schüssel anrichten.
Mit Apfelessig und Olivenöl beträufeln, den Schafskäse zerbröckeln und über die Bowl geben. Mit frischer Kresse oder Sprossen garnieren.

Heilwirkung

Belugalinsen enthalten Eiweiß, Eisen, Zink und Ballaststoffe, die den Zellaufbau und Energiehaushalt unterstützen.
Rote Bete stärkt Blut und Leber, Süßkartoffeln liefern Beta-Carotin und regulieren den Blutzucker.
Fermentiertes Gemüse bringt Enzyme und Milchsäurebakterien für die Darmgesundheit und das Immunsystem.
Schafskäse liefert Calcium und natürliche Probiotika, Olivenöl liefert Polyphenole und gesunde Fette.

Essenz

Eine nährende Bowl für klare Körperenergie, geistige Ruhe und ein gesundes Mikrobiom – Schönheit beginnt im Inneren.

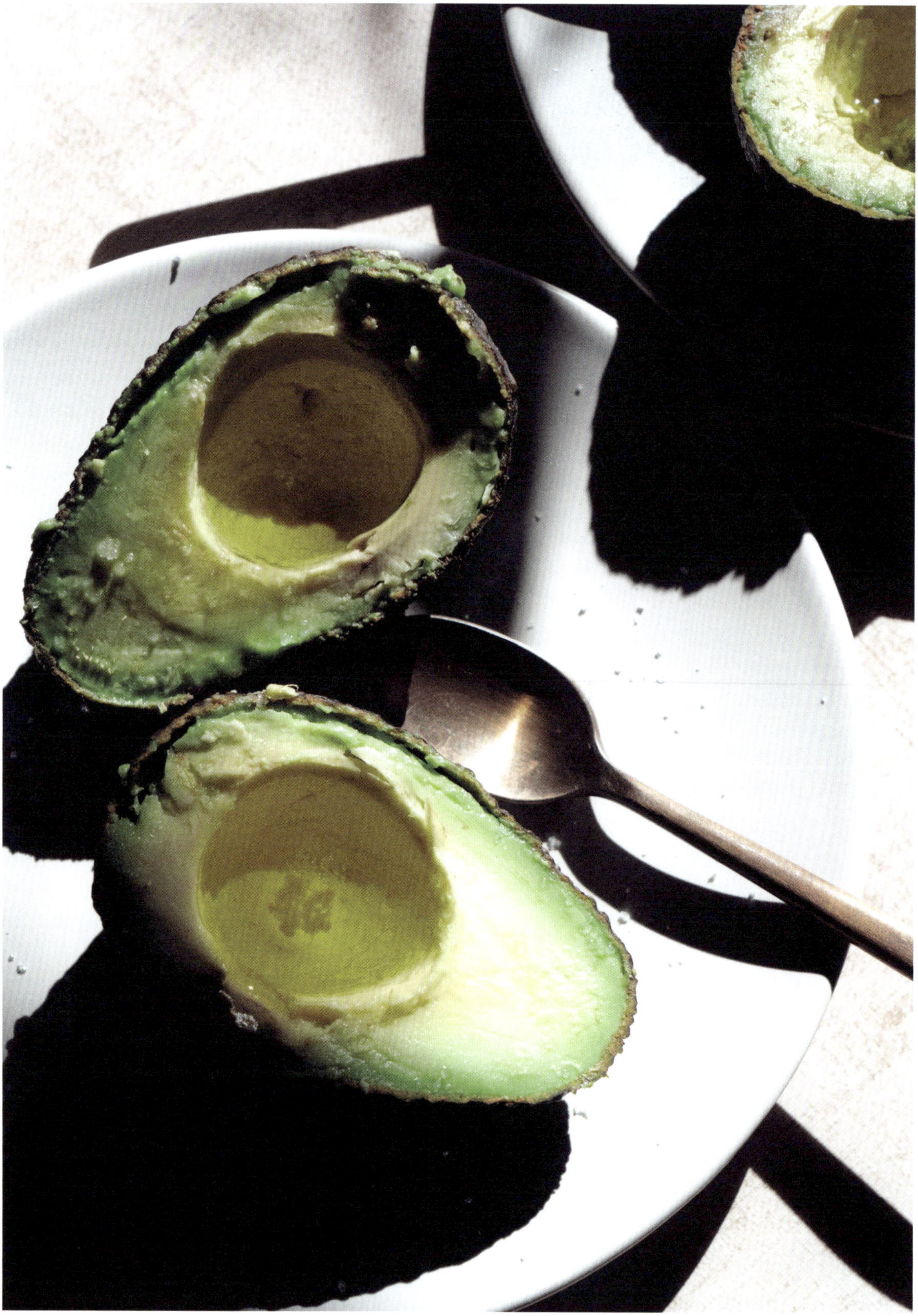

ABEND

Omelette mit *Guacamole* auf *Radicchio*

Eine gute Kombination aus hochwertigem Protein, einfach ungesättigten Fettsäuren und aktivierenden Bitterstoffen.

Zutaten für 2 Portionen

4 Eier
1 Avocado
1 EL Butter
3-4 Radicchio-Blätter
Zitronensaft
Salz und Pfeffer nach Geschmack
optional: fein gehackte **Zwiebel** oder **eine kleine Prise getrocknetes Knoblauchpulver**

Die Butter bei milder Hitze langsam erhitzen, Eier verquirlen und hinzufügen, sanft stocken lassen, sodass sie weich und saftig bleiben.
Die Avocado entsteinen und das Fruchtfleisch mit etwas Zitronensaft, Salz und Pfeffer zerdrücken. Wer mehr Aroma wünscht, ergänzt fein gehackte Zwiebel oder eine kleine Prise getrocknetes Knoblauchpulver.
Die Radicchio Blätter auf Tellern auslegen, das Omelette darauf platzieren und mit der Guacamole servieren.

Heilwirkung

Avocado liefert einfach ungesättigte Fettsäuren, die die Zellmembranen stabilisieren und oxidativen Stress reduzieren.
Die Bitterstoffe des Radicchio stimulieren Gallenfluss sowie Leberfunktion, fördern Verdauungsenzyme und unterstützen die natürliche Entgiftung.
Eier liefern ein vollständiges Aminosäurespektrum und stärken Regeneration und hormonelle Balance.
Durch die Kombination aus Fett, Protein und Bitterstoffen entsteht ein Gericht, das den Blutzucker stabil hält und den Magen-Darm-Trakt entlastet.

Essenz

Nährende, harmonische Kombination, die Stoffwechsel und Verdauung perfekt unterstützt.

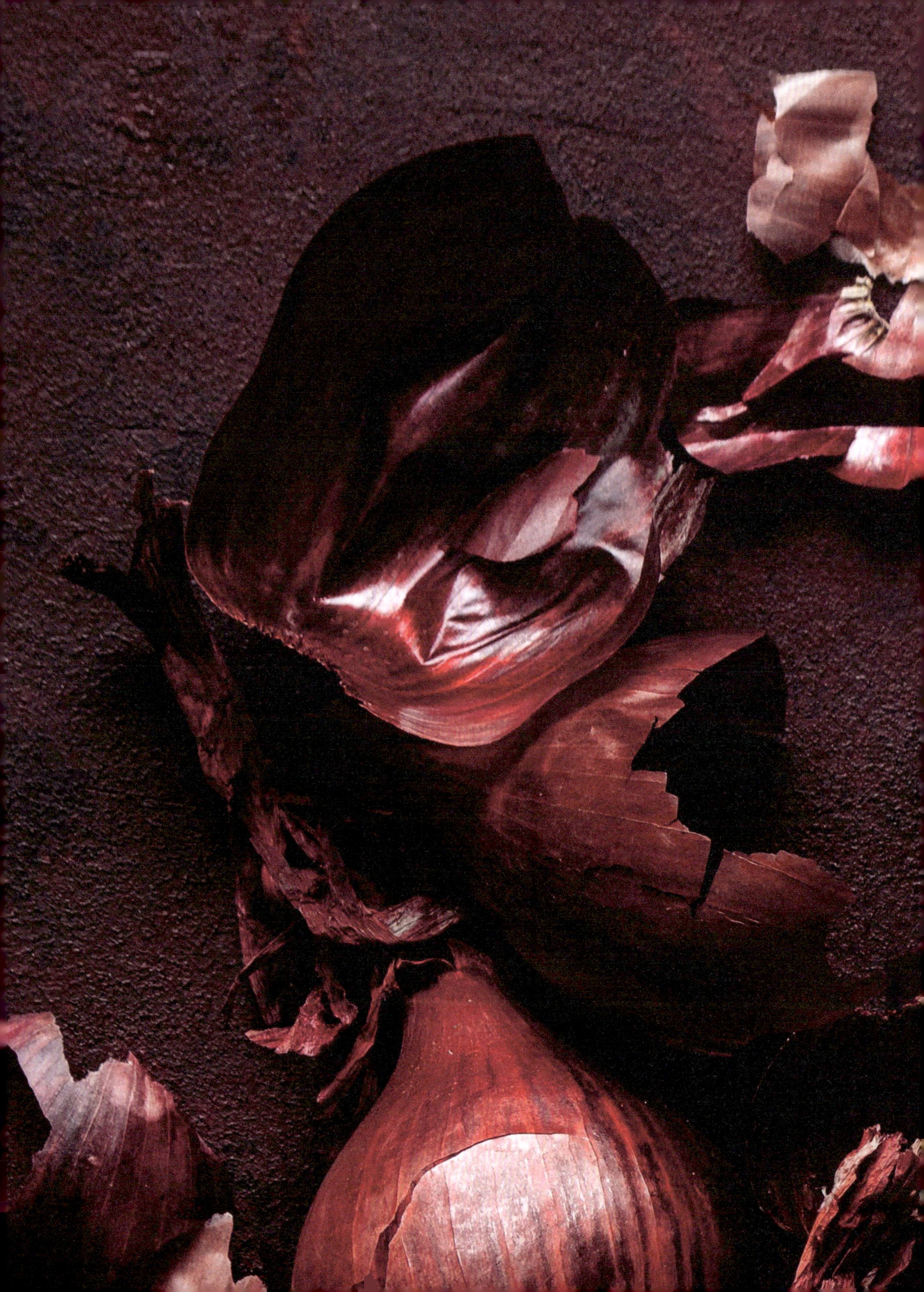

Zwiebel

Die Pflanze des Schutzes und der Klarheit

Wenn Belastung, Stress oder alte Gefühle an uns ziehen, fühlen wir uns oft dünnhäutig. Der Körper reagiert mit Spannung, das Nervensystem verliert an Ruhe, und wir sehnen uns nach etwas, das schützt und klärt.

Dann wirkt die Zwiebel wie eine stille Verbündete. Sie wächst in Schichten – jede davon zart und doch stark. Diese Struktur spiegelt ihre Wirkung wider: Sie schützt, klärt und stärkt von innen nach außen. Ihre ätherischen Öle und schwefelhaltigen Verbindungen sind wie ein natürlicher Schutzschild gegen Belastungen von außen.

Physiologisch enthält die Zwiebel Flavonoide, vor allem Quercetin, eines der bedeutendsten Antioxidantien der modernen Longevity-Forschung. Es stärkt Gefäße, stabilisiert die Zellmembran und ist antiviral, antientzündlich und immunmodulierend. Ihre Schwefelverbindungen fördern die Entgiftung über Leber und Haut und lösen Schleim. So klärt die Zwiebel Atemwege und Verdauung.

Emotional baut die Zwiebel innere Hüllen auf, wo Schutz fehlt, und hilft, Belastendes loszulassen. Die Tränen beim Schneiden sind Ausdruck dieser Reinigung – ein leiser Hinweis darauf, dass Klärung Offenheit braucht.
Sie löst alte Spannungen, ordnet Gefühle und lädt ein, Schicht für Schicht das eigene Innere wieder klar zu sehen.

Anwendung: Ob roh, sanft gedünstet oder als Zwiebelsuppe – Zwiebel wärmt, klärt und kräftigt. Besonders hilfreich bei Husten oder Halsschmerzen ist ein einfacher Zwiebelsaft aus fein gehackter Zwiebel und Honig, über Nacht ziehen gelassen und teelöffelweise eingenommen .

Tipp: Eine aufgeschnittene Zwiebel im Raum bindet Keime, besonders in Erkältungszeiten.

Zwiebel zeigt, dass wahrer Schutz nicht aus Abwehr, sondern aus Klarheit entsteht.

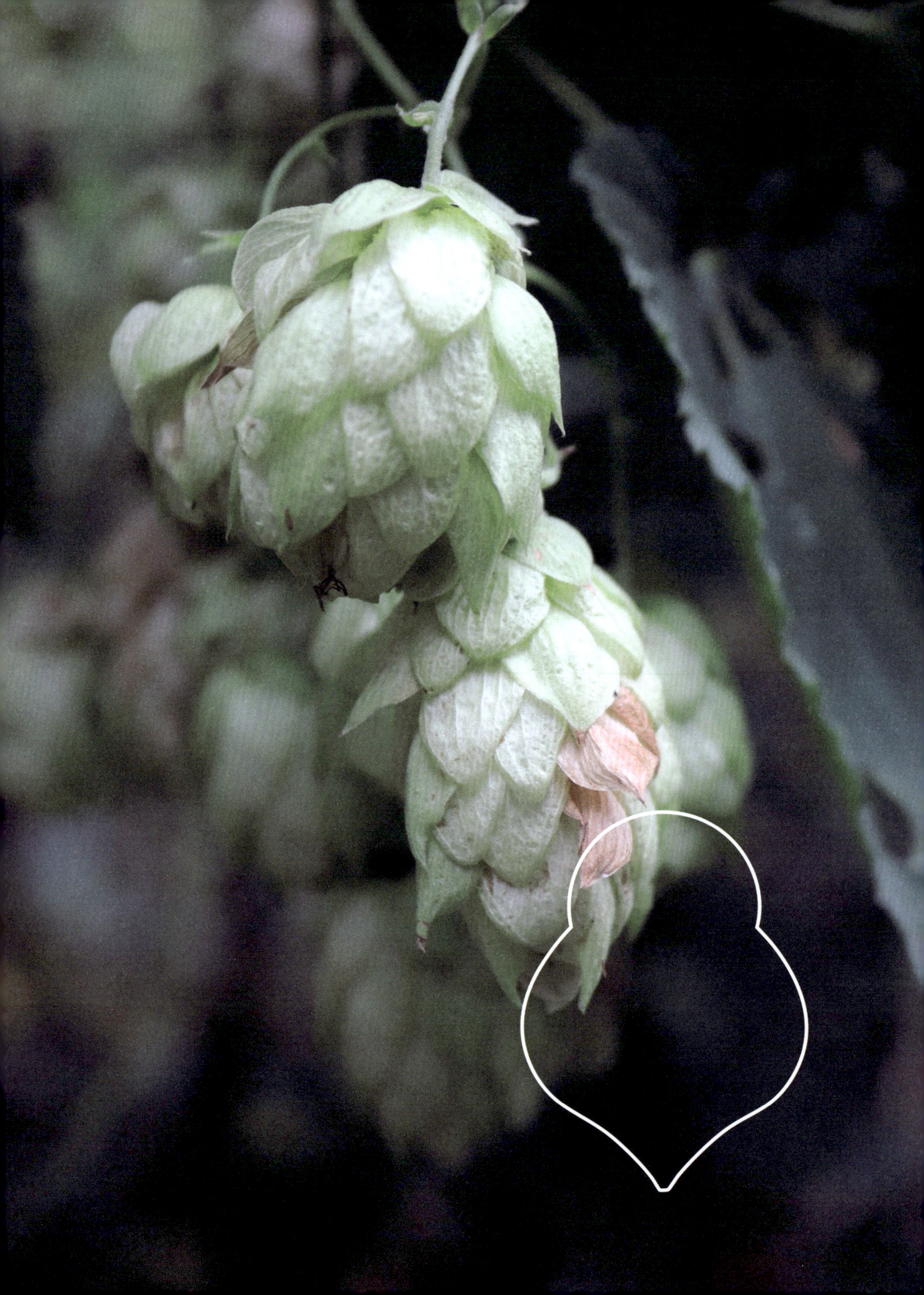

GETRÄNK

Hopfen-Limo

Sanft beruhigendes Getränk, das als natürlicher Bierersatz wirkt und den Körper in ruhige Präsenz führt.

Zutaten

1 TL getrocknete Hopfenzapfen aus dem Bio-Laden oder Reformhaus

250 ml stilles Quellwasser

1 TL Zitronensaft

1 TL Akazienhonig

Hopfenzapfen mit 150 ml heißem Wasser übergießen und 10 Minuten ziehen lassen.
Den Auszug abseihen und vollständig abkühlen lassen.
Mit dem restlichen Wasser auffüllen und mit Zitronensaft und Honig verfeinern.
Wer mag, kann etwas frische Minze dazugeben.

Heilwirkung

Hopfen wirkt beruhigend auf die Nerven und stärkt mit seinen Bitterstoffen die natürliche Verdauungskraft. Zitrone klärt und vitalisiert. Honig wirkt weichmachend auf Schleimhäute und harmonisiert den Geschmack.

Essenz

Entspannt Körper und Geist und schenkt ein ruhiges Wohlsein.

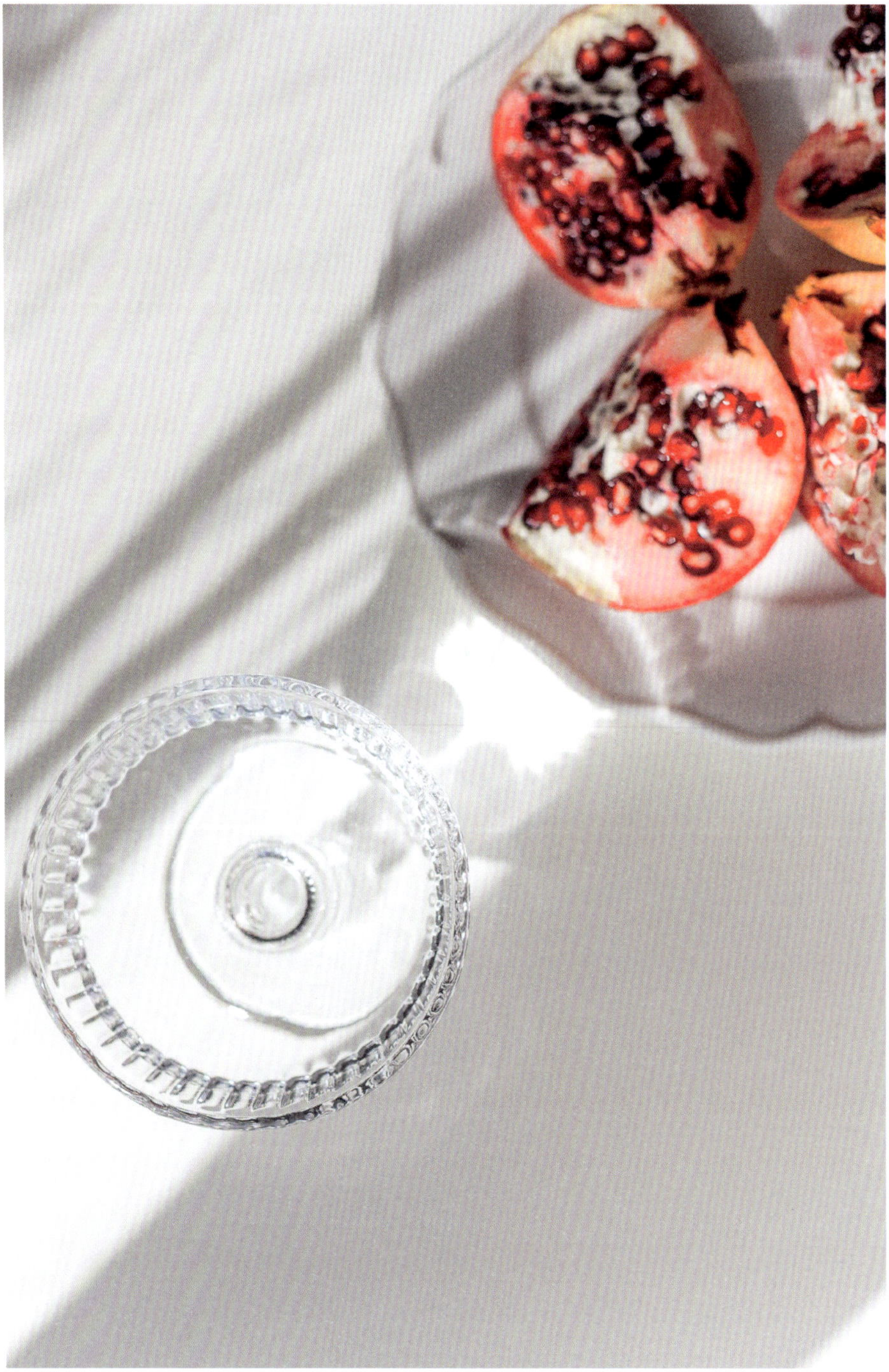

GETRÄNK

*Granatapfel*saft

Tief rubinroter Saft, reich an Polyphenolen und ein hervorragender Ersatz für Wein am Abend, da er Gefäße stärkt, ohne zu belasten.

Zutaten

1 großer Granatapfel
ein kleiner Schuss Rosenwasser
optional: eine Prise Zimt oder Vanille

Granatapfelkerne lösen und im Mixer kurz pulsen, sodass ein feiner Saft entsteht. Durch ein feines Sieb abseihen und mit einem kleinen Schuss Rosenwasser verfeinern. Nach Geschmack mit einer Prise Zimt oder Vanille abrunden. Langsam trinken, ähnlich wie Rotwein, damit sich Aroma und Wirkung vollständig entfalten können.

Heilwirkung

Granatapfel fördert die Gefäßelastizität und unterstützt die Mikrozirkulation. Die Polyphenole, besonders Punicalagine, wirken stark antioxidativ, schützen die Zellen vor oxidativem Stress und verlangsamen Alterungsprozesse auf zellulärer Ebene. Die Frucht stärkt das Herz-Kreislauf-System, stabilisiert Entzündungsprozesse und unterstützt die Regeneration des Gewebes.

Essenz

Ein nährender Saft, der das Blut stärkt, die Zirkulation fördert und dem Körper Kraft schenkt.

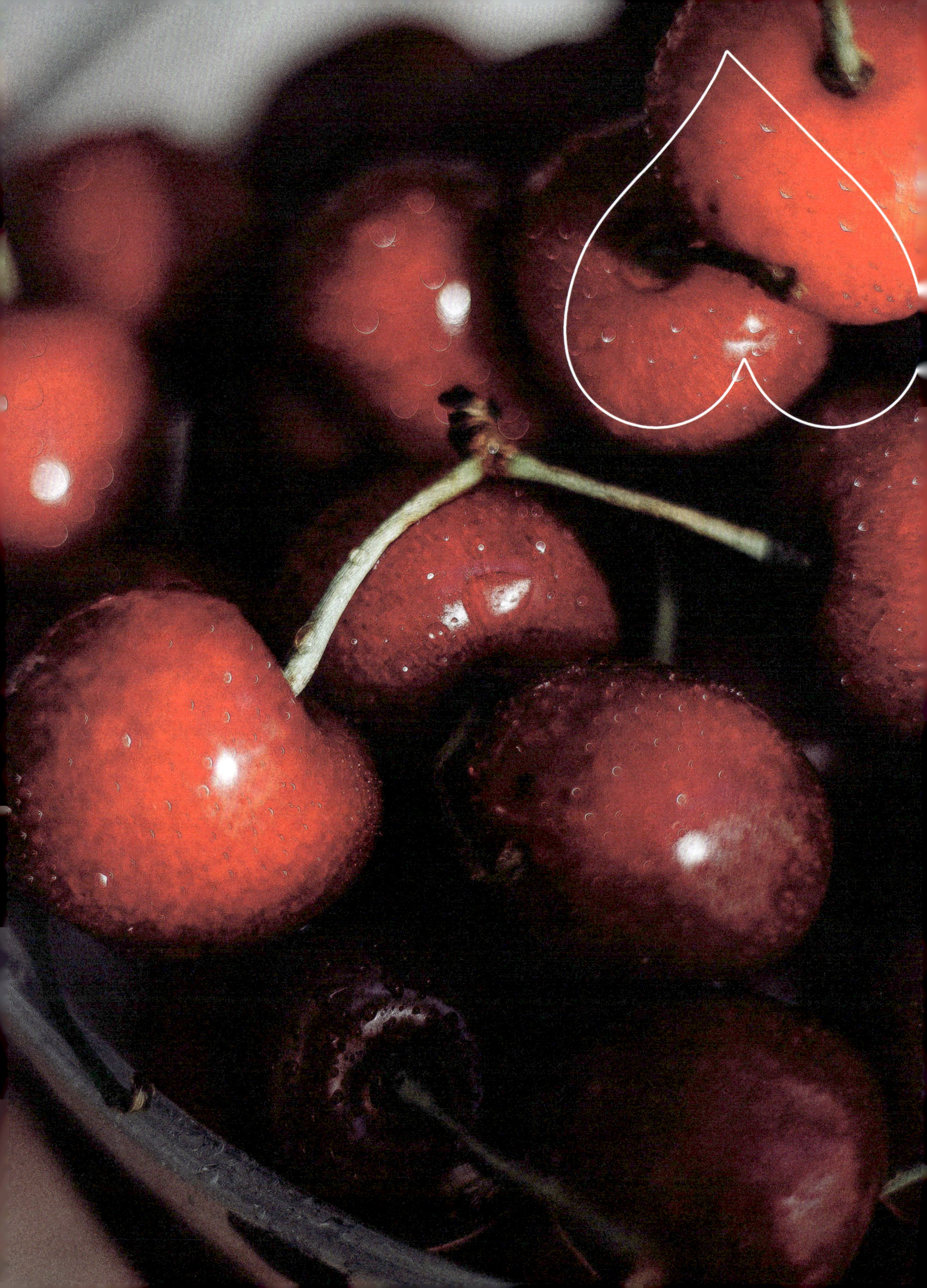

GETRÄNK

Cherry-Love-Kakao

Für Ruhe, Genuss und liebevolle Selbstfürsorge.

Zutaten

250 ml Reis-Mandelmilch
(aus europäischem Anbau)
3–4 EL Sauerkirschen
(aus dem Glas, ungesüßt)
1 EL Rohkakao
1 Prise Salz
1 TL Honig oder **Manukahonig**

Alle Zutaten in einen Mixer geben und fein mixen, bis ein sanfter Shake entsteht.
Der Schlummertrunk wird kalt getrunken, damit die Sauerkirschen ihr natürliches Melatonin behalten – das Hormon, das den Schlaf fördert und innere Ruhe schenkt.
Er kann auch tagsüber genossen werden, als wohltuender Herzöffner und süße Belohnung für Körper und Seele.

Heilwirkung

Reis-Mandelmilch wirkt basisch, sanft und harmonisierend.
Sauerkirschen fördern den natürlichen Melatoninspiegel und unterstützen einen tiefen, erholsamen Schlaf.
Rohkakao öffnet das Herz, stärkt das Nervensystem und wirkt stimmungsaufhellend.
Salz balanciert die Mineralien im Körper, Honig nährt und beruhigt auf natürliche Weise.

Essenz

Mehr als nur Entspannung: ein Shake voller Belohnung, purer Genuss und ein Moment von Liebe im Glas.
Nicht zu vergessen, das Leben darf auch süß sein und schmecken.

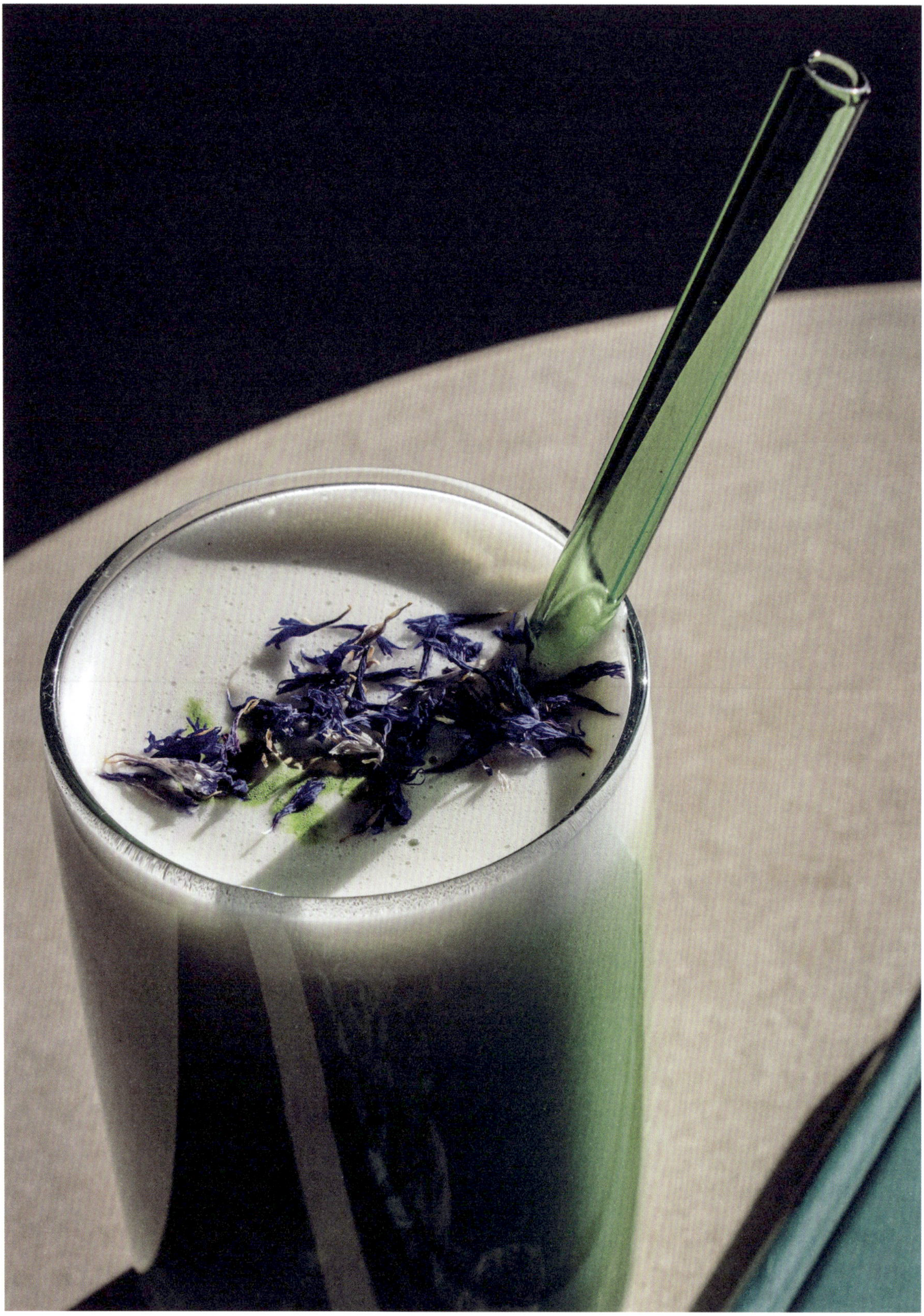

GETRÄNK

Forever-Beautiful-Latte

Wärmendes, antioxidatives Getränk für Zellenergie und Stabilität. Matcha und Kurkuma geben klare Kraft, MCT Öl verfeinert die Wirkung mit sanfter, anhaltender Energie.

Zutaten

200 ml Mandel-, Cashew- oder **Reis-Mandelmilch**
¼ Teelöffel Matcha Pulver
½ Teelöffel Kurkuma Pulver
etwas Schwarzer Pfeffer
optional: ½ Teelöffel MCT Öl, Akazienhonig, Vanille oder **etwas Zimt**

Die Milch leicht erwärmen, Matcha und Kurkuma einrühren und cremig aufschäumen. Optional leicht süßen oder mit MCT Öl verfeinern.

Heilwirkung

Matcha enthält EGCG, das Zellschutz, Autophagie und Energieproduktion stimuliert und die Longevity der Zellen fördert. Kurkuma wirkt entzündungshemmend, adaptogen und unterstützt die Regeneration geschädigter Zellen.
Zusammen steigern sie die zelluläre Widerstandskraft, aktivieren Reparaturmechanismen und stärken das Immunsystem.
MCT Öl verbessert die Aufnahme fettlöslicher Nährstoffe.
Schwarzer Pfeffer unterstützt die Aufnahme von Curcumin.

Essenz

Aktiviert die Zellregeneration, unterstützt jugendliche Energie und schenkt innere Balance – ideal als Start zum Frühstück oder Snack zwischendurch.

Tipp

Die cremigste Konsistenz erreicht man mit einem Milchaufschäumer.

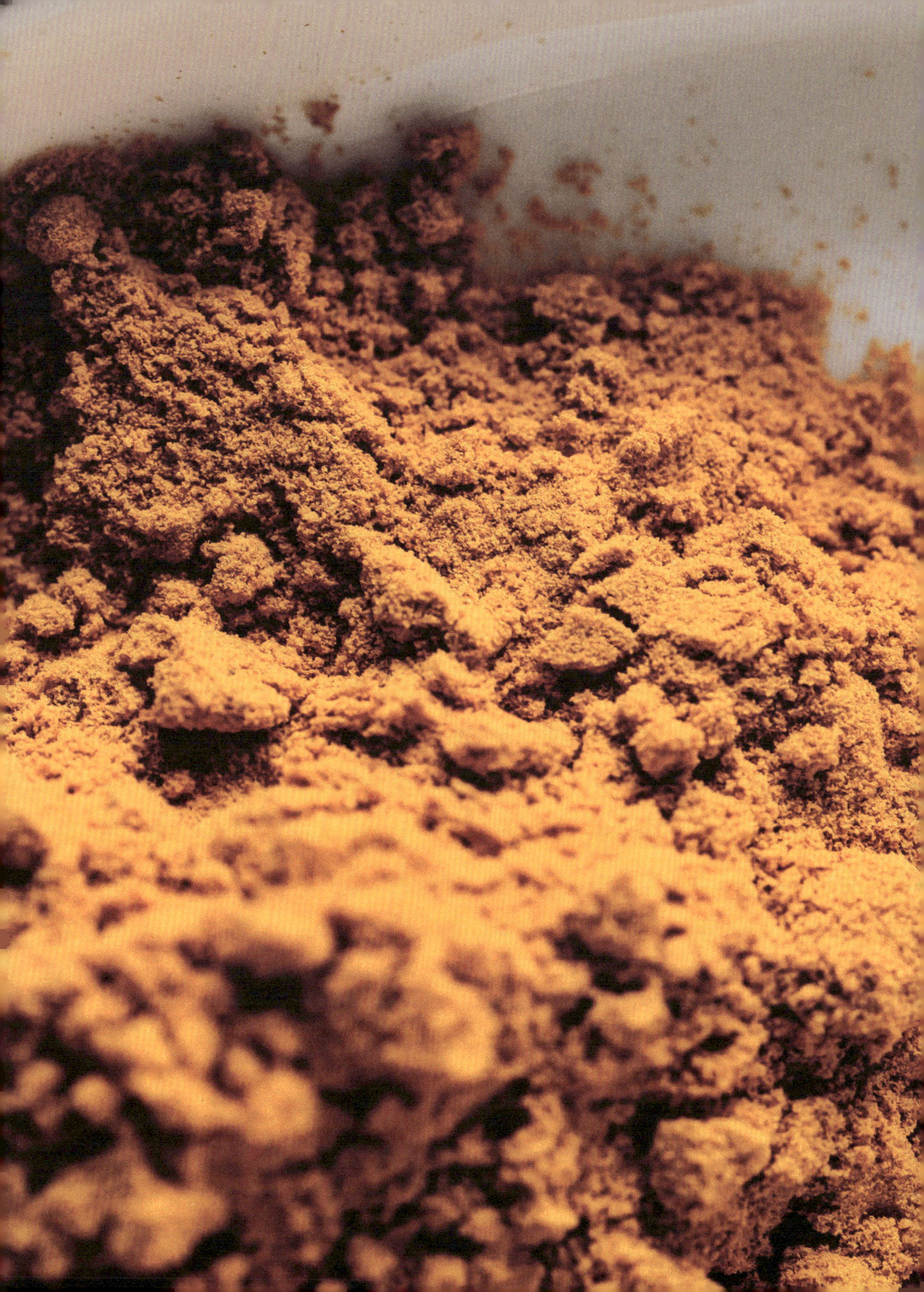

Kurkuma

Das Gold der Erde

Das Licht schwindet im Herbst und viele Menschen spüren eine innere Schwere. Die Stimmung sinkt, die Verdauung wird träger, der Körper reagiert empfindlicher auf Stress. Man sehnt sich nach etwas, das Helligkeit und Energie bringt.

Kurkuma ist die leuchtende Sonne des Herbstes. Ihre Wurzel trägt Wärme und Licht in sich, wenn es außen kühler wird. Das goldene Curcumin zählt zu den am besten erforschten Pflanzenstoffen: antioxidativ, antientzündlich und verjüngend auf zellulärer Ebene.

Physiologisch unterstützt Curcumin die Leber bei der Entgiftung, fördert den Gallenfluss, verbessert die Verdauung und hilft, Fette und Toxine abzubauen. Seit Jahrhunderten gilt Kurkuma als Pflanze der Reinigung und Klarheit.

Zudem hemmt sie stille Entzündungen und schützt die Mitochondrien vor oxidativem Stress. Diese Fähigkeit macht Kurkuma zu einem Modulator des Immunsystems: Sie stabilisiert Zellmembranen, reduziert DNA-Schäden und bewahrt Gewebe vor vorzeitiger Alterung.

Curcumin wirkt stimmungsaufhellend. Es fördert Serotonin und Dopamin, mildert entzündungsbedingte Stimmungstiefs und bringt das Nervensystem in Balance. Kurkuma bringt Licht in trübe Gedanken und stärkt die innere Mitte in Zeiten von Dunkelheit oder Erschöpfung.

Anwendung: Ein halber Teelöffel Kurkumapulver mit schwarzem Pfeffer in warmer Mandelmilch, leicht gesüßt mit Honig. Für tiefere Wirkung frische Kurkumawurzel in warmes Wasser oder Brühe reiben.

Tipp: Kurkuma wirkt am besten in Verbindung mit Fett und Wärme – deshalb leicht erhitzen oder mit Pflanzenöl kombinieren.

Kurkuma steht für die Kraft der inneren Sonne, für jene Wärme und Energie, die der Körper braucht, um zu heilen.

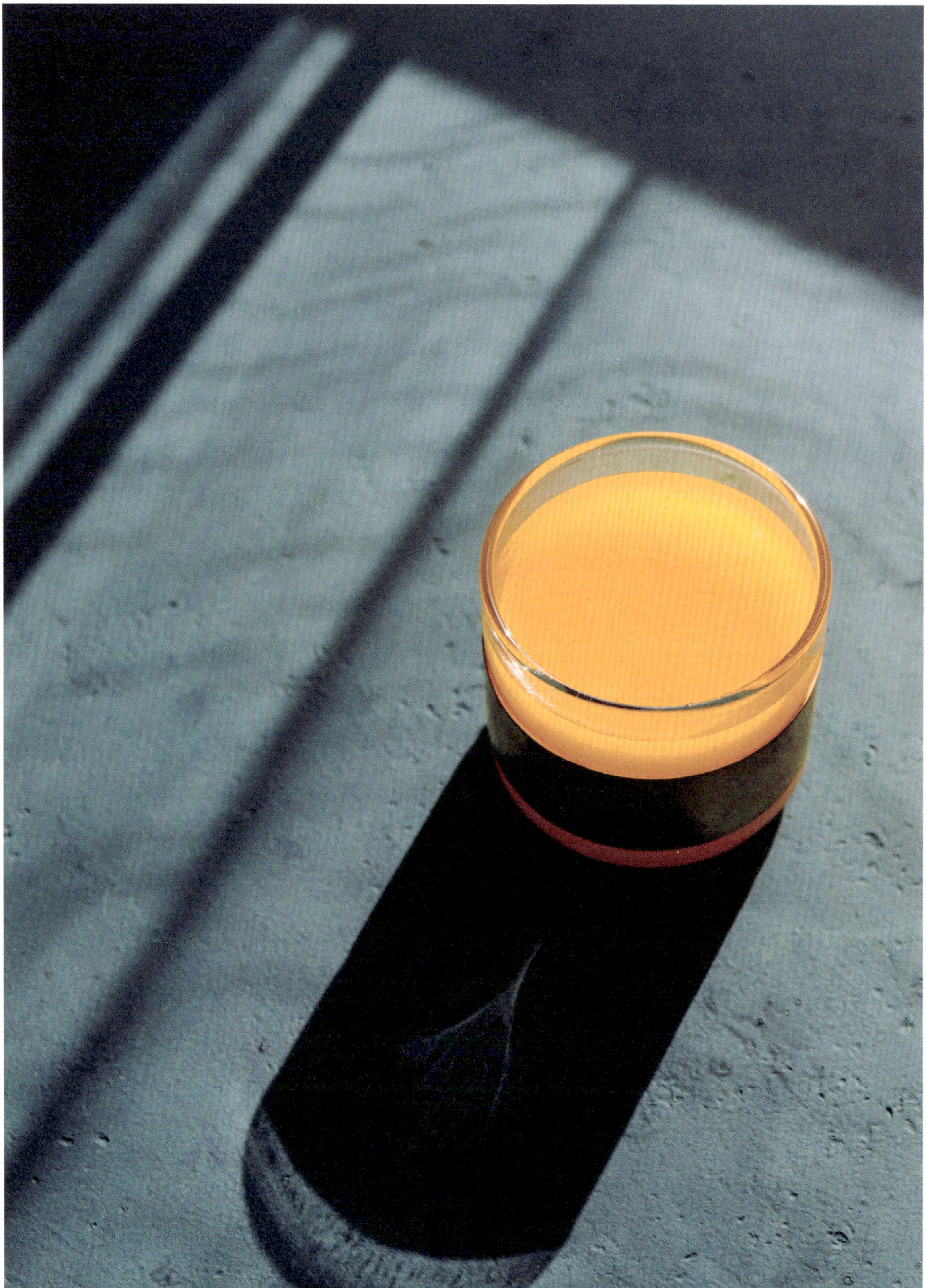

RITUAL

Kurkuma-Shot für Licht und Schutz

Wenn die Haut den Jahreszeitenwechsel spürt, ist es Zeit für Wärme von innen. Kurkuma ist eine der stärksten Heilpflanzen des Herbstes, sie schützt, klärt und bringt goldenes Licht in den Körper. Ihr Wurzelgeist erinnert uns daran, dass Heilung manchmal leise beginnt.

Zutaten

3-5 cm frische Kurkumawurzel

1 l gutes Quellwasser

Kurkuma fein reiben, mit dem Wasser aufkochen und 20–30 Minuten leicht köcheln lassen, bis die Flüssigkeit goldgelb und leicht zähflüssig wird.

Ritual

Warm in kleinen Schlucken trinken. Während du trinkst, nimm dir einen Moment der Stille. Spüre, wie die Wärme sich ausbreitet, wie sie in Leber, Magen und Herz ankommt. Dieses Ritual schenkt Kraft und Reinigung zugleich, es ist wie ein inneres Goldbad für Körper und Seele.

Dieser Sud ist ein natürliches Antibiotikum, das den Körper reinigt, Entzündungen beruhigt und das Immunsystem stärkt. Trinke ihn zehn Tage hintereinander, jeweils eine kleine Tasse am Morgen, am besten auf nüchternen Magen.

Ein wärmendes Kurkuma-Ritual, das Licht, Schutz und innere Kraft schenkt.

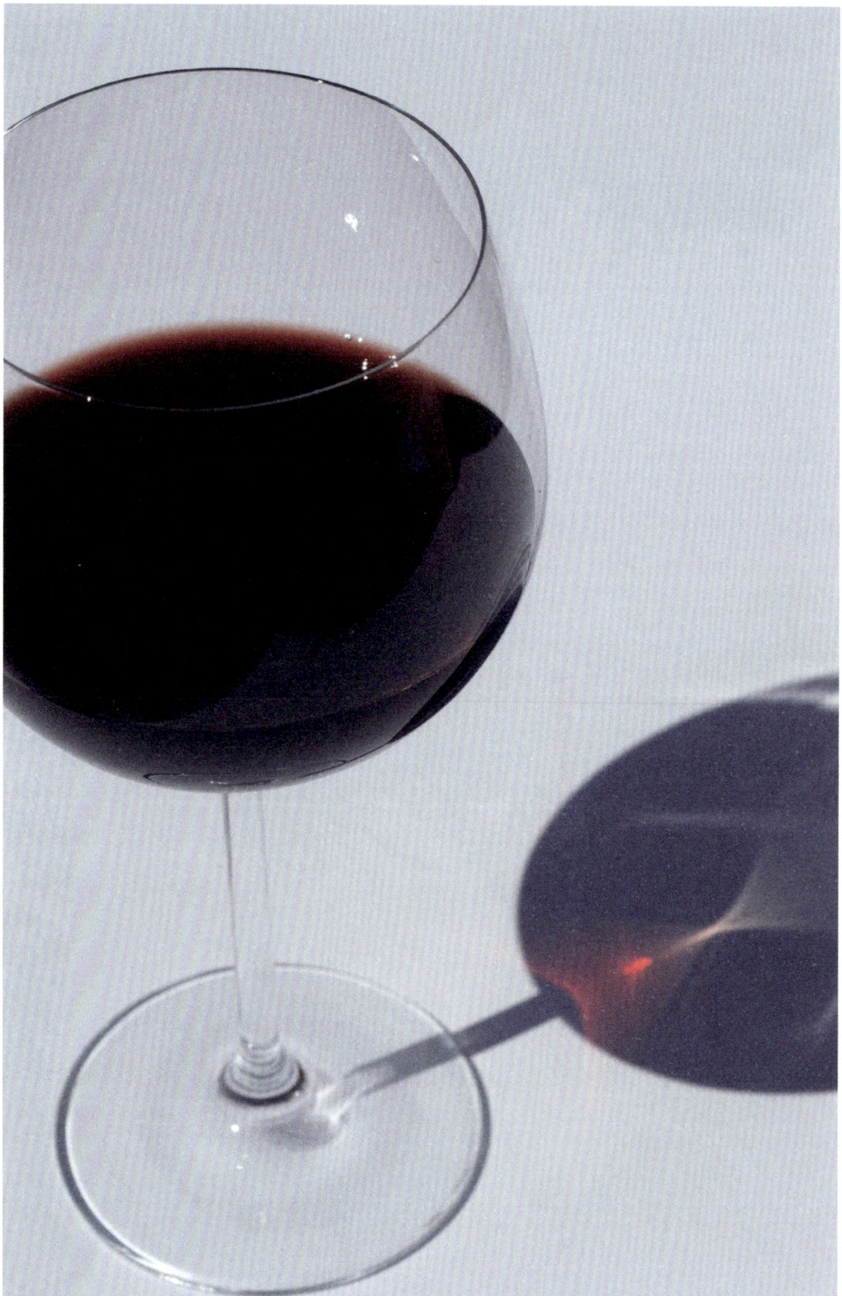

BEAUTY-HACK

Holunder-Muttersaft-Kur

Holunder gilt als Pflanze des Schutzes, sein Saft wirkt wie eine Wohltat für Blut, Haut und Nerven. Dieser einfache Beauty-Hack ist wie eine innere Hautpflege.

Zutaten

100 ml reiner Holunder Muttersaft aus dem Reformhaus oder Bioladen

Anwendung

Morgens pur oder leicht erwärmt trinken. Wer mag, kann den Saft mit einem Schuss warmem Wasser oder einem Spritzer Zitronensaft verfeinern.

Die Anthocyane und Polyphenole des Holunders fördern die Mikrozirkulation, schützen die Gefäße und regen die Hautdurchblutung an. Dadurch verbessert sich die Sauerstoffversorgung, das Gewebe wirkt straffer und klarer. Zugleich stärken Vitamin C und Flavonoide die Kollagenbildung und schützen vor oxidativem Stress – eine der wichtigsten Voraussetzungen für gesunde, elastische Haut.

Wenn du ihn zehn Tage hintereinander trinkst, morgens etwa hundert Milliliter, warm oder bei Raumtemperatur, stärkt das dein Immunsystem, reguliert den Zellstoffwechsel und bringt einen natürlichen Glow von innen.

Ein stärkendes Herbstelixier, das Blut, Nerven und Immunsystem kräftigt und harmonisiert

Winter

Regeneration
Stille
Tiefe
Wärme

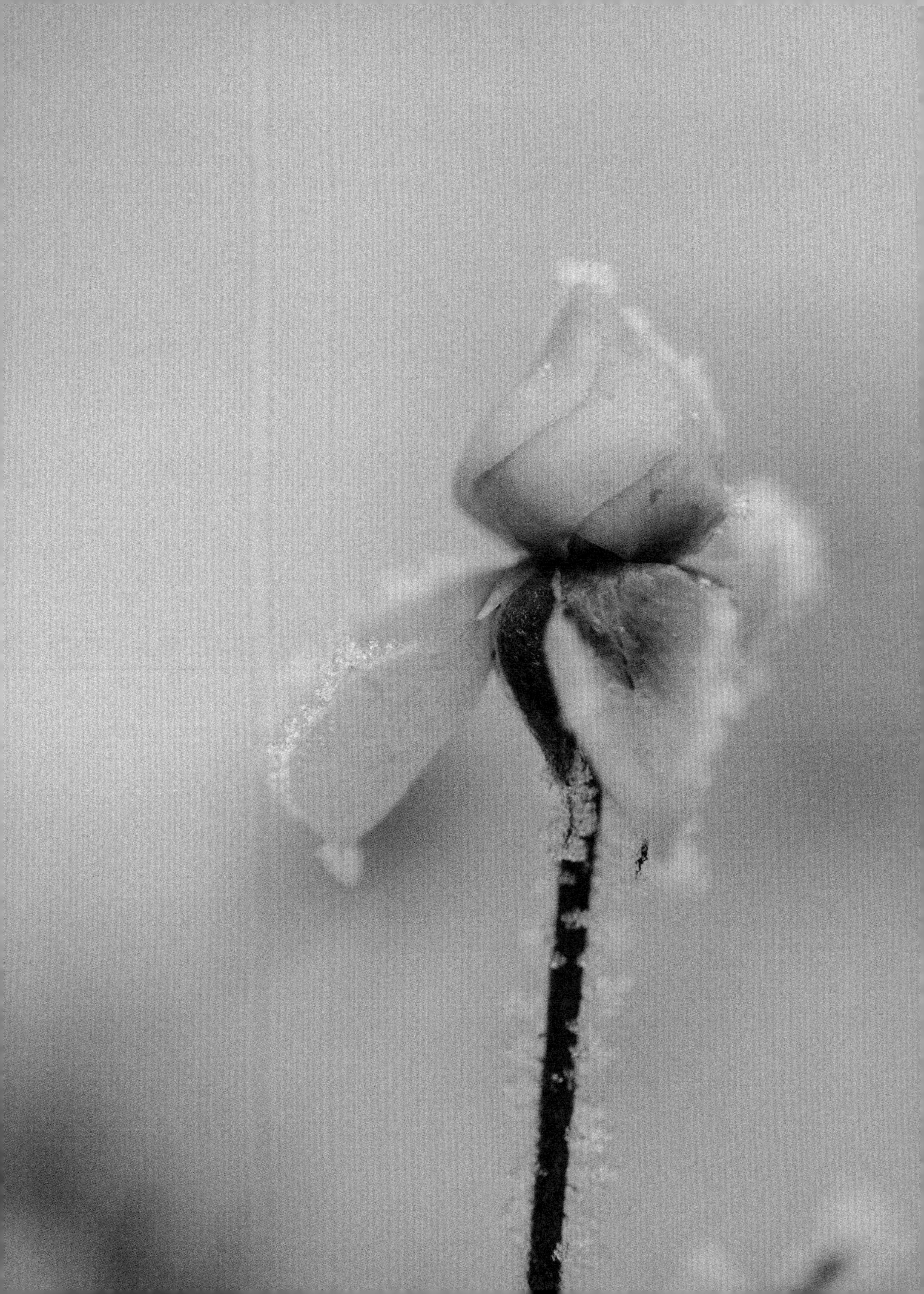

“

Atme ein.
Spüre die Stille in dir. Den Raum,
der nicht leer ist, sondern weit.

Der Winter lädt dich ein, dich zu sammeln.
Nicht mehr zu tun, sondern einfach zu sein.

Jedes Gericht darf ein Feuer sein für deine Mitte,
deine Wärme, dein Herz.

Du musst nichts leisten, um wertvoll zu sein.
Lass dich zurückfallen in den Schoß der Erde.
Lass dich nähren.

Möge dieser Winter dich erinnern:
Heilung braucht keine Eile. Tiefe entsteht in der Stille.
Und du, du bist genau richtig, so wie du bist.

LAURA MALINA SEILER

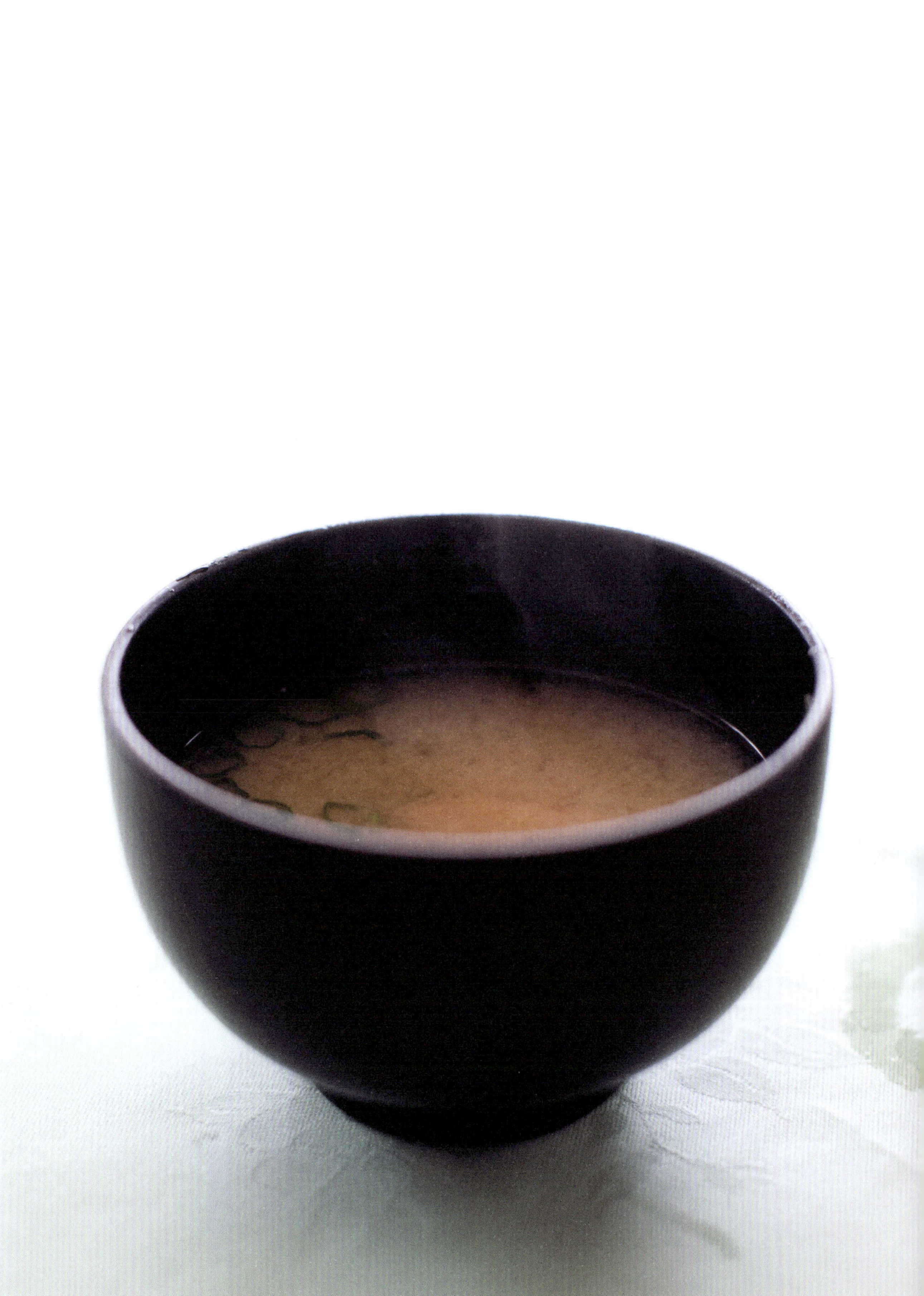

MORGEN

Miso-Suppe mit *Wakame Algen*

Der ideale Start in den Tag: Die Suppe ist reich an Proteinen, Mineralstoffen, Pflanzenstoffen und natürlichem Jod aus Algen. Ihre ausgewogene Zusammensetzung unterstützt Körper und Wohlbefinden zu jeder Jahreszeit.

Zutaten

2 EL Rundkornreis, vorgekocht oder eingeweicht
500 ml Wasser
1 kleines Stück frischer Ingwer
1 kleines Stück Wakame, eingeweicht und fein geschnitten
1 kleine Karotte
1 Frühlingszwiebel
1 EL helle Misopaste aus Gerste oder **Reis,** ungesalzen und unpasteurisiert
100 g Seidentofu
1 TL Sesamöl

Rundkornreis weich kochen oder eingeweichten Rundkornreis direkt in die Suppe geben. Wasser erhitzen, Ingwer und Karotte fein schneiden und kurz kochen lassen.
Die getrockeneten Wakame Algen 5 bis 10 Minuten in kaltem Wasser einweichen, abgießen und anschließend mit der Frühlingszwiebel zugeben und wenige Minuten ziehen lassen.
Den Topf vom Herd nehmen und Misopaste einrühren. Seidentofu zugeben, mit Sesamöl verfeinern.

Heilwirkung

Miso stärkt Mikrobiom und Verdauung.
Der Rundkornreis schenkt gleichmäßige Energie.
Wakame liefert wertvolles und natürliches Jod für die Schilddrüse.
Karotte bringt eine leichte Süße, stärkt die Mitte und unterstützt die Verdauung.
Der Ingwer wärmt und bewegt die Energie.
Sesamöl unterstützt und schützt die Schleimhäute und ihre Barrierefunktion.

Essenz

Sanfte, nährende Suppe, die den Körper ordnet und eine ruhige, gleichmäßige Energie aufbaut.

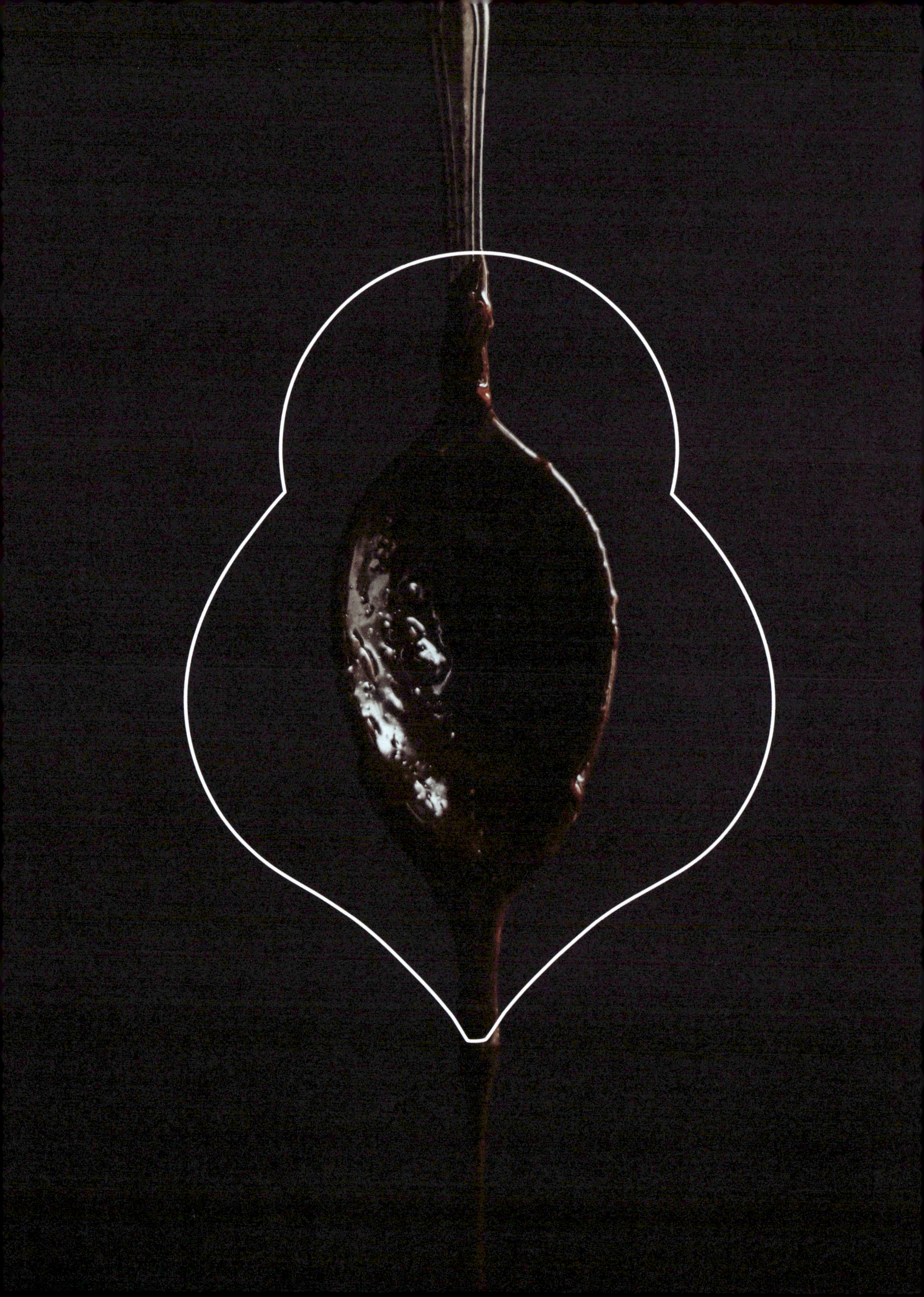

MORGEN

Mousse au Chocolat aus gekeimtem *Buchweizen*

Cremiges, nährendes Frühstück oder Dessert, das nach Liebe schmeckt. Ein echtes Soulfood mit Heilpflanzenkraft – nährend, harmonisierend und belebend zugleich.

Zutaten

100 g gekeimter Buchweizen
1 reife Banane
1–2 EL Rohkakaopulver
1 EL Nussmus (z. B. Haselnuss oder Mandel)
1–2 TL Ahornsirup oder **alternative Süße nach Geschmack**
eine Prise Salz
etwas pflanzliche Milch (z. B. Mandel- oder Hafermilch) für die gewünschte Konsistenz

Den gekeimten Buchweizen gründlich abspülen und abtropfen lassen.
Mit Banane, Kakaopulver, Nussmus, Ahornsirup, Salz und etwas Pflanzenmilch im Mixer cremig pürieren, bis eine feine, luftige Mousse entsteht.
Kalt stellen und vor dem Servieren mit etwas Rohkakao oder gehackten Nüssen bestreuen.

Heilwirkung

Gekeimter Buchweizen ist reich an Enzymen, pflanzlichem Eiweiß, Magnesium und Rutin – er stärkt Gefäße, Nerven und Zellenergie.
Rohkakao liefert Polyphenole, Magnesium und Anandamid, das „Glücksmolekül“, das die Stimmung hebt und Herz und Gehirn aktiviert.
Banane beruhigt, harmonisiert den Blutzucker und nährt Yin.
Nussmus liefert ungesättigte Fettsäuren und Vitamin E, die die Zellmembranen schützen.

Essenz

Ein wohlschmeckender Start in den Tag, der zugleich nährt und stärkt. Die harmonische Zusammensetzung unterstützt eine ausgeglichene, anhaltende Energie.

Mit Liebe und Dank an Jacqueline vom Freiluftatelier – für die Inspiration zu diesem Rezept.

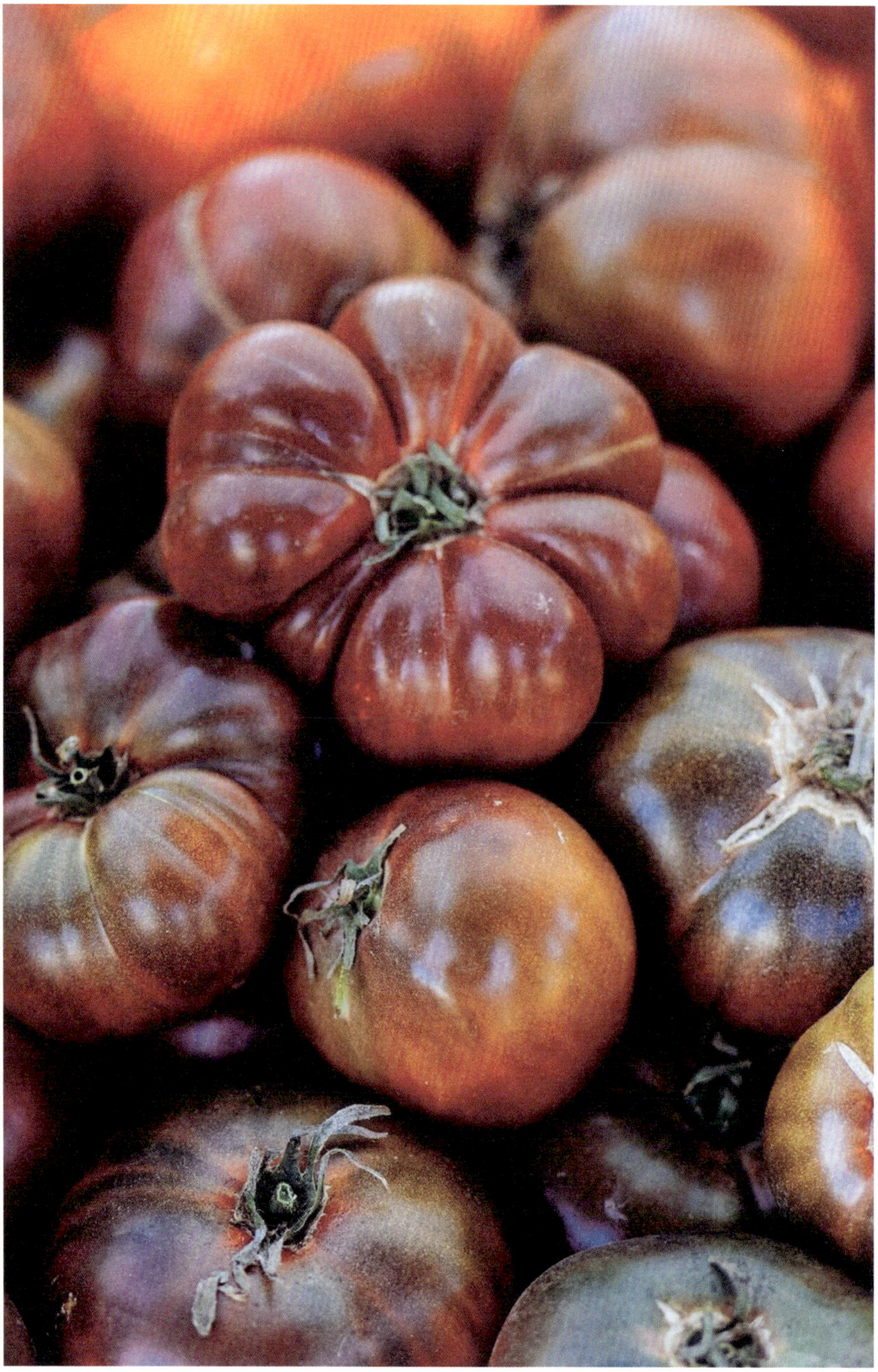

MORGEN

Shakshuka – Geschmorte *Tomaten* mit *Ei*

Aromatisches Wintergericht voller Licht, Ruhe und Kraft. Geschmorte Tomaten und Kurkuma verbinden sich zu einem sanften, mediterran-orientalischen Duft.

Zutaten für 2 Portionen

1 kleine Zwiebel
1 kleine Möhre
1–2 EL Olivenöl
1 kleine Knoblauchzehe
1 TL Kurkuma
4 reife Tomaten

Salz
frisch gemahlener Pfeffer
3-4 Eier
frische Kräuter (z. B. Koriander oder Petersilie) zum Garnieren

Zwiebel und Möhre fein hacken, in Olivenöl glasig anschwitzen.
Knoblauch, Kurkuma kurz mitdünsten, bis die Gewürze duften.
Tomaten zugeben und bei mittlerer Hitze etwa 15–20 Minuten köcheln lassen, bis eine sämige Sauce entsteht.
Mit Salz und Pfeffer abschmecken.
Zwei kleine Mulden in die Sauce drücken, die Eier hineinschlagen und bei niedriger Hitze 5–7 Minuten stocken lassen, bis das Eiweiß fest und das Eigelb noch weich ist.
Mit frischen Kräutern bestreuen und warm servieren.

Heilwirkung

Erwärmte Tomaten sind durch den Abbau bestimmter säurehaltiger Pflanzenstoffe besser verträglich. Beim Garen erhöht sich zudem die Bioverfügbarkeit von Lycopin, einem antioxidativen Carotinoid, das Herz, Gefäße und den zellulären Schutz unterstützt. Eier liefern hochwertiges Eiweiß, Lecithin und B-Vitamine, die Nervenfunktion und hormonelle Balance fördern. Knoblauch wirkt antimikrobiell und gefäßschützend und unterstützt die natürliche Regulation von Entzündungsprozessen. Olivenöl ergänzt wertvolle Fettsäuren und antioxidative Verbindungen, die die Zellmembranen schützen.

Essenz

Warmes, kraftvolles Winterfrühstück – wärmend, nährend und stabilisierend. Die Kombination unterstützt Verdauung, Energie und innere Ruhe.

Ein duftendes,
wohliges Frühstück,
das Herz und
Mitte stärkt.

MORGEN

Mandel-Tonka-Milchreis mit *Sauerkirschen*

Cremiger, duftender Milchreis für Wärme in Körper und Seele.
Ein Frühstück voller Geborgenheit, Balance und sanfter Energie.

Zutaten für 1 Portion

1 EL Butter oder **Ghee**
100 g Rundkornreis
500 ml Mandelmilch

1 Vanilleschote oder **½ TL Vanillemark**
1 kleine Prise frisch geriebene Tonkabohne
1 Messerspitze gemahlener Kardamom
eine Prise Salz
1 EL Mandel-Tonka-Creme (aus dem Bioladen)
1 TL Honig
1 kleine Handvoll entsteinte Sauerkirschen (frisch oder ungesüßt aus dem Glas)
optional: **gehackte Mandeln** oder **Zim**t zum Servieren

Butter in einem Topf schmelzen, Rundkornreis kurz darin anrösten.
Mit Mandelmilch aufgießen, Vanillemark, Tonka, Kardamom und Salz hinzufügen.
Bei niedriger Hitze etwa 25–30 Minuten köcheln lassen, bis der Reis cremig ist, gelegentlich umrühren.
Zum Schluss Mandel-Tonka-Creme und Honig unterrühren, dann die entsteinten Sauerkirschen leicht unterheben.
Warm servieren und nach Wunsch mit gehackten Mandeln oder Zimt bestreuen.

Heilwirkung

Rundkornreis stärkt die Mitte, wirkt Yin-Yang-ausgleichend und schenkt beständige Energie.
Sauerkirschen sind reich an Polyphenolen und Melatonin, fördern ruhigen Schlaf und Zellregeneration.
Mandeln und Mandel-Tonka-Creme liefern Eiweiß, Magnesium und wertvolle Fettsäuren für Nerven und Haut.
Butter oder Ghee nähren das Nervensystem und fördern die Aufnahme fettlöslicher Vitalstoffe.
Vanille, Tonka und Kardamom beruhigen, regulieren und bringen eine feine innere Ruhe.

Essenz

Ein duftendes, wohliges Frühstück, speziell für Herz und Mitte.
Es verbindet Süße, Wärme und Leichtigkeit – Heilnahrung für Wintertage.

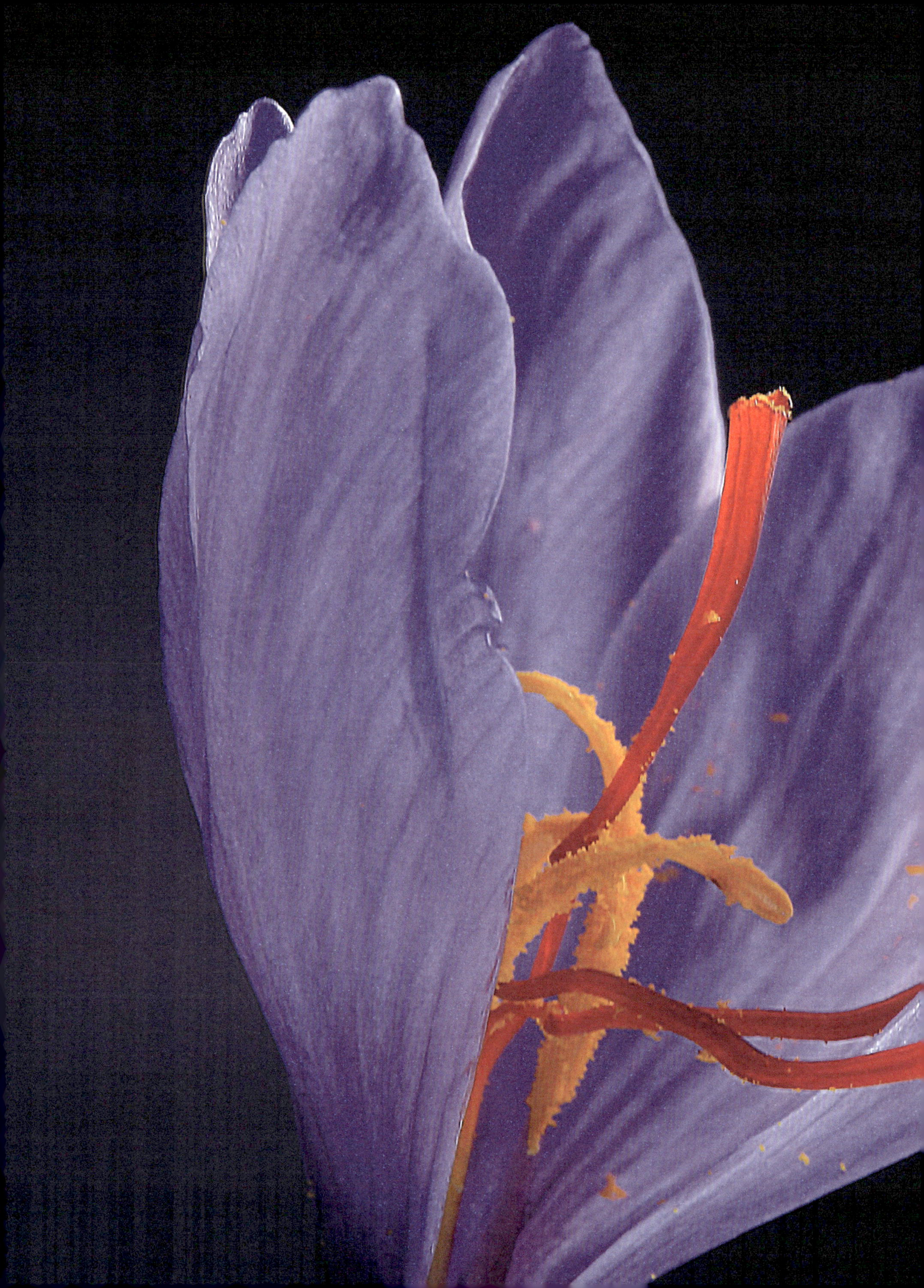

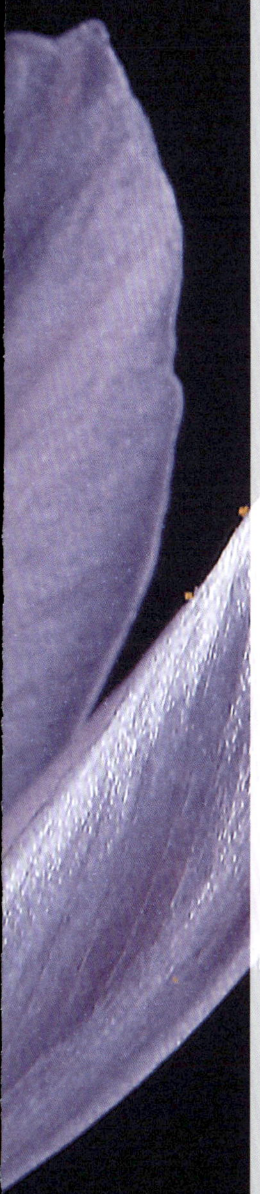

Safran

Das Licht der Seele

Im Winter wird die Welt leiser, das Sonnenlicht fehlt, die Wärme zieht sich zurück und selbst der Geist wirkt gedämpfter. In dieser Jahreszeit entstehen Bedürfnisse, die nach innen weisen: der Wunsch nach Klarheit, Helligkeit und seelischer Stabilität.

Safran ist eine der zartesten und kostbarsten Pflanzen der Welt. Seine lilafarbenen Blüten öffnen sich nur wenige Tage im Jahr, und in ihrem Inneren liegen die leuchtend roten Fäden, die wie konzentriertes Sonnenlicht wirken.

Diese Fäden enthalten Crocin, Crocetin, Safranal und Picrocrocin,Verbindungen mit antioxidativer und nervenschützender Wirkung. Sie stabilisieren Serotonin und Dopamin, fördern seelische Balance und wirken stimmungsaufhellend. Studien zeigen, dass Safran leichte depressive Verstimmungen lindern und als mildes Aphrodisiakum wirken kann. Er bringt Licht ins Gemüt, beruhigt das Nervensystem und fördert erholsamen Schlaf.

Safran stabilisiert zudem die Mitochondrien, stärkt die Regeneration und verbessert die Durchblutung. So schenkt er Vitalität in Zeiten von Erschöpfung und Kälte.

Anwendung: Drei bis fünf Safranfäden in einem kleinen Mörser zerreiben und mit 1 EL heißem Wasser übergießen, 10 Minuten ziehen lassen. Anschließend mit warmer Mandelmilch, etwas Honig und Zimt vermischen.

Tipp: Crocetin wird in Verbindung mit etwas Fett besser aufgenommen.

Safran nährt die innere Sonne und schenkt Licht ins Herz und Wärme in den Körper.

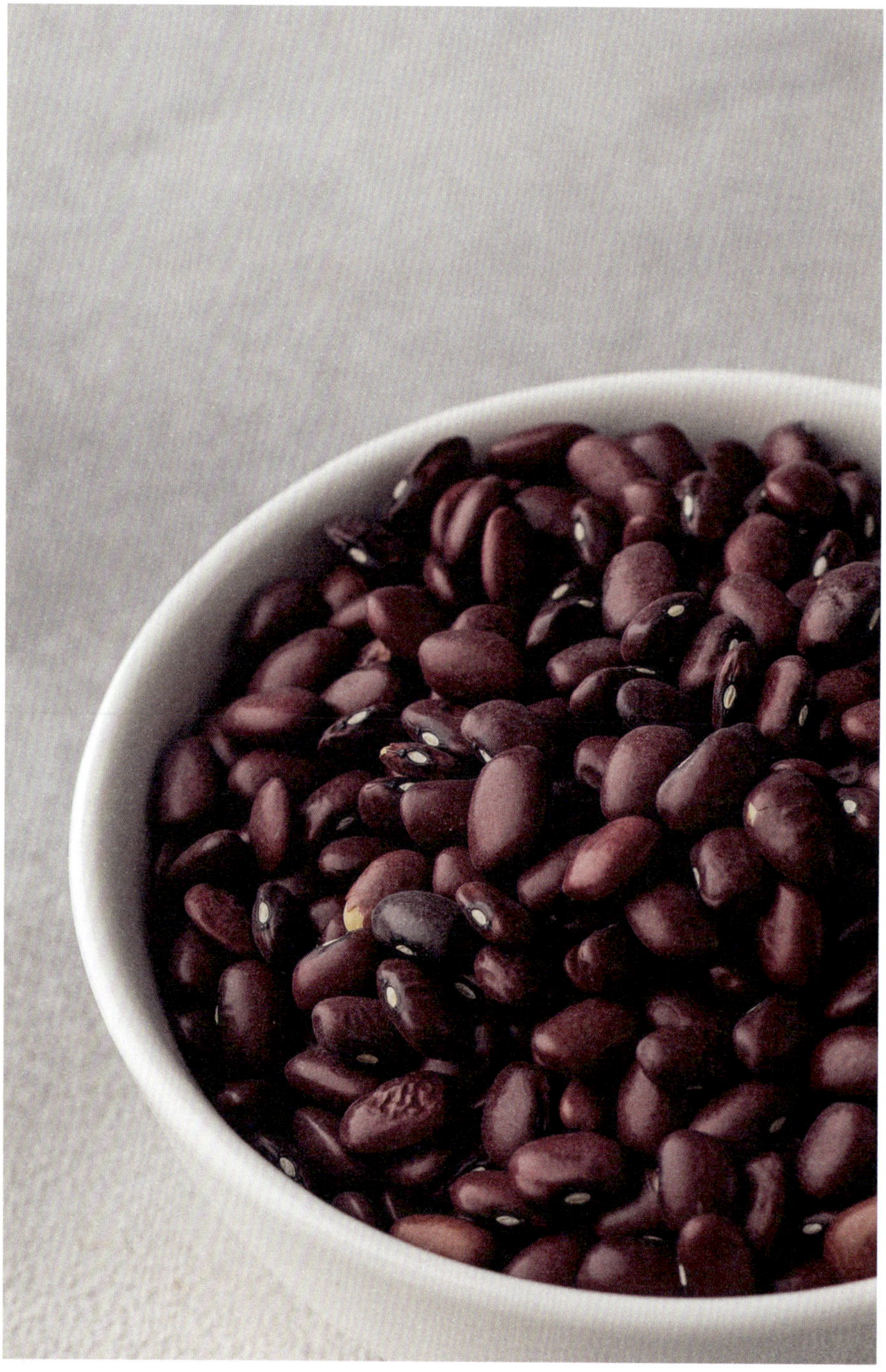

Azukibohnen mit *Safranreis* und *Tamari-Joghurt*

Azukibohnen zählen zu den nährendsten Hülsenfrüchten der asiatischen Küche und bringen eine klare, ausgleichende Qualität in warme Wintergerichte.

Zutaten für 2 Portionen

200 g Azukibohnen
1 Tasse Basmati-Safran-Reis (siehe S. 202)
2 EL Olivenöl zum Anbraten
1 kleine Knoblauchzehe, fein gehackt
1 Frühlingszwiebel, fein geschnitten
1-2 TL Tamari
1 Prise Cayennepfeffer
150 g Naturjoghurt
1 TL Honig
1 kleiner Schuss Zitronensaft
Salz nach Geschmack

Azukibohnen über Nacht oder mindestens 8 Stunden in reichlich Wasser einweichen. Das Einweichwasser wegschütten, die Bohnen mit frischem kaltem Wasser aufsetzen und ohne Salz etwa 40 bis 60 Minuten köcheln lassen. Salz härtet die Schale während des Kochens und verlängert somit die Garzeit. Abgießen und beiseitestellen.
Den Safranreis nach Anleitung zubereiten, siehe Basmati Safranreis Rezept Seite 201.
Die Bohnen in Olivenöl erwärmen und nach Belieben Knoblauch sowie Frühlingszwiebel zugeben. Mit etwas Tamari, Cayennepfeffer und einem kleinen Schuss Honig abschmecken, sodass ein runder, aromatischer Geschmack entsteht.
Für den Tamari Joghurt den Naturjoghurt mit etwas Tamari und einem kleinen Schuss Zitronensaft cremig verrühren. Zum warmen Reis und den Bohnen servieren.

Heilwirkung

Azukibohnen liefern Polyphenole wie Catechine und Anthocyane, die Zellen schützen und entzündungsregulierend wirken. Ihre mineralstoffreiche Struktur unterstützt Nierenfunktion und Blutqualität und stabilisiert den Blutzucker, was den Stoffwechsel entlastet. Der Safranreis bringt Wärme und leichte Energie, während der Joghurt Verdauung und Mikrobiom beruhigt.

Essenz

Mild, wärmend und wohltuend. Die Kombination bringt Ruhe in den Körper und unterstützt eine sanfte Regeneration – das perfekte Wintergericht.

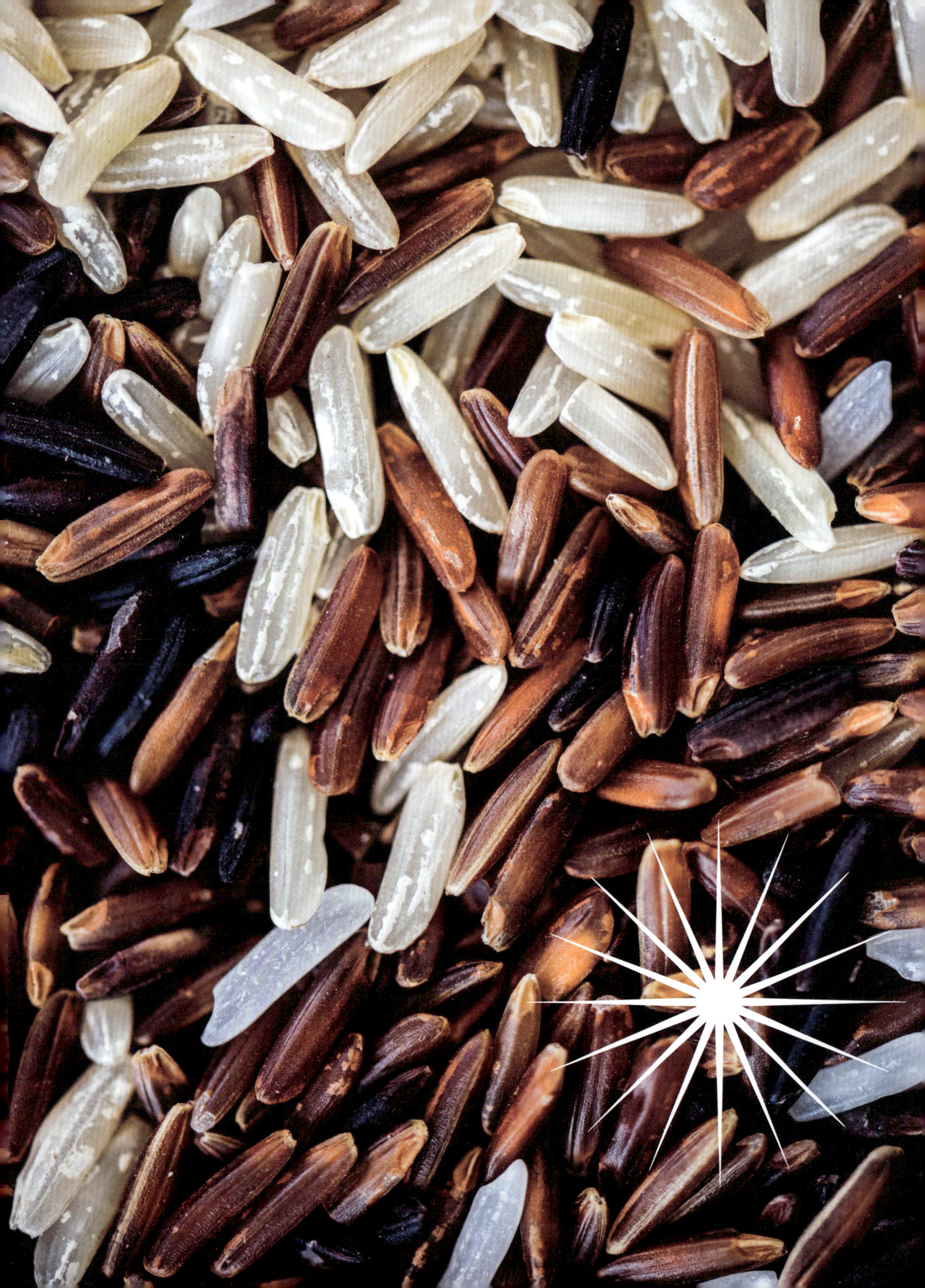

MITTAG

Congee-Suppe mit *Mungbohnen* und *Wurzelgemüse*

Sanfte, heilende Reissuppe, ideal zur Regeneration nach anspruchsvollen Tagen.
Sie wärmt, entspannt und schenkt dem Körper eine wohltuende Ruhe.

Zutaten für 2 Portionen

700 ml Wasser
100 g Rundkornreis
1 EL Mungbohnen
1 kleine Karotte
1 kleiner Hokkaido Kürbis, entkernt und gewürfelt
1 kleine Rote Bete

1–2 Scheiben Ingwer
Oliven- oder Sesamöl zum Servieren

Alles gemeinsam auf kleiner Flamme etwa 45 Minuten köcheln, bis eine cremige Suppe entsteht.
Auf dem Teller mit etwas Olivenöl oder Sesamöl abrunden – das bringt Geschmack und nährt zugleich die Zellen.

Heilwirkung

Congee beruhigt und stärkt das Verdauungssystem.
Mungbohnen wirken entgiftend und regulieren sanft den Stoffwechsel.
Wurzelgemüse nähren, schenken Wärme und haben eine erdende Wirkung.
Ingwer regt die Durchblutung an, stärkt das Immunsystem und klärt von innen.
Olivenöl oder Sesamöl schützen die Zellen, fördern die Regeneration und bringen Glanz und Geschmeidigkeit.

Essenz

Eine Suppe der Ruhe und Regeneration – sanft, wärmend und stärkend. Sie unterstützt Entgiftung, Zellschutz und Verdauung, schenkt Erdung, Sicherheit und Leichtigkeit. Alles ist im Einklang – schlicht, nährend und heilsam.

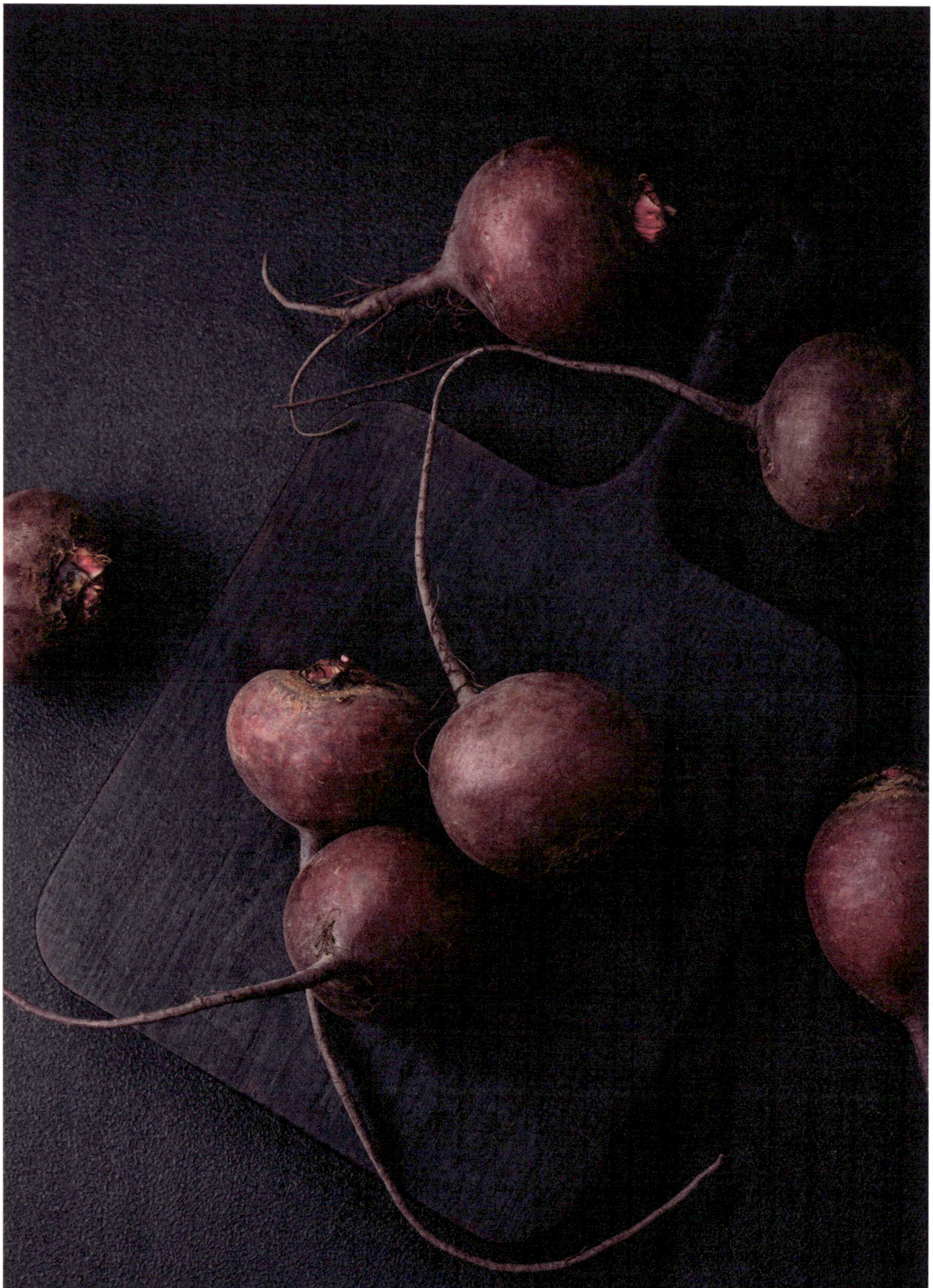

Rote-Bete-Salat mit *Belugalinsen*

Warmer Wintersalat voller Kraft und Farbe. Er ist nährend, harmonisierend und beruhigend für die Seele.

Zutaten für 2 Portionen

150 g Belugalinsen
2 kleine Rote Beten

1 Handvoll Wildkräuter
(z. B. Vogelmiere, Brunnenkresse, alternativ Rucola)
optional: **Schafskäse** als Topping
Dressing
1 EL Olivenöl
1 TL Zitronensaft oder **Apfelessig**
1 TL Tahin
etwas Salz
frisch gemahlener Pfeffer

Belugalinsen in einem Sieb heiß abspülen. In reichlich Wasser ohne Salz etwa 20 Minuten sanft kochen, bis sie weich sind, aber noch Biss haben. Abgießen und leicht abkühlen lassen. Die Rote Bete schälen, würfeln und entweder dämpfen oder im Ofen garen, bis sie weich ist. Die Wildkräuter gründlich waschen, trocken schleudern und grob zupfen. Für das Dressing Olivenöl, Zitronensaft, Tahin, Salz und Pfeffer verrühren und nach Bedarf ein bis zwei Esslöffel Wasser unterrühren, bis eine cremige, gut fließende Konsistenz entsteht. Linsen, Rote Bete und Wildkräuter in einer Schüssel vermengen, mit dem Dressing mischen.

Heilwirkung

Rote Bete fördert die Blutbildung, stärkt Leber und Herz und wirkt antioxidativ.
Linsen liefern Eiweiß, Eisen, Zink und Ballaststoffe, die Muskeln, Darm und Energiehaushalt stärken.
Wildkräuter enthalten Chlorophyll, Bitterstoffe und Enzyme, die die Entgiftung und Regeneration fördern.
Tahini bringt Calcium, Magnesium und gesunde Fette, Olivenöl liefert Polyphenole und schützt die Zellen.

Essenz

Ein erdendes, kräftigendes Gericht für Herz, Blut und Mitte. Es bringt Ruhe, Stabilität und neue Kraft – Heilnahrung für Körper und Seele.

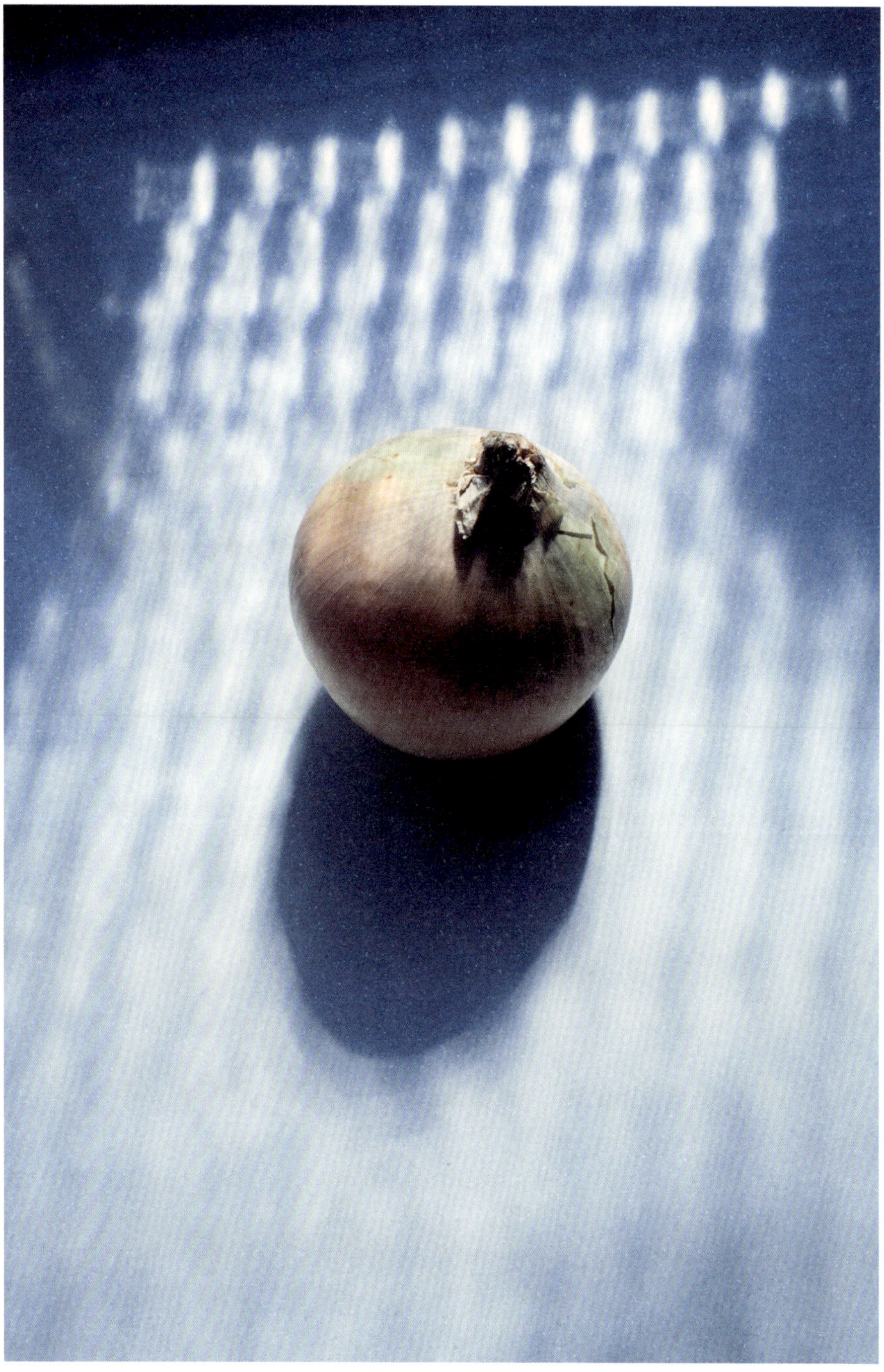

MITTAG

*Zwiebel*suppe

Klassische Wintersuppe für Herz und Körper – jeder Löffel stärkt die Abwehrkräfte.

Zutaten für 2 Portionen

4 große gelbe Zwiebeln
1 EL Butter oder **Ghee**
1 TL Olivenöl zum Anbraten
700 ml Gemüsebrühe
1 TL frischer Thymian oder **getrockneter Majoran**
1 kleine Prise Muskat
Salz
frisch gemahlener Pfeffer
optional: **ein Spritzer Apfelessig** oder **ein Schuss Weißwein**

Die Zwiebeln schälen, halbieren und in feine Streifen schneiden. Butter und Olivenöl in einem Topf bei milder Hitze schmelzen lassen, die Zwiebeln hinzufügen und langsam schmoren, bis sie weich sind und eine goldene Farbe annehmen. Dabei regelmäßig umrühren, damit sie nicht bräunen, sondern ihre Süße entwickeln.
Mit der Gemüsebrühe ablöschen. Thymian oder Majoran sowie eine kleine Prise Muskat zugeben und die Suppe etwa 20 Minuten sanft köcheln lassen. Mit Salz und frisch gemahlenem Pfeffer abschmecken.
Optional: am Ende mit einem Spritzer Apfelessig oder einem Schuss Weißwein abrunden.

Heilwirkung

Zwiebeln enthalten Schwefelverbindungen, die antibakteriell wirken und das Immunsystem stärken.
Sie fördern die Entgiftung der Leber und unterstützen das Herz-Kreislauf-System.
Thymian wirkt antiviral und schleimlösend, Butter oder Ghee harmonisieren den Verdauungstrakt.
Olivenöl liefert Polyphenole, die die Gefäße schützen.

Essenz

Eine klare, tiefe Suppe, die stärkt, entlastet und reinigt. Sie schenkt Wärme, Ruhe und Stabilität in der kalten Jahreszeit.

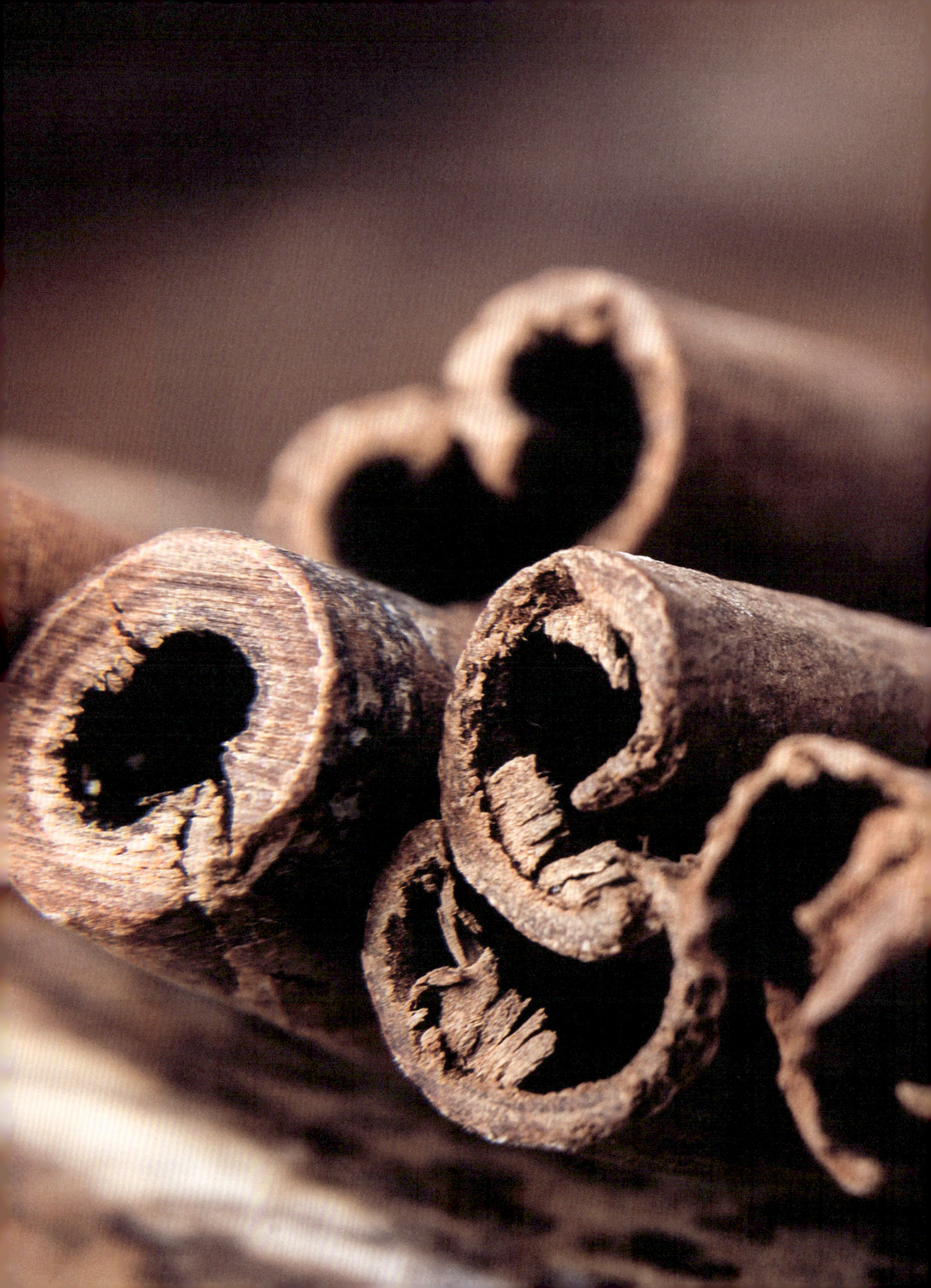

Zimt

Die Pflanze des Herzens

Das Bedürfnis nach innerer Wärme wächst in den kalten Monaten des Jahres. Der Körper wird langsamer, der Kreislauf träger, und wir sehnen uns nach etwas, das uns von innen heraus belebt.

Zimt ist die wärmende Seele des Winters. Sein Duft schafft Geborgenheit, sein Geschmack belebt. In alten Heiltraditionen galt Zimt als Symbol der Lebensflamme.

Die getrocknete Rinde des Zimtbaums enthält ätherische Öle wie Cinnamaldehyd und Eugenol sowie polyphenolreiche Antioxidantien, die entzündungshemmend, antimikrobiell und gefäßschützend wirken. Sie verbessern die Durchblutung, stärken die Zellen und fördern die Elastizität des Gewebes. Zimt reguliert den Blutzucker, stabilisiert den Insulinspiegel und gleicht so Heißhunger und Energieabfälle aus.
Seine Wärme wirkt tief auf Herz und Kreislauf. Er aktiviert die Mikrozirkulation, bringt den Stoffwechsel in Fluss und schenkt Vitalität, wenn sich Kälte und Müdigkeit ausbreiten.

Emotional spricht Zimt das Herz an. Sein Duft wirkt über das limbische System, beruhigt, tröstet und schafft ein Gefühl von Sicherheit. Er erinnert an Vertrauen und an jene Geborgenheit, die wir instinktiv mit Wärme verbinden.

Anwendung: Ein halber Teelöffel Zimtpulver in warmer Mandelmilch oder als Gewürz in Porridge oder Obstkompott wärmt, fördert die Verdauung und bringt Energie.

Tipp: Verwende bevorzugt Ceylon-Zimt, da er besonders mild ist und kaum Cumarin enthält. Cumarin kann bei übermäßigem Verzehr die Leber belasten.

Zimt erinnert uns daran, dass wahre Wärme im Herzen beginnt.

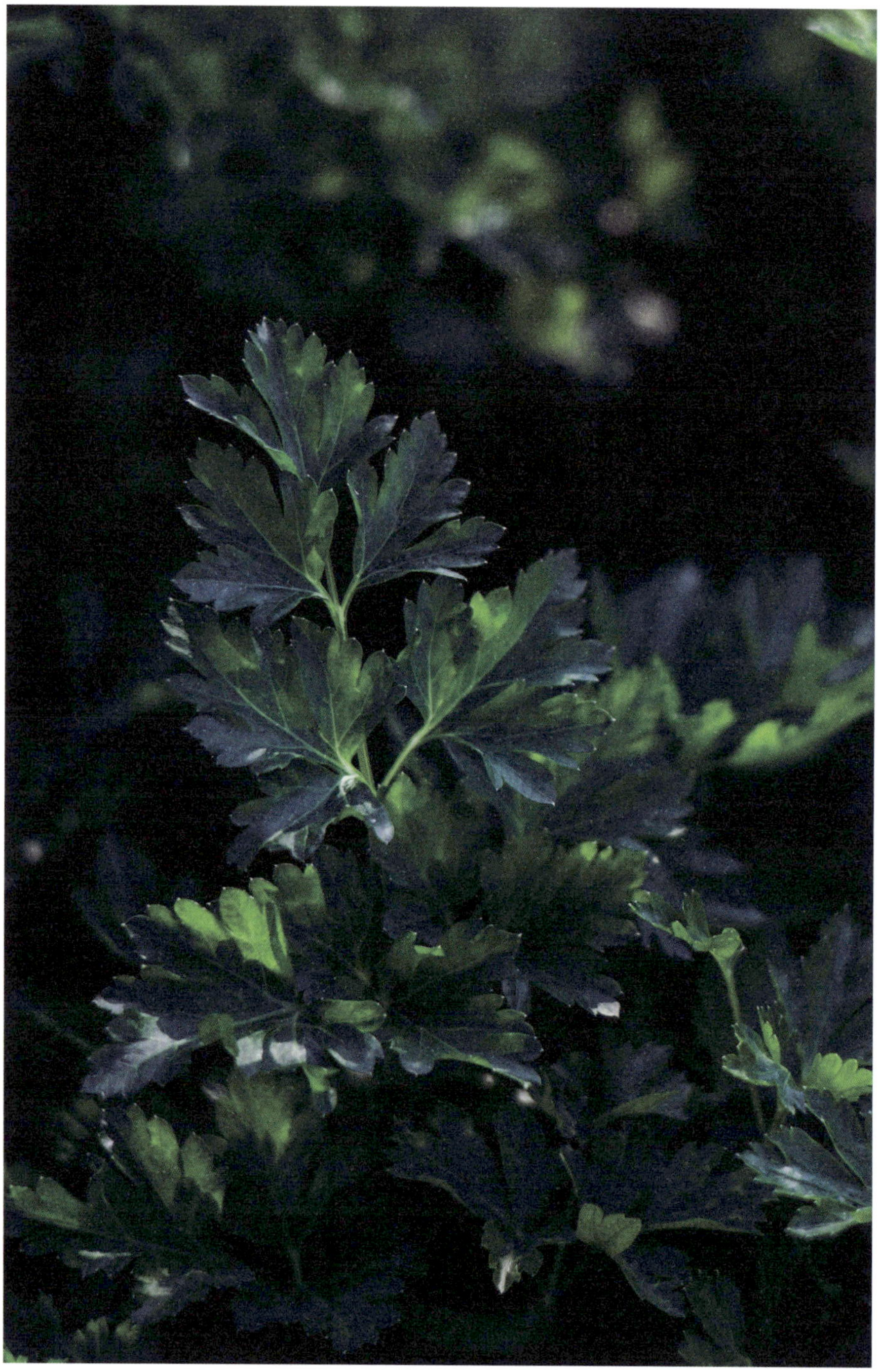

ABEND

Kuku Sabzi mit *Joghurt*

Persische Kräuteromelette mit aromatischer Fülle – warm, nährend und zugleich leicht. Ein Gericht, das durch seine frische Grünkraft den Stoffwechsel unterstützt und den Körper stabil hält.

Zutaten für 2 Portionen

1 Bund Petersilie

1 Bund Koriander

1 Bund Dill

2 Frühlingszwiebeln

1 kleine Zwiebel

6 Eier

Salz und **Pfeffer** nach Geschmack

1 EL Kokosöl zum Anbraten

Joghurt nach Geschmack

Kräuter, Frühlingszwiebeln und Zwiebel fein schneiden.
Eier verquirlen und mit den Kräutern und den Zwiebeln mischen, mit Salz und Pfeffer würzen. Kokosöl in einer Pfanne erwärmen und die Masse bei milder Hitze langsam stocken lassen, bis sie fest und dennoch saftig ist. In der Pfanne entsteht die typische leichte Knusprigkeit. Alternativ kann die Masse im Backofen bei 160 bis 170 Grad Ober-Unterhitze gegart werden, etwa 25 bis 30 Minuten, bis die Oberfläche gesetzt ist und das Innere saftig bleibt.
Kuku in Stücke schneiden und mit kühlem Joghurt servieren (siehe S. 207).

Heilwirkung

Die Kräuter liefern Chlorophyll, Polyphenole und antioxidative Pflanzenstoffe, die Leberfunktion und Zellstoffwechsel unterstützen.
Eier bieten vollständige Proteine mit allen essenziellen Aminosäuren, sie fördern Regeneration und unterstützen die hormonelle Balance.
Joghurt wirkt regulierend auf das Mikrobiom und unterstützt die Verdauung.
Die Kombination stärkt Stoffwechsel, Zellschutz und langfristige Vitalität.

Essenz

Ein grün fokussiertes Gericht, das Nährung und Klärung verbindet. Die frische, aufsteigende Kräuterenergie trägt milde Yang-Qualität, der kühle Joghurt bringt beruhigendes Yin und schafft jene innere Ordnung, die den Körper stabilisiert.

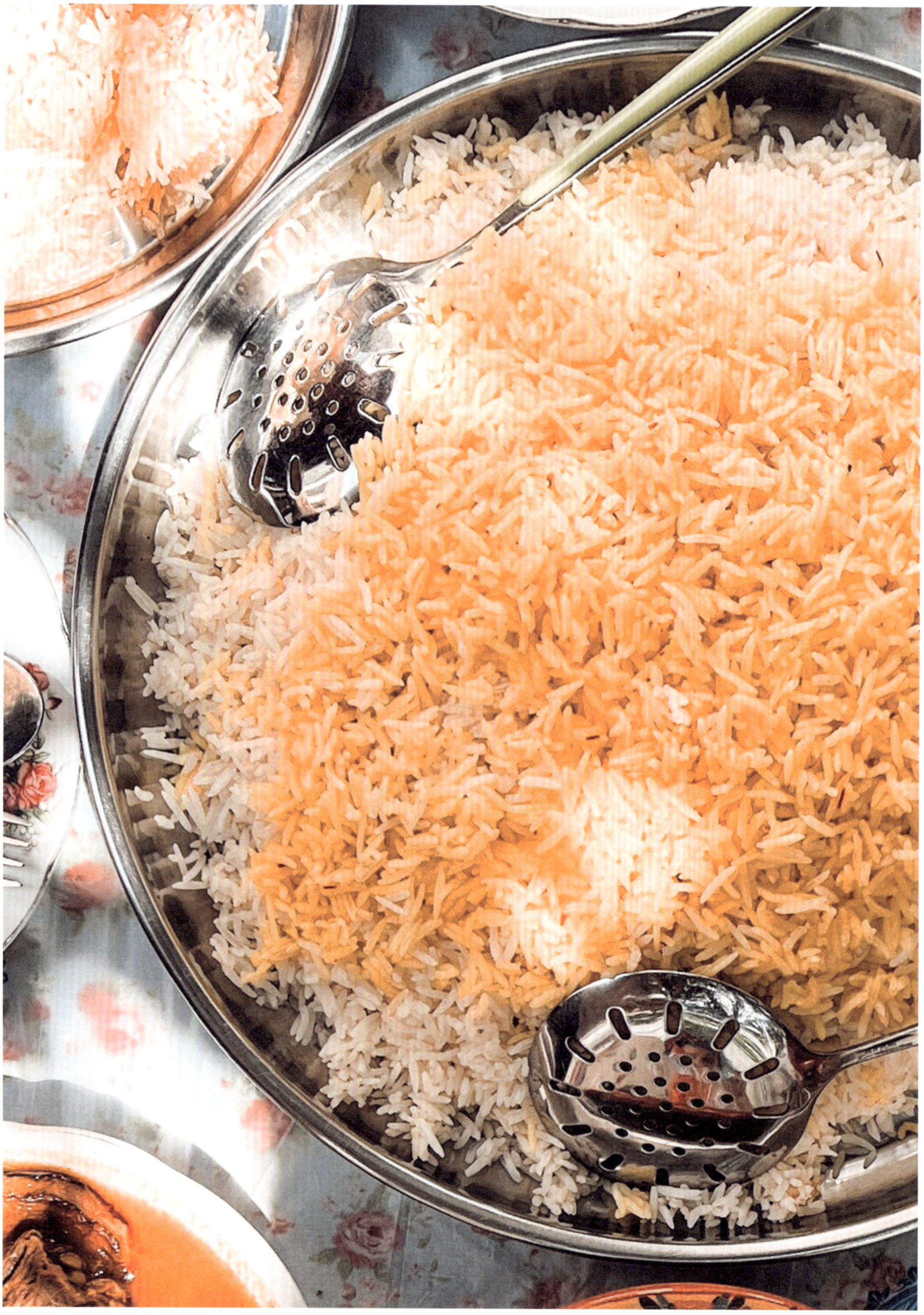

Basmati-Safran-Reis auf persische Art

Ein goldener, duftender Reis – leicht, nährend und harmonisierend.
Ein Klassiker der persischen Küche, der Wärme für Körper und Geist schenkt.

Zutaten für 2 Portionen

200 g Basmati-Reis
1 EL Butter oder Ghee
10-15 Safranfäden
etwas Salz

Safranfäden in einem kleinen Mörser zerreiben und mit 1 EL heißem Wasser übergießen, 10 Minuten ziehen lassen.
Den Reis in kaltem Wasser gründlich waschen, das Wasser mehrmals wechseln, bis es klar ist – so wird die Stärke entfernt und der Reis leicht und locker.
In reichlich Salzwasser etwa 8 Minuten vorkochen, dann abgießen und abtropfen lassen.
In einem Topf Butter oder Ghee schmelzen, etwas Reis hineingeben, dann schichtweise den restlichen Reis daraufgeben.
Den Safranaufguss über die oberste Reisschicht träufeln, Deckel schließen und bei sehr niedriger Hitze 30–40 Minuten dämpfen lassen, bis der Reis locker und duftend ist.
Optional: Den unteren Teil des Reises leicht anrösten – er bildet die goldene Kruste (siehe Rezept Tahdig auf Seite 204).

Heilwirkung

Basmati-Reis wirkt beruhigend, stärkt die Mitte und harmonisiert Yin und Yang. Safran enthält Crocin und Safranal – starke Antioxidantien, die die Zellerneuerung anregen, Herz und Stimmung stärken.
Butter oder Ghee liefern gesunde Fettsäuren und unterstützen die Aufnahme fettlöslicher Vitamine.

Essenz

Ein Gericht voller Duft, Ruhe und Licht. Es öffnet das Herz und nährt die Mitte.

Tahdig ist ein
Symbol für Wärme,
Sonne und
Lebensfreude.

EXTRA

Tahdig – die goldene Kruste des persischen *Reises*

Tahdig ist die goldene, knusprige Schicht am Boden des Reistopfes – das kostbarste Stück jedes persischen Mahls.
Sie entsteht, wenn der Reis auf sanfter Hitze in Butter oder Ghee anröstet, bis er goldgelb und duftend wird.

Zutaten

1 EL Butter oder **Ghee**
1–2 TL neutrales Öl
(z. B. Reiskeimöl oder Avocadoöl)
2–3 Schöpflöffel fertig gedämpfter Basmati-Safran-Reis
(siehe Seite 201)

Butter oder Ghee mit etwas Öl in einer beschichteten Pfanne oder einem schweren Topf erhitzen.
Etwas vom fertigen Reis hineingeben und flach andrücken, bis der Boden gleichmäßig bedeckt ist.
Bei niedriger bis mittlerer Hitze 20–25 Minuten goldbraun werden lassen.
Sobald sich die Ränder leicht vom Topf lösen und der Duft nussig wird, vorsichtig mit einem Spatel anheben.
Den gesamten Reis samt Kruste stürzen oder den goldenen Boden in Stücken servieren.
Optional: Eine dünne Schicht aus vorgekochten Kartoffelscheiben auf dem Topfboden verteilen, so entsteht ein besonderer goldener Kartoffel-Tahdig-Boden.

Heilwirkung

Butter und Ghee liefern gesunde Fettsäuren und fördern die Aufnahme fettlöslicher Vitalstoffe.
Der goldene Reis aktiviert die Mitte, stärkt Verdauungskraft und schenkt Erdung.
Die sanfte Röstung entwickelt Aromastoffe, die beruhigend und harmonisierend wirken.

Essenz

Tahdig ist ein Symbol für Wärme, Sonne und Lebensfreude.
Knusprig, goldfarben und duftend – ein Genuss, der Herz und Sinne öffnet.

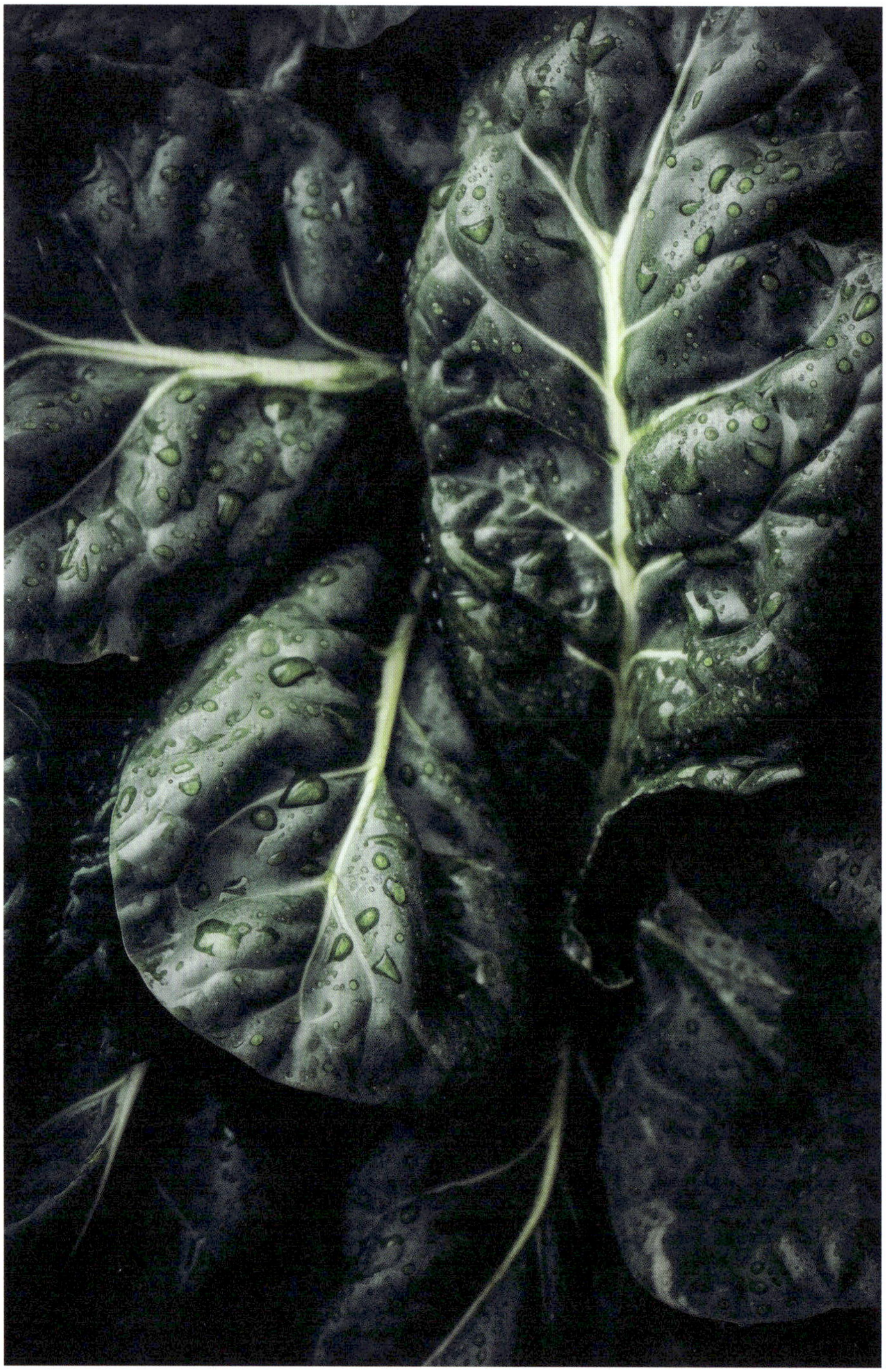

ABEND

Borani Esfenaj – Persischer *Spinat-Joghurt*

Ein klassischer, erfrischender Joghurt mit Blattspinat – kühlend, nährend und harmonisierend. Er wirkt ausgleichend zu warmen Speisen, bringt Leichtigkeit und unterstützt die Verdauung.

Zutaten für 2 Personen

200 g gefrorener Rahmspinat oder Blattspinat
150 g Naturjoghurt (ab 3,5 % Fett)
1 TL Zitronensaft
1 TL Olivenöl
etwas Salz
frisch gemahlener Pfeffer

Den Spinat auftauen und kurz erhitzen, bis die Flüssigkeit verdampft ist. Etwas abkühlen lassen, fein hacken und mit Joghurt, Zitronensaft, Olivenöl, Salz und Pfeffer verrühren. Kurz ziehen lassen und kühl servieren.

Tipp

Frischer Spinat muss gewaschen, kurz blanchiert und fein gehackt werden. Gefrorener Blattspinat ist bereits blanchiert, lässt sich schneller verarbeiten und entwickelt beim Erwärmen ein mildes, rundes Aroma, das sich besonders gut für Borani Esfenaj eignet.

Heilwirkung

Spinat liefert Eisen, Magnesium und Folsäure für Blut, Nerven und Zellaufbau.
Chlorophyll unterstützt die Sauerstoffversorgung der Zellen, wirkt ausleitend und fördert eine klare Stoffwechselaktivität.
Joghurt stärkt die Darmflora und damit das Immunsystem.
Zitrone klärt und entgiftet die Leber, Olivenöl unterstützt die Aufnahme fettlöslicher Vitamine und hat eine entzündungshemmende Wirkung.

Essenz

Sanfter, mineralstoffreicher Begleiter zu Reis oder Gemüsegerichten, der Frische und Leichtigkeit einbringt. Die kühlende Yin-Qualität von Joghurt und Spinat bringt Ruhe in den Körper und schafft eine ausgleichende, wohltuende Balance.

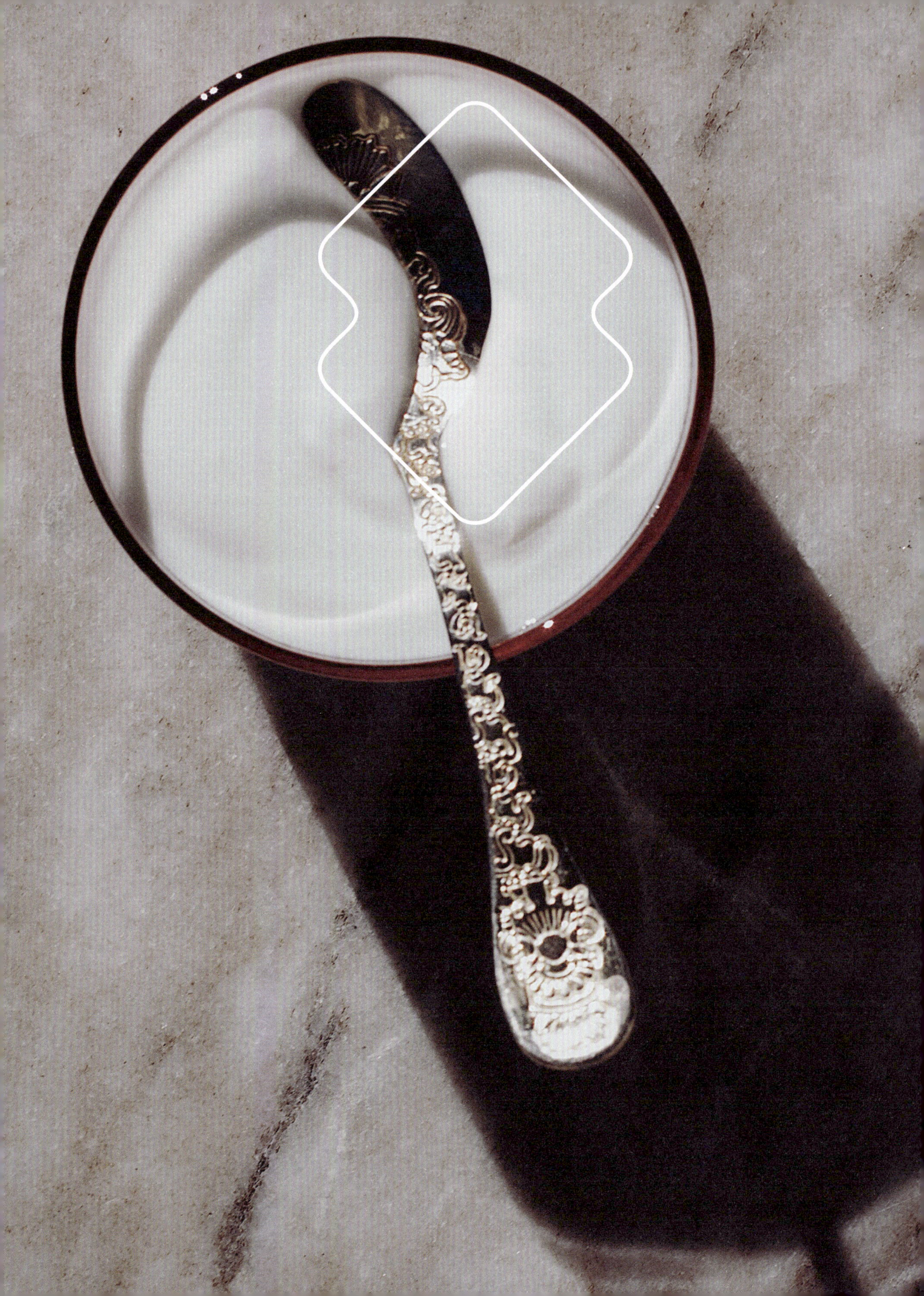

ABEND

Mast ba Shevid – Persischer *Dill-Joghurt*

Aromatischer Joghurt mit Dill – ideal zu Fisch, Safranreis oder Ofengemüse.
Er kühlt, reguliert die Verdauung und schenkt eine feine, frische Balance.

Zutaten

200 g Naturjoghurt (ab 3,5 % Fett)
1 EL frischer oder **1 TL getrockneter Dill**
1 TL Zitronensaft
1 TL Olivenöl
etwas Salz
frisch gemahlener Pfeffer

Joghurt mit Zitronensaft, Olivenöl, Salz, Pfeffer und Dill glatt rühren.
Kurz ziehen lassen, damit sich das Aroma entfaltet.
Kühl servieren – ideal zu gebratenem Essen oder warmem Safran-Basmati-Reis (siehe S. 202).

Heilwirkung

Dill beruhigt Magen und Nerven, wirkt antibakteriell und krampflösend.
Joghurt stärkt die Verdauung, Olivenöl und Zitrone unterstützen Leber und Stoffwechsel. Die Kombination wirkt entzündungshemmend und regenerierend.

Essenz

Leichter Dip für Harmonie und Frische, der jedes Gericht sanft und elegant abrundet. Die kühlende Yin-Qualität des Joghurts wirkt ausgleichend, bringt Frische in das Gericht und Ruhe in den Körper.

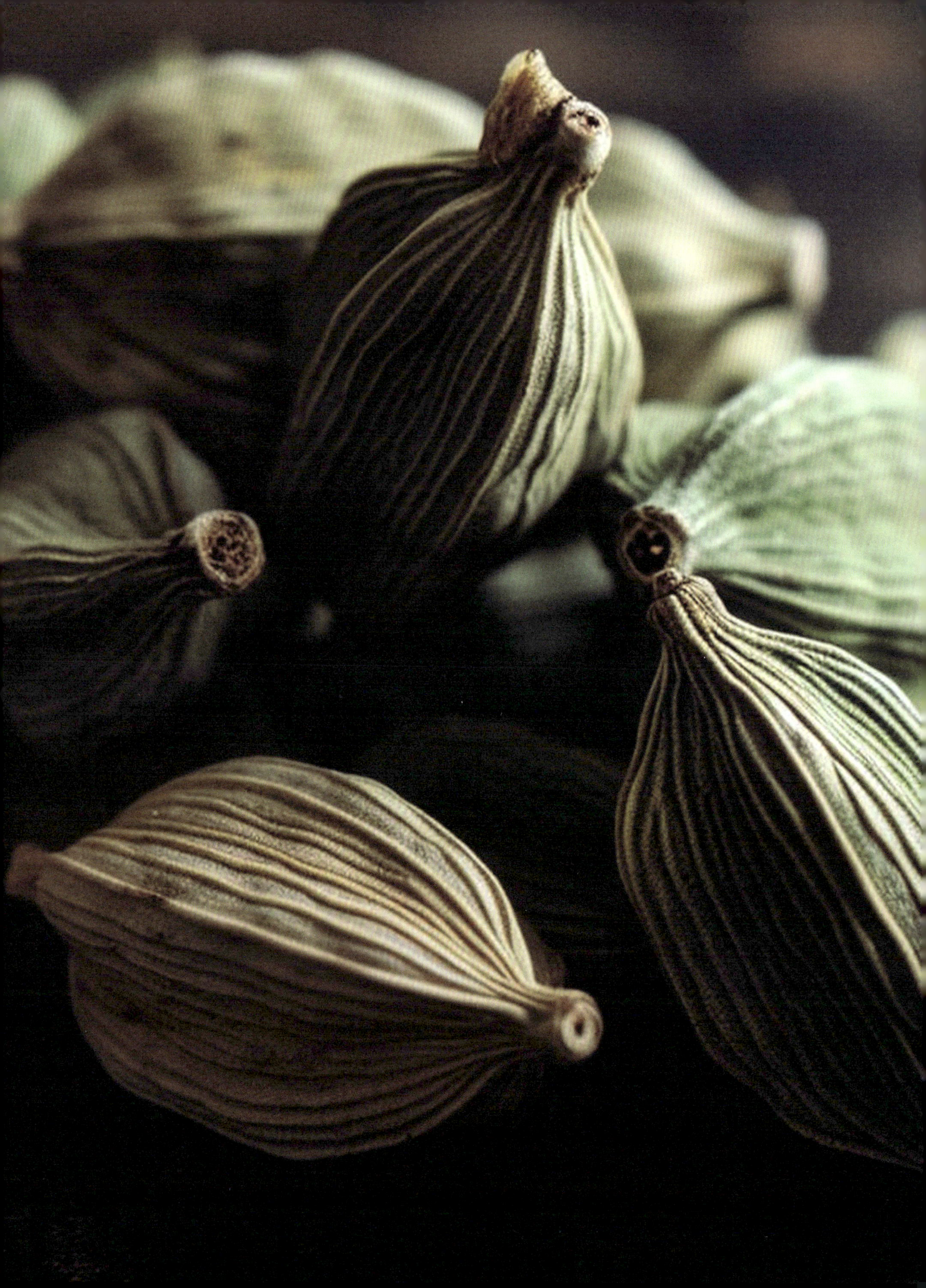

Kardamom

Der Duft der Ruhe

In der dunklen Jahreszeit, wenn Kälte in den Körper sinkt und die Energie schwerer wird, wirkt Kardamom wie eine sanfte Öffnung nach innen. Er wärmt, ohne zu überhitzen, klärt die Sinne und bringt eine ruhige, harmonische Form von Lebendigkeit zurück.

Kardamom gehört zu den Ingwergewächsen und gedeiht verborgen im Schatten tropischer Wälder. Seine kleinen grünen Kapseln tragen in ihrem Inneren ein warmes, aromatisches Herz.

Seine ätherischen Öle wirken antibakteriell, verdauungsfördernd und entkrampfend. Kardamom stärkt Magen und Leber, löst Spannungen im Bauchraum und fördert die Durchblutung der Schleimhäute. Er reguliert den Blutzucker, schützt Zellen vor oxidativem Stress und unterstützt das Herz-Kreislauf-System. Traditionell wurde er als Pflanze des Atems bezeichnet. Er öffnet den Brustraum, stärkt die Lunge und bringt Weite in die Atmung. Wer ihn regelmäßig verwendet, spürt, dass sich Spannung in Leichtigkeit verwandelt.

Für die Seele ist Kardamom ebenfalls ein wichtiger Begleiter. Sein Duft wirkt direkt auf das Nervensystem, beruhigt, senkt den Cortisolspiegel und hebt die Stimmung. Kardamom hilft, Grübeleien zu stoppen, innere Unruhe zu glätten und die Gedanken in eine ruhige, aufgeräumte Spur zu führen.

Anwendung: Ein bis zwei Kapseln leicht zerstoßen, mit heißem Wasser übergießen, 5 Minuten ziehen lassen und warm trinken.

Tipp: Für frischen Atem genügt ein einziger Kardamomsamen. Einfach kauen und im Mund wirken lassen – die ätherischen Öle neutralisieren Gerüche und klären den Geist.

Kardamom erinnert uns daran, dass Ruhe keine Stille ist, sondern die Mitte, aus der Kraft entsteht.

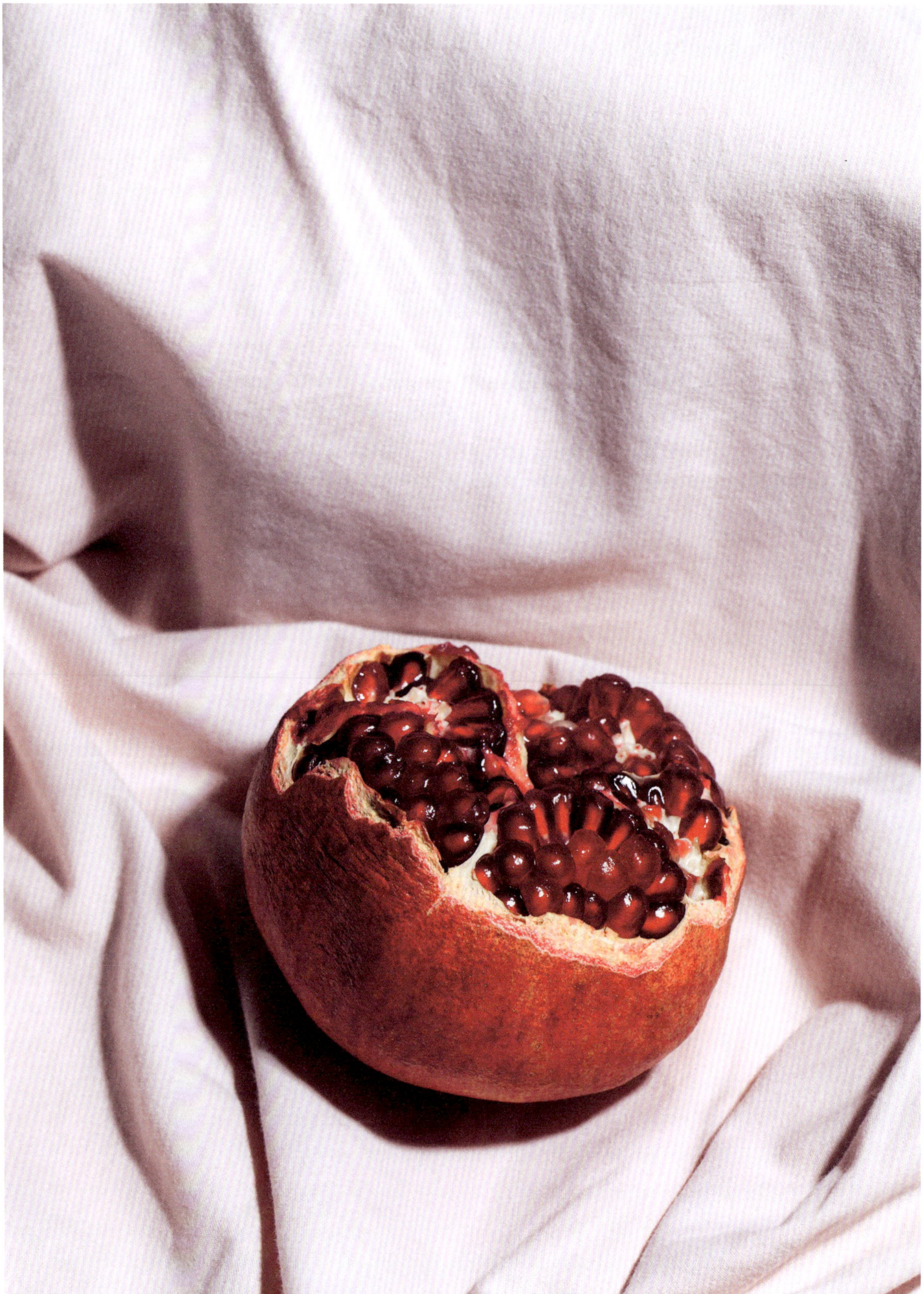

GETRÄNK

Granatapfel-Tee

Ein warmer Tee zur Stärkung von Blut und Gefäßen und zur Förderung innerer Klarheit.

Zutaten

2 EL Granatapfelkerne
1 kleines Stück Zimt
300 ml heißes Wasser
1 kleines Stück Zitronenschale

Granatapfelkerne mit einer Gabel oder einem Barstößel in einer Tasse leicht andrücken.
Mit Zimt und heißem Wasser übergießen und für Minuten ziehen lassen.
Mit Zitronenschale verfeinern.

Heilwirkung

Granatapfel liefert Polyphenole wie Punicalagin, die oxidativen Stress reduzieren und die Mikrozirkulation stärken.
Zimt fördert die periphere Durchblutung, wirkt wärmend und stabilisiert den Blutzucker-Stoffwechsel.
Zitrone aktiviert durch leichte Säure den Stoffwechsel und unterstützt die Leber bei der Bereitstellung von Energie.
In der Gesamtheit entsteht ein gefäßstärkender, klärender Tee, der den Kreislauf harmonisiert und die innere Vitalität fördert.

Essenz

Ein Tee, der von innen stärkt, Klarheit bringt und die innere Kraft weckt. Er wirkt stabilisierend und bringt den Körper in eine spürbar ruhige Ordnung.

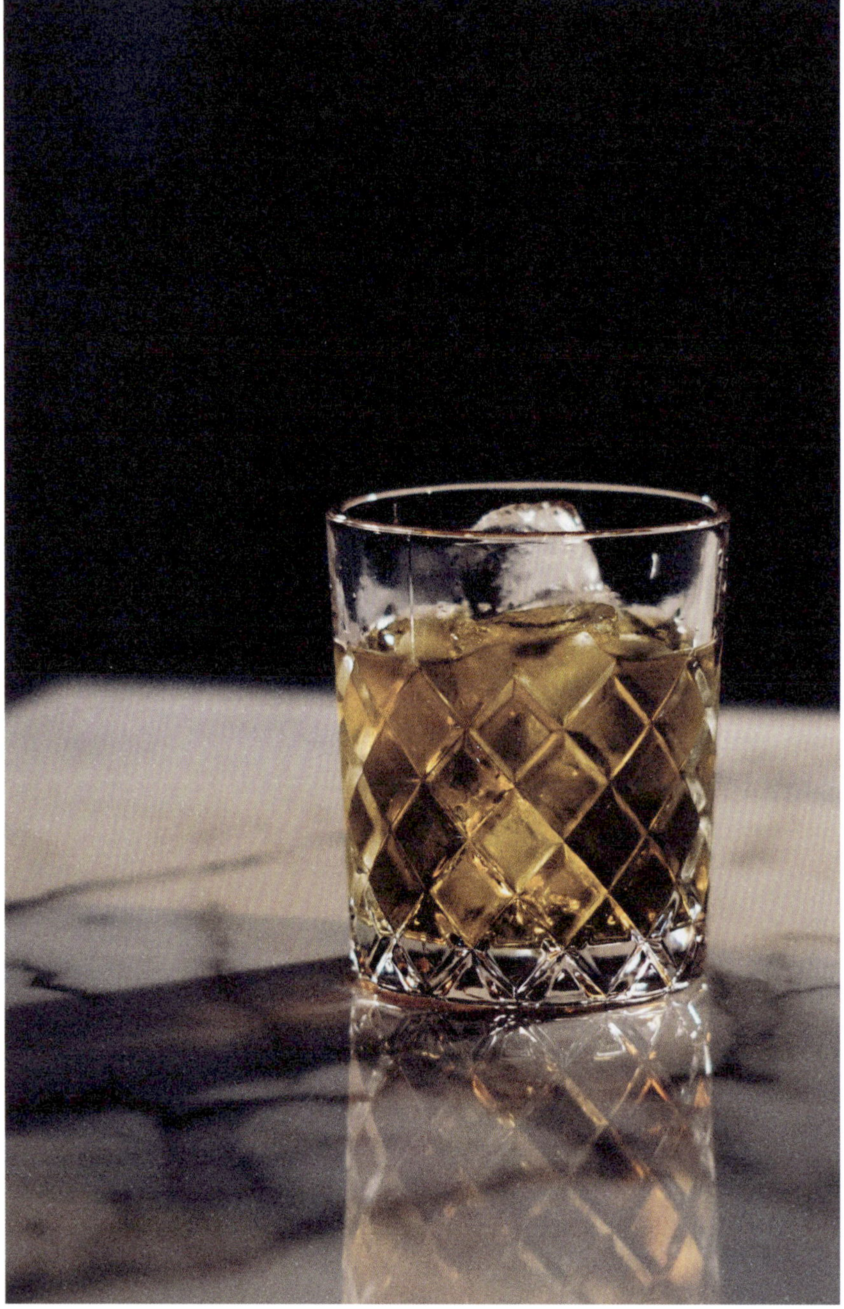

GETRÄNK

Safran-Tonic

Alkoholfreier Aperitif mit Safran-Extrakt und zarter Bitterkeit.

Zutaten

5-8 Safranfäden
100 ml heißes Wasser
150 ml hochwertiges Tonic Wasser
1 TL Zitronensaft
optional: Honig, 1 Spritzer Granatapfelsaft

Safran in heißem Wasser ziehen lassen und vollständig abkühlen lassen. Den Safranaufguss mit Tonic Water mischen und mit Zitronensaft abrunden. Nach Geschmack einen kleinen Löffel Honig oder einen Spritzer Granatapfelsaft hinzufügen.

Heilwirkung

Safran wirkt ausgleichend auf das Nervensystem, fördert die Ausschüttung stimmungsstabilisierender Botenstoffe und unterstützt die zelluläre Regeneration. Die feinen Bitterstoffe regen Verdauung und Leberfunktion an und harmonisieren den Energiefluss im Sinne von Yin und Yang. In Kombination mit dem Tonic entsteht eine leichte anregende Wirkung, die Geist und Konzentration klärt und gleichzeitig innere Ruhe fördert.

Essenz

Dieser Drink hebt subtil die Stimmung und weckt die Lebensfreude.

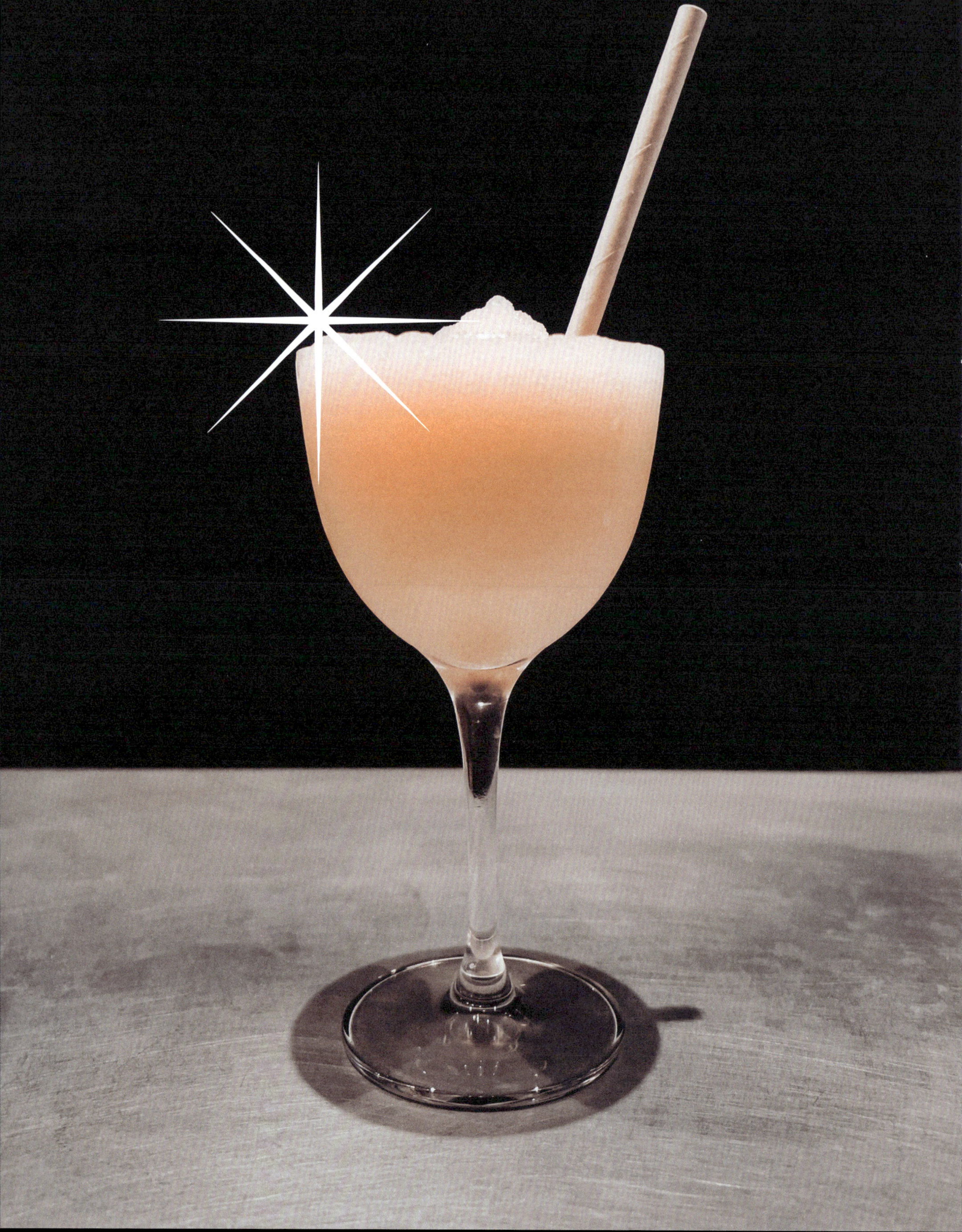

GETRÄNK

Persian *Milk*shake

Samtig, nährend und harmonisierend – ein Shake, der Zellen stärkt und Körper und Sinne unterstützt. Ideal für Wintertage oder als wohltuendes Frühstück und Snack.

Zutaten für 1 Portion

1 reife Kaki (etwa 180– bis 220 g)
200 ml Milch (oder Pflanzenmilch)
1 kleines Stück Avocado oder
1 Stück Banane (ca. 5cm), für bessere Bindung und Cremigkeit
optional: 1 TL MCT Öl, Akazienhonig, Vanille oder **eine Prise Zimt**

Kaki gründlich waschen, in Stücke schneiden und zusammen mit der Milch in einen Mixer geben. Avocado oder Banane hinzufügen, damit der Shake cremiger wird und besser bindet. Pürieren, bis eine glatte, samtige Konsistenz entsteht. Optional: Leicht süßen oder mit Vanille oder Zimt verfeinern.

Heilwirkung

Kaki liefert Beta-Carotin, Vitamin C, Polyphenole und Ballaststoffe, die antioxidativ wirken, das Immunsystem stärken und die Zellregeneration fördern. Sie schützt die Zellen vor oxidativem Stress und fördert die Longevity auf zellulärer Ebene. Kaki unterstützt die Kollagenbildung, stabilisiert die Schleimhäute und stärkt das Immunsystem. Sie nährt durch ihre hohe Nährstoffdichte und ihr sanftes Zuckerprofil, das schnell Energie bereitstellt, ohne stark zu belasten.
Die Ballaststoffe fördern eine ruhige Verdauung und wirken ausgleichend auf Mikrobiom und Blutzucker. Das optionale MCT Öl verbessert die Aufnahme fettlöslicher Nährstoffe.

Essenz

Schenkt eine sanfte, gut verträgliche Energie und bringt Ruhe in den Stoffwechsel. Die Kombination aus nährender Süße und leichter Kühlung stabilisiert den Körper von innen und vermittelt ein Gefühl von wohliger Ordnung.

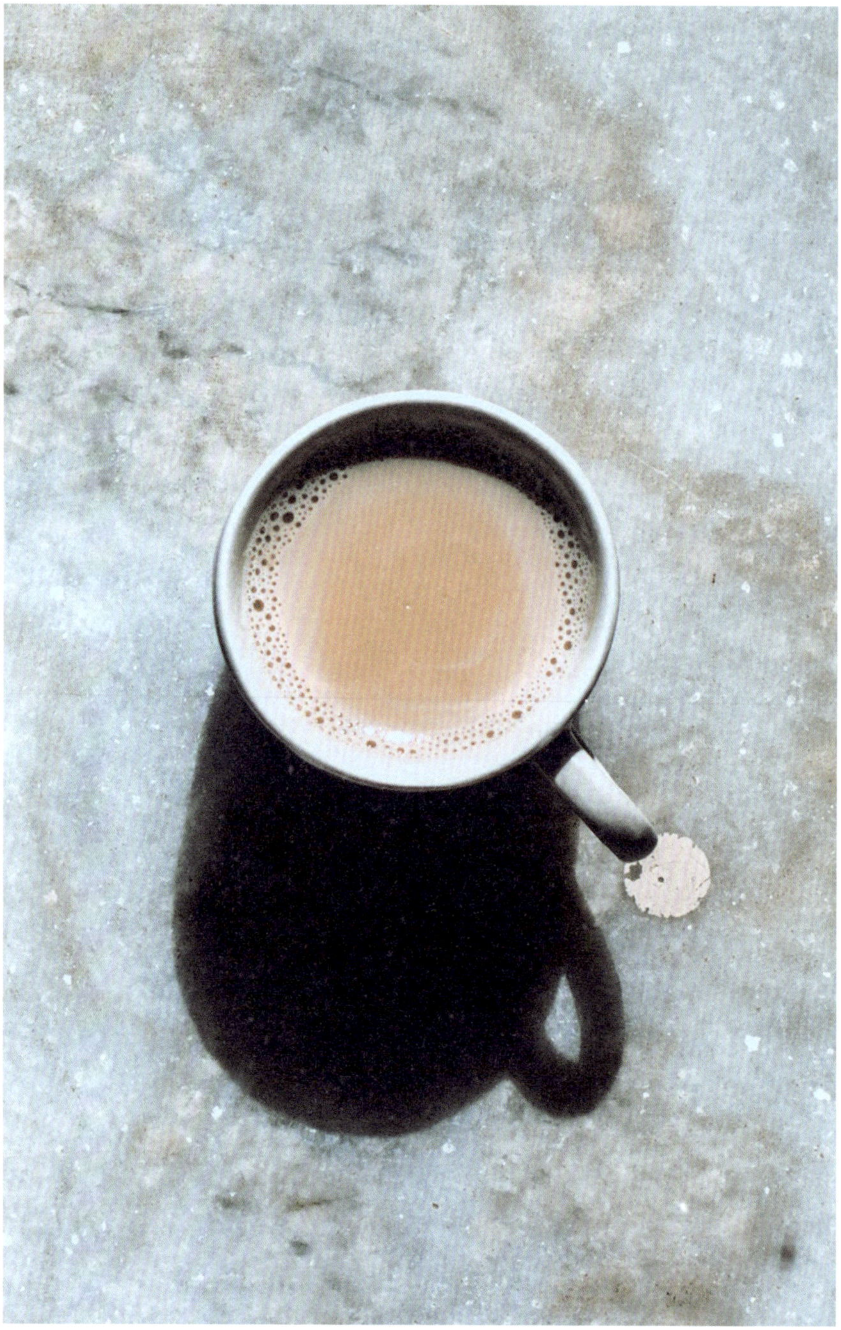

GETRÄNK

Kardamom-Kakao

Wärmendes, beruhigendes Wintergetränk zur Stärkung von Körper und Geist.

Zutaten

250 ml Reis-Mandel- oder **Kokosmilch**
1 TL Rohkakao
1 Messerspitze Kardamom, frisch gemahlen
1 TL Akazienhonig
1 Prise Zimt

Mandelmilch leicht erwärmen und den Rohkakao darin einrühren, bis eine glatte Mischung entsteht.
Kardamom und Zimt hinzufügen und gut verrühren.
Mit Honig sanft süßen. Wer mag, kann ein paar Tropfen Vanilleextrakt hinzufügen.
Warm genießen.

Heilwirkung

Rohkakao enthält Polyphenole und viel Magnesium, stärkt Herz und Kreislauf und schenkt ruhige, anhaltende Energie.
Kardamom öffnet die Verdauung, beruhigt den Magen und bringt aromatische Wärme.
Zimt stabilisiert den Blutzucker und harmonisiert das innere Milieu.
Pflanzenmilch schützt Schleimhäute und sorgt für milde Nährung.

Essenz

Ein Kakao, der dir Wärme schenkt und dein Herz öffnet.

Tipp

Alle Zutaten mit dem Milchaufschäumer mischen, für eine besonders cremige Textur.

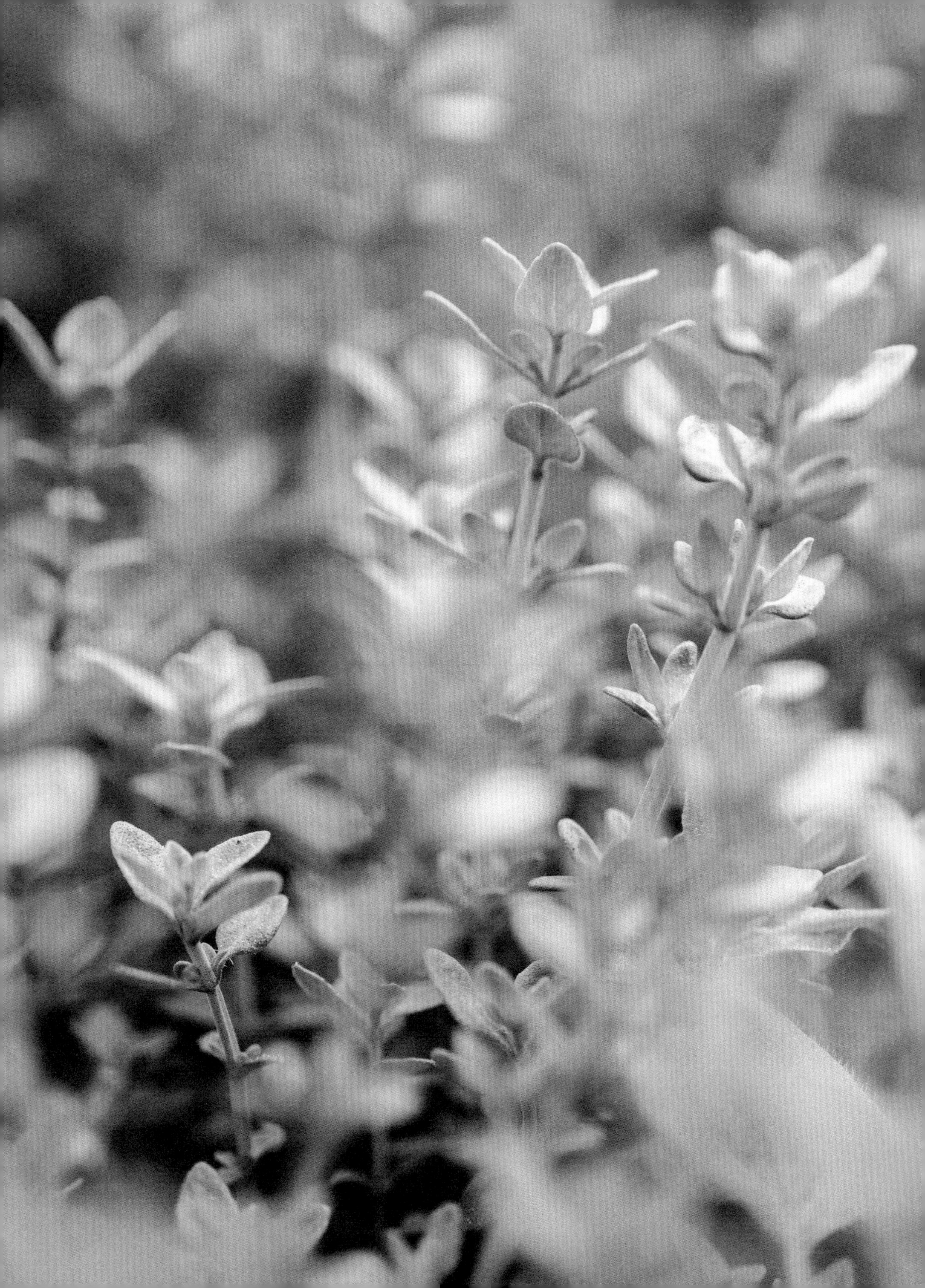

Thymian

Die Pflanze der Stärke

Wenn Kälte in die Lunge sinkt, verliert der Körper jene Weite, die er braucht. Erkältungen häufen sich, Schleimhäute reagieren empfindlicher. Im Winter sucht der Organismus nach etwas, das öffnet, schützt und Wärme bringt.

Thymian ist die Stimme des Atems im Winter. Er ist eine kleine Pflanze, doch in ihm steckt Mut. Sein Name stammt vom *griechischen thymos* und bedeutet Lebenskraft, Atem oder innere Stärke. Thymian wächst dicht und widerstandsfähig und verströmt einen harzigem, warmem Duft.

Er enthält Thymol, Carvacrol und Rosmarinsäure – Substanzen, die antibakteriell, antiviral und antioxidativ wirken. Sie lösen Schleim, beruhigen Schleimhäute und stärken Bronchien und Immunsystem. Thymian öffnet die Lunge, vertieft den Atem und unterstützt Leber und Nieren bei der Ausleitung. Er besitzt einen hohen Wärmegrad, bringt spürbare Wärme ins System und unterstützt Heilung in Zeiten von Kälte und Erschöpfung.

Emotional stärkt Thymian das Vertrauen. Er löst Müdigkeit, klärt den Geist und bringt Mut zurück. Sein warmer Duft erinnert an Sonnenstrahlen, die auf die Erde treffen – an Bilder, die uns tragen, wenn der Winter dunkel wird.

Anwendung: Ein Teelöffel getrockneter Thymianblätter mit heißem Wasser übergießen, 10 Minuten ziehen lassen, abseihen und warm trinken.

Tipp: Einige Tropfen Thymianöl in heißem Wasser zum Inhalieren öffnen die Atemwege.

Thymian lehrt, dass Stärke dort entsteht, wo der Atem frei fließt.

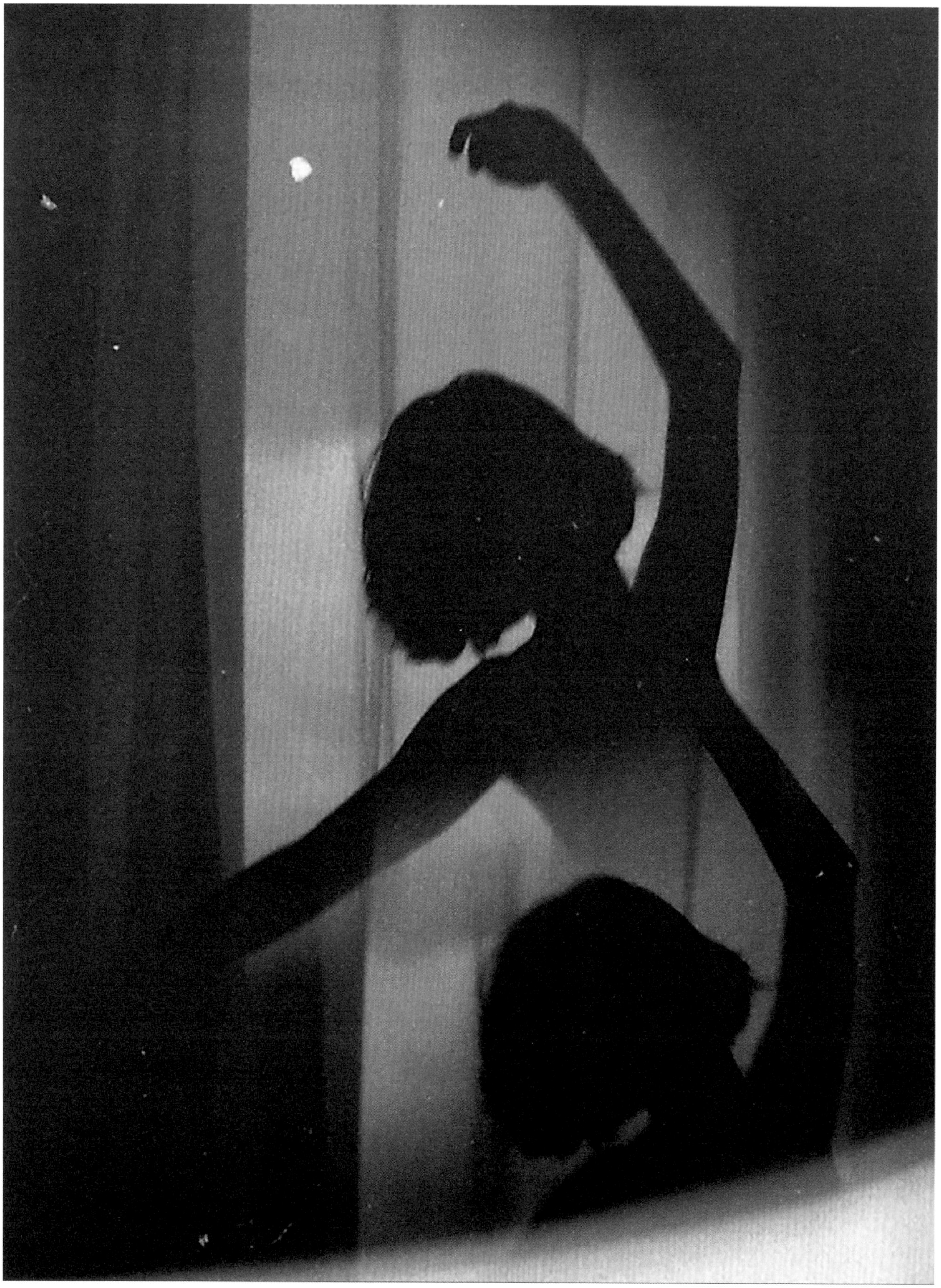

RITUAL

Sweet-*Kardamom*-Wasser

Im Winter, wenn die Welt stiller wird, schenkt Kardamom Wärme, Weite und eine feine Süße. Dieses Ritual bringt Balance in das Nervensystem, stärkt Verdauung, Herz und Atem und klärt den Geist.
Die ätherischen Öle des Kardamoms reinigen die Atemwege, entspannen den Magen und wirken leicht antidepressiv. Sie öffnen den Brustraum, harmonisieren den Kreislauf und bringen Wärme bis in die feinsten Gefäße.

Zutaten
2–3 Kardamomkapseln
1 l heißes Wasser

Kapseln mit dem Mörser leicht anstoßen, mit heißem Wasser übergießen und 10 Minuten ziehen lassen. In eine Glaskaraffe füllen und über den Tag verteilt trinken – warm oder bei Zimmertemperatur.

Ritual
Trinke bewusst, in kleinen Schlucken, und nimm wahr, wie sich Ruhe und Weite ausbreiten. Kardamom wirkt klärend, stärkend und tief entspannend – ein Wasser für Präsenz und innere Balance.

Kardamom schenkt eine feine innere Wärme, belebt den Körper und berührt die Sinnlichkeit.

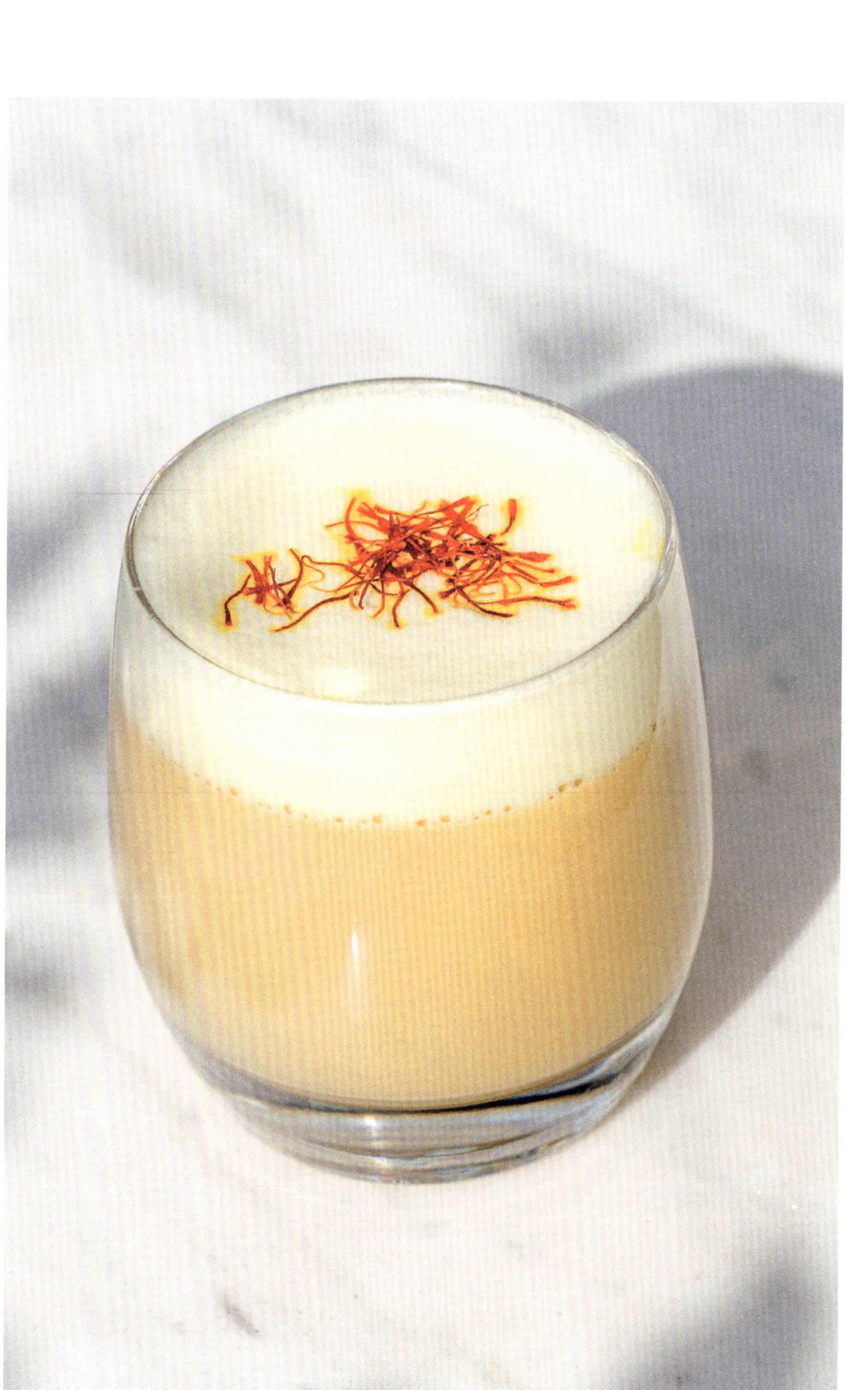

BEAUTY HACK

Safran-Latte

Safran ist das goldene Elixier der Regeneration. Seine Carotinoide und Crocine fördern die Zellreparatur, mindern oxidativen Stress und stärken die Gefäße. Ein Safran-Latte ist mehr als ein wärmendes Getränk – es ist ein inneres Schönheitsritual für Körper und Seele.

Zutaten

5–8 Safranfäden
200 ml Mandelmilch
1 Prise Zimt
1 TL Honig

Die Safranfäden in einem kleinen Mörser zerreiben und mit 1 EL heißem Wasser übergießen, 10 Minuten ziehen lassen. Wer es sanfter mag, lässt die Fäden im Ganzen.
Die Mandelmilch erwärmen und mit Zimt und Honig verrühren, den Safranaufguss hinzufügen.

Anwendung
Langsam trinken und genießen.

Safran stimuliert die Serotonin-Produktion, verbessert die Mikrozirkulation und bringt Glow in den Teint. Die Haut wirkt klarer, ruhiger und gleichmäßiger. Gleichzeitig nährt die Wärme das Herz und löst Spannungen.

Diese goldene Milch ist eine sanfte Form der Zellpflege. Sie erinnert uns daran, dass Schönheit aus Wärme, Ruhe und innerer Freude entsteht.

Safran bringt Licht in deine Zellen, stärkt die Stimmung und wirkt als sanftes Aphrodisiakum, ideal für die winterliche Zeit.

Vorratskammer

Diese Vorratskammer ist mehr als eine Einkaufsliste. Sie ist ein Bekenntnis zu Bewusstsein, Klarheit und Verantwortung. Sie lädt dazu ein, Lebensmittel zu wählen, die Integrität, Nährkraft und Reinheit tragen. Kleine Entscheidungen können große Wirkungen entfalten. Wenn wir uns für Qualität entscheiden, stärken wir den Körper und zugleich jene Systeme, die das Leben achten. Sie bildet die stille Basis für alles, was in deiner Küche entsteht und für jene tiefe Schönheit, die aus innerer Ordnung wächst.

Pseudogetreide und Körner

- Buchweizen
- Hirse
- Quinoa
- Basmati Reis
- Roter Reis
- Schwarzer Reis
- Rundkornreis
- Reis aus Spanien oder Italien

Hinweis: Buchweizen, Hirse, Quinoa und Rundkornreis müssen nicht eingeweicht werden. Sie sollten jedoch immer gründlich gewaschen werden, und zwar so lange, bis das Wasser klar ist, damit Saponine oder überschüssige Stärke entfernt werden. Bevorzuge Sorten aus europäischem Anbau, da sie in der Regel geringere Arsen- oder Schwermetallbelastungen aufweisen.

Hülsenfrüchte

- Belugalinsen
- Braune Linsen
- Kichererbsen
- Kidneybohnen
- Azukibohnen
- Mungbohnen

Hinweis: Hülsenfrüchte am besten aus dem Glas kaufen oder frisch kochen. Immer vorher einweichen, wenn du sie frisch kochst und gründlich abspülen, damit die Lektine reduziert werden und sie bekömmlicher sind.

Pflanzenmilch

- Mandelmilch
- Cashewmilch
- Kokosmilch
- Reis-Mandelmilch (mein Favorit!)
- Erbsen-Proteinmilch

Hinweis: Achte auf höchste Bio-Qualität und eine kurze Zutatenliste. Keine Zuckerzusätze, keine Aromen, keine Stabilisatoren, möglichst nicht homogenisiert. Pflanzenmilch lässt sich leicht selbst herstellen, indem du Getreide oder Nüsse mit Wasser und einer Prise Salz mixt und absiebst.

Fette und Öle

- Olivenöl mit hohem Polyphenolgehalt
- Ghee
- Kokosöl
- Butter aus Weidehaltung oder in Demeter-Qualität
- Leinöl
- Kürbiskernöl
- Schwarzkümmelöl
- Avocadoöl

Bitte vermeiden: Sonnenblumenöl, Rapsöl und andere stark verarbeitete Samenöle.

Hinweis: Verwende ausschließlich kaltgepresste Öle in dunklen Glasflaschen, damit die Polyphenole und Antioxidantien geschützt bleiben.

Fermentiertes und Grundzutaten

- Tamari (fermentierte, glutenfreie Sojasauce aus Miso)
- Umesu (Aprikosenessig)
- Misopaste aus Gerste oder Reis
- Naturbelassener Apfelessig
- Zitronen
- Gemüsebrühe
- Fermentiertes Gemüse (z. B. Sauerkraut oder Kimchi)
- Tahin
- Sesamöl
- (Dijon-) Senf
- Bio-Honig (z. B. Akazie oder Manuka)
- Kokosblütenzucker
- Meersalz
- Himalayasalz
- Chilli & Cayenne
- Schwarzer Pfeffer
- Knoblauch
- Ingwer
- Kurkuma
- Datteln
- Sprossen (z. B. Alfalfa, Brokkoli, Kichererbsen, Linsen, Mungbohnen, Radieschen)

Heilpflanzen, Kräuter und Gewürze

- Thymian
- Rosmarin
- Oregano
- Basilikum
- Dill
- Minze
- Estragon
- Koriander
- Bockshornklee
- Safran
- Rohkakao
- Zimt
- Vanille
- Kardamom
- Muskatnuss
- Rosenblätter
- Tonkabohne
- Tragantwurzel
- Astragalus
- Römische Kamille
- Schachtelhalm

Hinweis: Heilpflanzen findest du am besten in Bioläden, Reformhäusern oder Apotheken, die sich auf Pflanzenmedizin spezialisiert haben. Achte auf eine naturbelassene Qualität. Wenn du einen Garten hast oder Zugang zur Natur rund um deine Stadt, kannst du viele Heilpflanzen auch selbst sammeln, sofern sie sauber und unbelastet gewachsen sind.

Frisches Gemüse und Obst

Hinweis: Kaufe frisches Gemüse und Obst immer saisonal und möglichst regional und achte auf Bio-Qualität, da konventionelle Produkte häufiger belastet sind und oft weniger Nährstoffdichte besitzen. Lagerfähige Grundzutaten wie Knoblauch, Zwiebeln und Ingwer gehören ganzjährig in die Küche. Frisches, regionales Gemüse in Bio-Qualität bildet zusammen mit saisonalen Früchten die vitale Grundlage deiner täglichen Heilnahrung.

Tierische Produkte in höchster Qualität

- Eier aus Freilandhaltung
- Rohmilchkäse
- Nicht homogenisierte Vollmilch aus Weidehaltung
- Traditionell hergestellter Joghurt
- Traditionell hergestellter Kefir
- Käse aus Rohmilch

Hinweis: Wähle tierische Produkte immer aus Freilandhaltung, Weidehaltung oder Demeter-Herkunft, da die Qualität tierischer Fette die Lebensumstände des Tieres widerspiegelt. Je natürlicher und würdevoller die Haltung, desto reiner die Qualität und Wirkung.

Küchenwerkzeuge & Praktisches

- Gusseiserne Pfanne
- Edelstahlpfanne
- Keramikpfanne oder Keramiktöpfe
- Kupferbeschichtete/-r Topf oder Pfanne
- Reiskocher mit integriertem Gemüsedämpffach
- Hochleistungsmixer
- Glaswasserkocher
- Milchaufschäumer für Latte, Pflanzenmilch und Shakes
- Gemüsebürste
- Dampfeinsatz
- Scharfes Gemüsemesser
- Holzbrett

Hinweis: Teflon- und Aluminiumpfannen können bei hohen Temperaturen und Kratzern Rückstände freisetzen, die gesundheitlich nicht unbedenklich sind. Pfannen aus Gusseisen, Edelstahl oder Keramik bleiben stabil und neutral und beeinträchtigen weder Geschmack noch Qualität der Speisen. Ein Hochleistungsmixer eignet sich ideal zur Herstellung eigener Pflanzendrinks. Ein Milchaufschäumer ist perfekt für Latte oder Matcha, da die Zutaten während des Schäumens direkt einfließen und ein cremiges, harmonisches Getränk entsteht.

Eine Gemüsebürste ersetzt oft das Schälen und enthält wertvolle Stoffe in der Schale.

Glossar

A

Adaptogene
Pflanzenstoffe, die den Organismus dabei unterstützen, Belastungen besser zu regulieren und das innere Gleichgewicht zu stabilisieren.

Aloe Vera
Heilpflanze mit hydratisierenden, entzündungsregulierenden und zellschützenden Eigenschaften.

Anthocyane
Pflanzliche Farbstoffe, die antioxidativ wirken und Zellen vor oxidativem Stress schützen.

Antientzündlich
Eigenschaft von Lebensmitteln oder Pflanzenstoffen, Entzündungsprozesse im Körper zu regulieren und übermäßige Immunreaktionen zu dämpfen.

Astragalus
Heilpflanze mit immunstärkenden und regenerationsfördernden Eigenschaften.

ATP
Energieeinheit der Zelle, die alle Stoffwechselprozesse ermöglicht.

Autophagie
Körpereigener Reinigungs und Erneuerungsprozess, bei dem beschädigte Zellbestandteile abgebaut und recycelt werden. Zentral für Regeneration und Longevity.

B

Ballaststoffe
Meist unverdauliche Pflanzenfasern, die Darmtätigkeit, Sättigung und Mikrobiom unterstützen.

Bitterstoffe
Natürliche Pflanzenstoffe, die helfen Verdauung, Leberfunktion und Stoffwechsel zu regulieren.

Blessing
Innere Ausrichtung oder kurze meditative Botschaft, die den Fokus stärkt und Klarheit schenkt.

C

Curcumin
Der aktive Pflanzenstoff aus Kurkuma, der entzündungsregulierend und zellschützend wirkt.

D

Darmmikrobiom
Gemeinschaft der Darmbakterien, die Verdauung, Immunsystem und Stimmung beeinflussen.

Detox
Natürliche Entlastungsprozesse des Körpers durch Pflanzenkraft und Ernährung oder Ernährungskarenz.

E

EGCG
Antioxidativer Pflanzenstoff aus grünem Tee, der Zellen schützt und Energieprozesse unterstützt.

Enzyme
Biologische Katalysatoren, die Verdauung, Stoffwechsel und Zellregeneration ermöglichen.

Entzündungsprozesse
Biologische Abwehrreaktionen des Körpers, die bei chronischer Aktivierung Zellalterung und Erkrankungen begünstigen können.

Epigenetik
Forschungsgebiet, das beschreibt, wie Ernährung, Lebensstil und Umweltfaktoren die Aktivität von Genen beeinflussen können, ohne die DNA zu verändern.

F

Fermentiertes Gemüse
Gemüse mit Milchsäurebakterien, das Darmflora, Immunsystem und Verdauung stärkt.

G

Gefäßelastizität
Fähigkeit der Blutgefäße, sich flexibel zusammenzuziehen und zu erweitern. Wichtig für Durchblutung, Blutdruck und Zellversorgung.

Glykämische Last
Maß dafür, wie stark ein Lebensmittel den Blutzucker beeinflusst.

H

Heilnahrung
Ernährung, die den Körper in seiner natürlichen Ordnung unterstützt, reguliert und repariert.

Heilpflanzen
Pflanzen mit spezifischen Wirkstoffen, die sowohl physiologische als auch seelische Prozesse regulieren und stabilisieren.

Hydration
Versorgung des Körpers mit Flüssigkeit zur Unterstützung aller Zellfunktionen.

I

Information
In der Ernährungswissenschaft die energetische und biochemische Botschaft, die die Nahrung an die Zellen sendet.

K

Kollagen
Strukturprotein der Haut, das Festigkeit und Elastizität schenkt.

Kurkuma
Wurzel mit starker antioxidativer und entzündungsregulierender Wirkung.

Kuzu
Wurzelstärke aus der asiatischen Heilküche, die beruhigend auf Schleimhäute wirkt. Erhältlich in gut sortierten Bioläden oder Reformhäusern, meist in der japanischen Abteilung.

L

Longevity
Wissenschaft der gesunden Langlebigkeit durch Ernährung, Pflanzenstoffe und Lebensstil.

M

Makrobiotik
Ernährungs und Lebensphilosophie, die Lebensmittel nach ihrer energetischen und thermischen Wirkung einordnet und auf dem Yin und Yang Prinzip der östlichen Tradition basiert.

Matcha
Pulver aus grünem Tee mit hoher antioxidativer und anregender Zellwirkung.

Mineralstoffe
Anorganische Nährstoffe für Nerven, Knochen, Hydration und Stoffwechsel.

Mikrobiom
Kurzform für Darmmikrobiom.

Mikrozirkulation
Durchblutung der kleinsten Blutgefäße, entscheidend für Nährstoffversorgung, Sauerstofftransport und Hautbild.

Mitochondrien
Zellorganellen, in denen Energie produziert wird. Sie gelten als Kraftwerke der Zellen und sind zentral für Vitalität und Alterungsprozesse.

N

Nervensystem
Regelt Stressreaktionen, Ruhephasen und Gleichgewicht im Körper.

Nährstoffdichte
Konzentration an Mikronährstoffen pro Kalorienmenge.

O

Omega 3
Essentielle Fettsäuren, die Entzündungen regulieren und Zellmembranen stabilisieren.

Oxidativer Stress
Ungleichgewicht zwischen freien Radikalen und antioxidativen Schutzsystemen.

P

Phytotherapie
Die medizinische Anwendung von Arzneipflanzen und ihren Zubereitungen zur Behandlung, Linderung und Vorbeugung von Krankheiten. Sie verbindet traditionelles Heilwissen mit moderner Forschung.

Polyphenole
Antioxidative Pflanzenstoffe, die Zellen vor Belastungen schützen.

Proteine
Grundbausteine der Zellen zur Regeneration, Immunfunktion und Stabilisierung des Blutzuckers. Regeneration, Immunfunktion und Stabilisierung des Blutzuckers.

Q

Quercetin
Antioxidativer Pflanzenstoff, z. B. aus Äpfeln und Zwiebeln, der Entzündungen reguliert und den Zellschutz unterstützt.

R

Regeneration
Biologischer Prozess der Erneuerung von Gewebe, Zellen und Energie.

Ritual
Bewusst gestaltete Handlung zur inneren Ausrichtung und Regulation.

S

Sekundäre Pflanzenstoffe
Bioaktive Pflanzenmoleküle mit antioxidativer, entzündungsregulierender oder immunmodulierender Wirkung.

Signalwege
Biochemische Kommunikationswege innerhalb der Zelle, über die Nährstoffe und Pflanzenstoffe regulierende Prozesse steuern.

Stressreaktion
Biologische Antwort auf Belastung, die Nervensystem und Hormone beeinflusst.

T

Telomere
Schutzkappen an den Enden der Chromosomen, die die Erbinformation stabil halten. Mit jeder Zellteilung verkürzen sie sich und gelten als Marker für Zellalterung.

Telomerase
Enzym, das Telomere stabil hält und Zellalterung verzögert.

Tragantwurzel
Heilwurzel mit stärkender und regenerierender Wirkung. Tragantwurzel ist in Apotheken erhältlich, die eine phytotherapeutische oder naturheilkundliche Ausrichtung haben, außerdem in Reformhäusern und gut sortierten Bioläden.

V

Vitamine
Essenzielle Mikronährstoffe für Energie, Haut, Immunsystem und Stoffwechsel.

W

Wärmeprinzip
Energetische Qualität eines Lebensmittels, die den Körper stärkt.

Y

Yin und Yang
Begriff aus der östlichen Philosophie und Medizin. Beschreibt das Zusammenspiel zweier einander gegenüberstehender und zugleich einander bedingender Kräfte, die gemeinsam die kosmische Ordnung in allen Dingen des Lebens formen.

Z

Zellregeneration
Erneuerungsprozess der Zellen, der durch Pflanzenstoffe, Schlaf, Hydration und Ernährung unterstützt wird.

Register

H

I

K

L

M

Danksagung

Mein Dank gilt dem gesamten Team des Malia Verlages, besonders Laura Malina Seiler, Susann Sitte und Dominique Simon, für die wunderbare Zusammenarbeit und die professionelle Begleitung. Ebenso danke ich Susan Wesarg und Tatiana João für die Gestaltung dieses Buches sowie Janina Jetten und Pelén B. Nabbs für das Lektorat und die stilistische Verfeinerung meiner Texte.

Diese Reise war wild, bewegend und voller Leichtigkeit von Rock'n'Roll bis Italo-Pop. Ein Cover, das längst beschlossen schien, wandelte sich innerhalb weniger Tage von Grün zu Rosé zu Knallrot. Möglich wurde all das durch euren Mut, eure Klarheit und euer Vertrauen in meine Arbeit. Ihr wusstet immer: Es ist schon alles da. Für diese Zusammenarbeit und die besondere Verbindung bin ich zutiefst dankbar.

Mein tiefer Dank gilt auch meiner Familie. Meinem Vater, der in dieser schwierigen Zeit des Verlustes immer für mich da war. Meiner Tochter Lilith, deren Liebe mir jeden Tag neue Kraft schenkt und meinen zauberhaften Katzen Lili & Louie.

Von Herzen danke ich außerdem meinen lieben Freunden: Clara Hahn, Ivan Subay, Jana Marx, Jenny Schlenzka, Judith Johns und Marek Polewski, die mir bei der Stilistik des Buches immer zur Seite standen. Ein besonderer Dank an Anna Daki für die Fotografie.

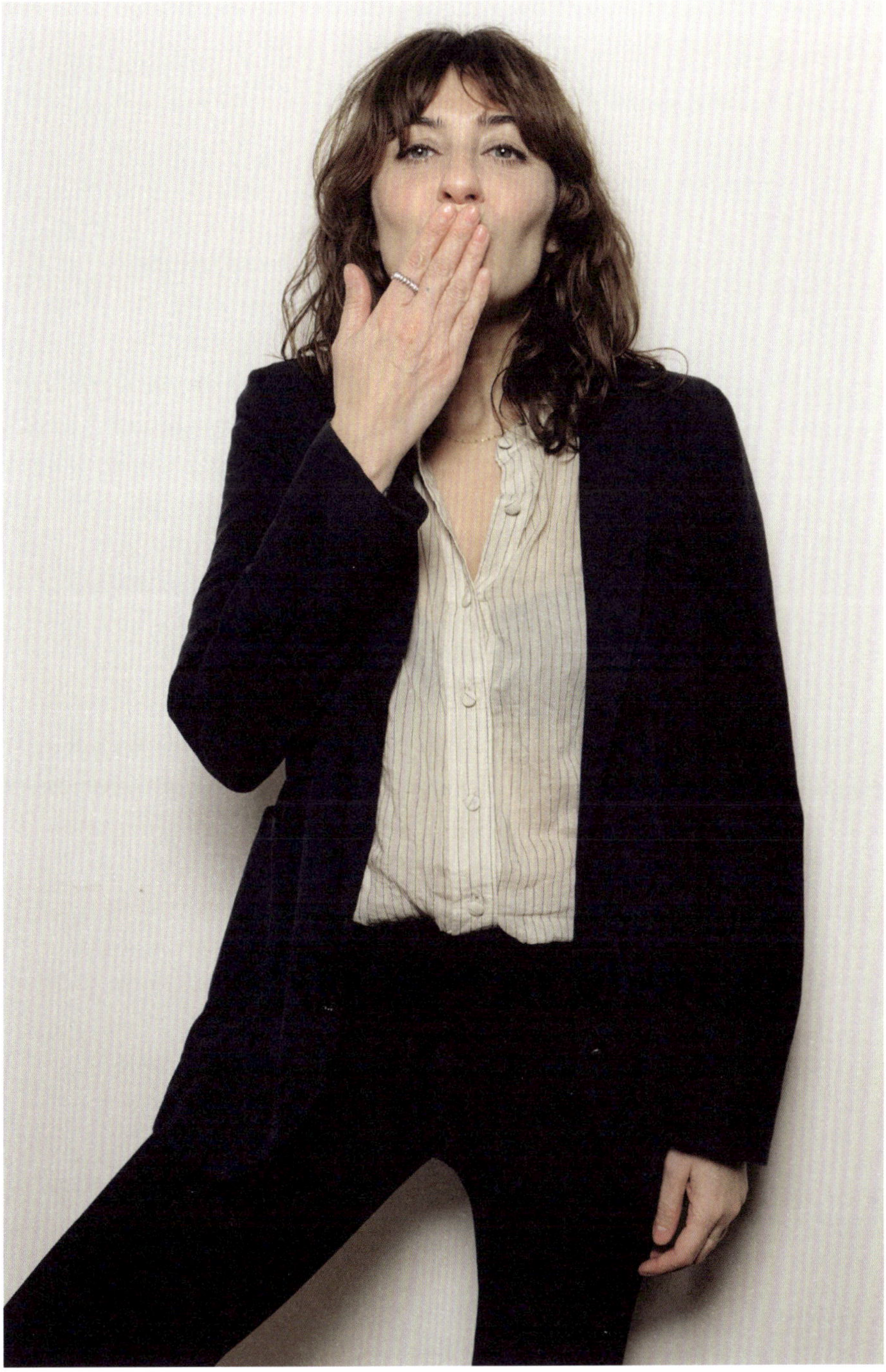

Bildnachweis

Privates Bildarchiv

S. 4 Susanne Korasani
S. 26 Anna Daki
S. 48 Susanne Korasani
S. 237 Anna Daki

Freepik

S. 40
S. 42 / 43
S. 44
S. 60
S. 72 / 73
S. 80 / 81
S. 82
S. 88
S. 98
S. 110 / 111
S. 112
S. 120 / 121
S. 132
S. 146
S. 162
S. 170
S. 188
S. 192
S. 194
S. 196 / 197
S. 204
S. 206
S. 208 / 209
S. 210

iStock

S.178 172728041

Pexels

Cover Anna Shvets
S. 23 Dmytro Kormylets
S. 29 Andrew Rekand
S. 34 Golboo Maghooli
S. 122 Özümcan Akin
S. 124 Karolina Grabowska
S. 168 / 169 Karola G
S. 220 Heloisa Vecchio
S. 222 Jdgromov

Unsplash

S. 6 / 7 Marina Reich
S. 17 Yang Deng
S. 32 / 33 Alexandra
S. 36 Pranav Madhu
S. 46 Anita Austvika
S. 50 Hector Farahani
S. 52 / 53 M X
S. 54 Daniel D
S. 58 Unsplash+ Community
S. 62 / 63 Damien Dufour
S. 64 Levi Meir
S. 68 Tommy Van Kessel
S. 70 Getty Images
S. 74 Krzhk
S. 76 Ohlamour Studio
S. 84 Mettfluencer Mett Lifestyle
S. 90 / 91 Miguel Bruna
S. 92 Erol Ahmed
S. 94 Klara Kulikova
S. 96 Ally Griffin
S. 100 / 101 Mariano Baraldi
S. 102 Ryan Rollins
S. 104 Alexander Mils
S. 106 Katie Rodriguez
S. 108 Markus Spiske
S. 114 Nicole Jacobi
S. 116 Edward Howell
S. 118 Alina Matveycheva

S. 128 / 129 Uran Wang
S. 130 Marlik Saffron
S. 136 Chain Uddin
S. 138 / 139 Cam James
S. 140 Polina Kuzovkova
S. 142 Second Breakfast
S. 144 Aaron Burden
S. 148 / 149 Laura Adai
S. 150 Monika Grabkowska
S. 152 Mary Potoplyak
S. 156 Marine Sintes
S. 158 / 159 Oriol Portell
S. 160 Julia Ly
S. 164 Anna Bratichuk
S. 166 Khristina Sergeychik
S. 172 Fleur Kaan
S. 176 / 177 Nine Koepfer
S. 180 Gaelle Marcel
S. 182 Jason Leung
S. 186 / 187 Benyamin Bohlouli
S. 190 Curated Lifestyle
S. 198 Adrian Rosco Stef
S. 200 Roozbeham
S. 212 Ambitious Studio* I Rick Barett
S. 214 Samual Regan Asante
S. 216 Vamshi
S. 218 / 219 Dorina Perry

Notizen

Notizen